Für meinen Mann –
weil er immer daran geglaubt hat.

C. M. Brendle Verlag

2. Auflage September 2015
Umschlaggestaltung: C. M. Brendle Verlag
ISBN: 978-3-942796-12-5

Inka Nisinbaum

Ich bin noch da

C. M. Brendle Verlag

Vorwort

Da sind wir aber immer noch …

... möchte man sagen. Denn als wir noch klein waren, dachte wohl kaum jemand, dass wir jemals erwachsen werden könnten. Nicht, dass man es nicht sehnlich gewünscht hätte, nur waren die Umstände eben nicht so. Wieso ich wir sage? Nun, so unterschiedlich die Lebensgeschichten von Inka, der jungen Psychologin, und mir, dem Gesangsprofessor im doch mittlerweile recht erwachsenen Alter auch sein mögen, wir haben doch etwas gemeinsam: wir haben uns nicht unterkriegen lassen. Vielleicht hat uns das Schicksal ja gelehrt, mit körperlichen Belastungen kreativ umzugehen. Ich kann meine Behinderung verfluchen, auch Inka hat das getan. Aber man kann die Grenzen, die nun einmal da sind, in gewisser Weise auch als Herausforderung sehen, und dann kann man weiter gehen, als man selbst es für möglich gehalten hätte. Das Geheimnis? Vielleicht ein starker Wille, ganz sicher eine starke Familie und ein ausgeprägter Realitätssinn, Selbstdisziplin und Ausdauer. Egal, wie die Umstände sind – es sind Umstände! Rückschläge und Enttäuschungen wird es geben, ja. Aber – und das ist es, was Inka aus meiner Sicht mit ihrem Buch und ihrer Geschichte sagen will: Lasst euch von keiner Einschränkung lähmen, sondern nehmt die Herausforderungen eures Lebens an. Verlasst die Opferrolle, konzentriert euch auf die Möglichkeiten, nicht auf die Verluste. Beginnt zu leben. Egal, wie lang das dauern wird!

Thomas Quasthoff
Mai 2015

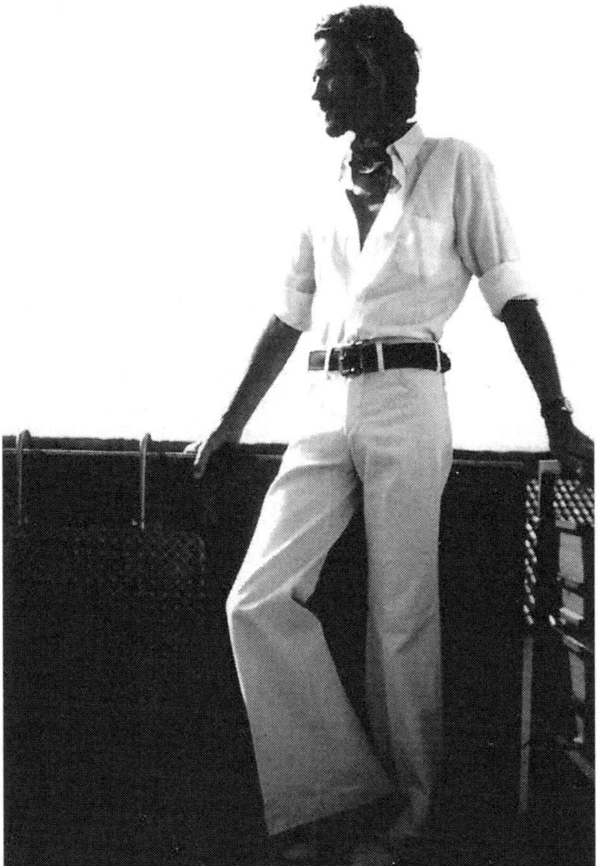

Ingo, Sommer 1978

Alles begann mit einem Brief. Einem Brief, den mein Onkel mir kurz vor seinem Tod und meiner Geburt hinterlassen hatte und der mir letztendlich das Leben retten sollte.

8. März 1979

Liebe Inka,
oder falls du ein Junge geworden sein solltest,
lieber Ole,

lange habe ich darüber nachgedacht ob ich dir diesen Brief überhaupt schreiben soll. Ob er dir, wenn du ihn liest, etwas bedeuten wird, oder ob ich ihn im Grunde genommen doch nur für mich selbst schreibe. Doch wie auch immer, hier sitze ich nun mit dem Kuli in der Hand und denke an dich. Während dein Geburtstermin immer näher rückt, du bald das Licht der Welt erblicken wirst, habe ich mich bereits auf den Weg gemacht, diese zu verlassen.

Ich kann nicht sagen, dass ich traurig bin. Ich glaube es zumindest nicht. Ich hatte schließlich einige Jahre Zeit, mich auf meinen Tod vorzubereiten. Mein Lymphdrüsenkrebs ist letztendlich um vieles langsamer gewachsen, als es die Ärzte angenommen hatten. Ein Jahr hatten sie mir gegeben. Maximum. Und hier sitze ich, fast neun Jahre später. Aber dennoch, neun Jahre sind nicht viel im Leben. Nicht wenn man erwachsen ist und die Zeit nur so an einem vorbeifliegt. Glaube mir.

Aber was rede ich? Ich will dir keine Angst vor dem Leben machen. Was ich möchte, ist dir wenigstens einmal Hallo gesagt haben, wenigstens einen Gruß hinterlassen. Denn eins ist sicher, wir werden uns in unserem Leben abklatschen. Ich werde gehen und du wirst auf die Welt kommen. Das verbindet. Und ich muss sagen, es ist auch ein beruhigender Gedanke, dass das Leben, wenn auch nicht mein eigenes, doch irgendwie weitergeht. Denn das Leben ist, egal wie lange es währt, wunderschön, ein Geschenk, du wirst es selbst erleben.

Leider wirst du dieses Leben ohne deinen Onkel leben müssen. Ich kann dir nicht zur Seite stehen, dein Leben nicht mit dir teilen. Doch einen Rat möchte ich dir trotz allem auf deinen Lebensweg mitgeben: Lebe! Jeden Tag! Genieße dein Leben und vergeude es nicht. Auch wenn man erst im hohen Alter gehen muss, auf ein erfülltes Leben zurückblicken kann, ist es doch verdammt kurz. Also, nutze jeden Tag, feier die Feste, wie sie fallen, denn wenn wir uns eines Tages auf Wolke sieben treffen werden, will ich viele aufregende Lebensgeschichten von dir erzählt bekommen. Von den vielen, vielen Jahren hören, die du gelebt hast.

Ich werde immer auf dich aufpassen, immer dein Onkel sein, immer an dich denken.

Ingo

Zwei Tage nachdem Ingo seinen Brief an mich geschrieben hatte, war er tot. Sein Gespür, dass seine Zeit zu Ende ging, hatte ihn nicht getäuscht. Er hatte den richtigen Zeitpunkt gewählt, um mir einen letzten Gruß zu hinterlassen. Ich kam eine gute Woche später auf die Welt. Am 17. März. Wir klatschten uns also tatsächlich ab im Leben. Er ging und mein Leben begann.

Ich weiß nicht mehr, wann ich Ingos Brief zum ersten Mal zu lesen bekam, aber ich weiß noch, dass ich damals sehr gerührt war. Ich fühlte mich geehrt, dass Ingo in seinen letzten Tagen an mich gedacht hatte, mich, die er gar nicht kannte, die noch gar nicht auf der Welt war. Doch auf der anderen Seite stimmten mich seine Zeilen auch immer ein wenig traurig, jedes Mal, wenn ich sie in den folgenden Jahren las, denn Ingo hatte sich so viel für mich gewünscht, sich ausgemalt, dass ich das Leben leben würde, das er nie hatte. Ein gesundes Leben, ein erfülltes Leben, ein langes Leben. Ein Leben ohne Schmerzen, ohne Krankenhäuser und ohne einen frühen Tod. Doch bereits 24 Stunden nach meiner Geburt war klar, dass dem nicht so sein würde. Ich wurde mit der Erbkrankheit Mukoviszidose geboren. Eine Diagnose, bei der man damals von einer durchschnittlichen Lebenserwartung von vier Jahren ausging.

Mukoviszidose, oder auch zystische Fibrose (kurz CF) genannt, ist eine autosomal-rezessive Erbkrankheit. Infolge des genetischen Defektes produzieren alle exokrinen Drüsen (wie Magen, Darm, Leber, Pankreas) ein Sekret, das fester und zäher ist als bei gesunden Menschen. Dieses Sekret setzt sich vor allem in der Lunge fest, kann dort durch seine zähe Konsistenz nur schwer abgehustet werden und führt letztendlich zu Lungenerkrankungen. Doch Mukoviszidose ist nicht nur eine Lungenerkrankung, sondern vielmehr eine Multiorgankrankheit. »Mukos« leiden oft neben Lungenentzündungen auch an Diabetes, Pankreasinsuffizienz, infolgedessen an Mangelernährung und Untergewicht, Leberzirrhose, Darmverschlüssen und letztendlich an einer eingeschränkten Lebenserwartung.

Meine Eltern waren so geschockt von der Diagnose, dass sie damals sofort meine Geburtsanzeige bei der Zeitung stornierten. Sie wollten keine Glückwunsch-Anrufe bekommen, wenn es im Grunde genommen nichts zu beglückwünschen gab. Vier Jahre, das war eine grausame Prognose. Im Vergleich dazu sahen selbst Ingos 37 Lebensjahre wie eine Ewigkeit aus.

Doch all die schlimmen Vorhersagen, die die Ärzte damals stellten, sollten sich letztendlich nicht erfüllen. Ich entwickelte mich trotz Mukoviszidose wunderbar. Ich ging ganz normal zum Kindergarten, in die Grundschule und danach sogar aufs Gymnasium. Ohne jemals ein Jahr wegen krankheitsbedingter Fehlzeiten wiederholt zu haben. Denn natürlich verbrachte auch ich den ein oder anderen Monat meiner Kindheit und Jugend im Krankenhaus. Auch wenn es mir meist gut ging, war ich doch chronisch krank. Täglich nahm ich eine Handvoll Tabletten ein, musste jeden Tag zweimal inhalieren und ständig gegen den zähen Schleim in meiner Lunge ankämpfen – mithilfe einer bestimmten Atemtherapie, der sogenannten autogenen Drainage, und mit Joggen.

Mein Vater kam damals auf die Idee, mit dem Joggen anzufangen. Er hatte sich überlegt, dass Joggen zum einen die Atemmuskulatur trainierte und zum anderen den zähen Schleim in der Lunge nach oben transportieren würde, allein schon durch die Erschütterung und das forcierte Atmen beim Joggen. Denn was halfen die vielen Antibiotika-Therapien, wenn der Schleim danach zwar keimfrei, aber trotz allem weiterhin in meiner Lunge saß?

In den folgenden Jahren scheuchte mein Vater mich immer wieder die Treppen im Oldenburger Hauptbahnhof rauf und runter. Und im Alter von elf fing ich dann mit dem Laufen an, immer zusammen mit meinem Vater und verbunden mit unzähligen Streits.

Meist stritten wir uns, wenn es mir nicht gut ging. Ich fiel beim Laufen zurück, mein Vater bekam es mit der Angst zu tun, dass ich eventuell wieder kurz vor einem gesundheitlichen Tief stand, versuchte mich anzuspornen, mich zum schnelleren Laufen zu motivieren, und ich rastete aus. Manchmal passierte es sogar, dass wir getrennt wieder nach Hause kamen. Wenn ich richtig wütend auf ihn war, lief ich ihm davon. Trotz schlechter Lunge war ich immer noch ziemlich schnell. Meine Bestzeit auf fünf Kilometer waren damals 21:09 Minuten.

Doch auch wenn es ein absoluter Kampf war, nicht nur mit meinem Vater, sondern auch mit mir selbst, denn schließlich ging ich auch dann noch Laufen, wenn ich Fieber hatte, Nasenbluten vom starken Husten bekam oder mich aufgrund dessen übergeben musste, brachte mich das Laufen mit wenigen Krankenhausaufenthalten durch die Jugend. Und auch wenn es nicht immer leicht war, so diszipliniert und verantwortungsbewusst seine Jugend zu durchleben wie ich, konnte ich mich nicht beschweren. Ich lebte mein Leben, trotz alledem. Genauso wie Ingo es mir geraten hatte und wie meine Eltern es mir immer predigten. Stets einen Tag nach dem anderen. Ich feierte die Feste so, wie sie fielen, denn eins war klar, eines wusste ich schon von Kindesbeinen an: Meine Lebenszeit war begrenzt. Mukoviszidose ist eine Krankheit, die nicht geheilt werden kann und irgendwann nicht mehr aufzuhalten ist. Man stirbt an Mukoviszidose, und das früher als andere.

Ich wuchs mit diesem Wissen auf. Ich war immer meinem Alter und meinem Verständnis nach angemessen über meine Erkrankung informiert. Im Alter von zehn Jahren benutzte ich schon Wörter wie Mekoniumileus oder Ösophagusvarizen, anstatt Darmverschluss oder Krampfadern in der Speiseröhre zu sagen. Ich war aufgeklärt, nicht nur über meine Erkrankung, sondern auch über deren Folgen. Doch ich muss sagen, selbst als ich älter wurde und ein besseres Verständnis für den Tod entwickelte, glaubte ich irgendwie doch immer daran, eine Ausnahme zu sein. Bei mir würde die Mukoviszidose anders verlaufen. Ich war mir ganz sicher. Wenn ich erst mal neben Ingo auf seiner Wolke sitzen würde, würde ich auf ein langes und erfülltes Leben zurückschauen können. Ich wollte als die älteste Mukoviszidose-Kranke ins Guinnessbuch der Rekorde eingehen. Das war mein Plan.

Als ich 22 Jahre alt wurde, war es mit den Plänen für die Zukunft plötzlich vorbei. Nach nur 22 Lebensjahren stand ich an der gleichen Stelle im Leben, an der Ingo damals gestanden hatte. Den eigenen Tod vor Augen. Mit einem Unterschied: Ich hatte noch eine letzte Chance. Mein Todesurteil war noch nicht gesprochen.

Kapitel 1

Alles begann im Jahr 2001, irgendwann Anfang Sommer. Ich hatte gerade mit meinem sechsten Semester Diplompsychologie angefangen, gerade das Vordiplom hinter mich gebracht, als mir klar wurde, dass mein Leben dem Ende zuging.

Seit frühster Kindheit litt ich schon unter einer beginnenden Leberzirrhose. Wobei der Ausdruck »litt« vielleicht nicht ganz der richtige war. Denn eine Leberzirrhose spürte man nicht wie eine Wunde oder einen verstauchten Knöchel. Eine Leberzirrhose schmerzt nicht und schränkt in dem Sinne auch nicht ein. Zumindest nicht bis zu dem Zeitpunkt, an dem man Bauchwasser beziehungsweise Aszites entwickelt. Und genau das war bei mir der Fall. Mein Bauch war so aufgequollen, dass ich an jenem Morgen nicht mehr frühstücken mochte. So sehr, dass die Bodenwellen, über die der Bus zur Uni fuhr, mir Schmerzen bereiteten.

Zur kurzen Erklärung, Aszites entsteht durch einen Blutstau zwischen dem Verdauungstrakt und der durch die Zirrhose verhärteten Leber. Dieser Stau presst Zellwasser aus den umgebenden Zellen in die Bauchhöhle und lässt diese anschwellen. Es war ein eindeutiges Zeichen dafür, wie schlecht es meiner Leber ging. Ein eindeutiges und beängstigendes Zeichen dafür, dass es langsam, aber sicher bergab ging.

Ich weiß noch genau, wie ich damals in meiner Vorlesung für pädagogische Psychologie saß, auf den Professor wartete und mich gleichzeitig fragte, was ich hier eigentlich noch machte? Ich hatte meinen Kampf gegen die Mukoviszidose verloren, ich wusste es ganz einfach. Genau in diesem Moment, genau an diesem Tag. Ich wusste, dass mir dieses Mal eine Therapie mit überdimensional hohen Dosen Antibiotika nicht mehr helfen würde. Dass mich das Thema, vor dem ich mich so lange gedrückt, nun eingeholt hatte: Organtransplantation. Was interessierte mich da noch mein Studium?

Es war nicht das erste Mal, dass ich über eine Transplantation nachdachte. Mein damaliger Mukoviszidose-Arzt hatte angesichts meiner stark erhöhten Leberwerte und fortschreitend eingeschränkten Lungenfunktion schon vor Monaten versucht, mich auf das Thema vorzubereiten. Doch Werte auf dem Papier sahen oft anders aus, als sie sich im Leben anfühlen. Ich konnte zwar seit ein paar Monaten aufgrund des vielen Wassers in meinem Bauch nicht mehr laufen gehen, hatte nicht mehr ganz so viel Luft wie sonst, aber ansonsten lebte ich doch noch ein ganz normales Leben. Ich ging jeden Tag zur Uni, traf mich mit Freunden, ging manchmal sogar noch in die Disco tanzen. Was interessierten mich da meine schlechten Untersuchungsergebnisse, wenn sich mein Leben noch so normal anfühlte?

Ich hatte mich im Grunde bereits an meinen schlechten Gesundheitszustand gewöhnt, hatte mein Leben unbewusst meinen eingeschränkten Möglichkeiten angepasst, was ich allerdings nicht wahrhaben wollte. Fragte man mich, wie es mir ging, war meine Antwort stets: »Gut!« Ich kannte es nicht anders. Atemnot, dicker Bauch, das alles gehörte für mich dazu. So war mein Leben. Eine Transplantation brauchte ich deswegen noch lange nicht! Transplantation war etwas für Kranke, richtig Kranke. Für die Mukos, die mit Sauerstoff in der Nase durch die Gegend laufen, aber doch nicht für mich, die jeden Tag noch mit ihrem Hund spazieren ging.

Als unser Professor endlich hereinkam, um seine Vorlesung zu beginnen, stand ich auf und ging, verließ den Hörsaal, ging draußen hinüber zum anliegenden Sportplatz, setzte mich auf eine Bank und fing zu heulen an. Wenn ich auch irgendwo tief in mir drinnen immer schon gewusst hatte, dass ich irgendwann eine Transplantation brauchen würde, die Erkenntnis, dass dieses Irgendwann jetzt war, haute mich um. Ich war gerade mal 22 Jahre alt! Ich war mitten im Studium. Ich war mittendrin, mir meine Zukunft aufzubauen, mein weiteres Leben, alles. Ich hatte keine Zeit für eine Transplantation. Und fürs Sterben schon gar nicht!

Natürlich hatte ich, wie immer, keine Taschentücher dabei und musste die Nase hochziehen. Doch ich hatte mich relativ schnell wieder unter Kontrolle. »Scheiß drauf« war nun mein neues Motto. Wenn es tatsächlich auf eine Leber-Transplantation hinauslaufen sollte, dann würde ich mich halt transplantieren lassen. Ich würde nicht einfach sterben, nicht ohne es wenigstens versucht zu haben. Und noch eines war für mich klar: So wie mein Leben war, wollte ich es nicht weiterleben. Ich wollte mich nicht immer weiter einschränken müssen, nicht immer mehr und mehr die Gefangene meiner Erkrankung werden. Ich wollte gesund werden. Alles oder nichts! Überleben und gesund weiterleben oder sterben. Das war der neue Plan.

Als ich zu Hause war, packte ich schnell ein paar Sachen zusammen, lud meinen Hund ins Auto, schrieb meiner Mitbewohnerin eine kurze Nachricht und machte mich auf den Weg zu meiner Familie. Die Entscheidung, die Uni zu schmeißen und mich stattdessen für eine Leber-Transplantation listen zu lassen, war schließlich keine Entscheidung, die man alleine und niedergeschlagen, vor der Uni auf einer Bank sitzend, traf. Dies war eine Entscheidung, die ich mit meiner Familie zusammen treffen musste. Mit meinen Eltern und meiner Schwester.

Es war eine seltsame Atmosphäre, als wir uns im Familienkreis zusammensetzten und darüber entschieden, dass es nun tatsächlich an der Zeit war, sich mit den entsprechenden Ärzten über eine mögliche Transplantation zu unterhalten. Irgendwie eine Mischung aus Trauer, Angst und gemeinsamer Entschlossenheit. Uns allen war klar, dass eine Transplantation auch genauso gut das Ende für mich bedeuten konnte. Es konnte gut gehen oder eben nicht. Doch wie auch immer, dies war die letzte verzweifelte Chance, die ich hatte, mein Leben zu retten. Eine andere Möglichkeit gab es nicht. Eine Leberzirrhose war leider wie Mukoviszidose: Sie war nicht heilbar und unaufhaltsam.

Doch bei allem, was mir bevorstand, war es ein beruhigender Gedanke, zu wissen, dass ich mit meinen Ängsten, die ich hatte, nicht alleine war. Dass ich eine Familie an meiner Seite hatte, die genauso um mich kämpfen würde wie ich. Die mich nicht sterben lassen würde und auch nicht aufgeben. Es war ein Gefühl von: Gemeinsam können wir das schaffen. Gemeinsam werden wir das schaffen. Mit verbissener Sturheit war ich bereit, dem Leben, dem Tod, der Mukoviszidose und allem anderen den Mittelfinger hinzuhalten. Ich würde nicht aufgeben, so einfach nicht. Wir würden ja sehen, wer den längeren Atem hatte.

Ich blieb zwei Wochen bei meinen Eltern, kapselte mich von der Außenwelt ab, bis ich mich dazu aufraffen konnte, eine alles erklärende Rundmail an meine Freunde zu verschicken. Jeder von meinen Freunden kannte sich mit Mukoviszidose aus, ich hatte nie ein Geheimnis um meine Erkrankung gemacht, und jeder von ihnen wusste, dass Mukoviszidose eine Krankheit war, an der man irgendwann sterben würde. Dennoch, es war eine Sache über die Erkrankung der Freundin Bescheid zu wissen, zu wissen, was alles passieren konnte, und eine andere, es dann tatsächlich und hautnah mitzuerleben:

15. Juni 2001

Moin, moin an alle,

dies ist eine Rundmail, mit der ich alle meine Freunde über den leider nicht sehr erfreulichen Stand der Dinge informieren möchte. Momentan geht es mir gesundheitlich und seelisch nicht gut. Der Zustand meiner Leber hat sich in letzter Zeit erheblich verschlechtert. Ich habe Wasser im Bauchraum eingelagert, Wasser in den Beinen, bin kurzatmig, weil der dicke Bauch von unten gegen die Lunge drückt, und habe Rückenschmerzen, weil der dicke Bauch natürlich auch durch die Gegend getragen werden will. Hört sich nun alles vielleicht etwas wehleidig an, doch das ist leider die Realität.

Aufgrund dessen werde ich mich nun ernsthaft in der MHH (Medizinischen Hochschule Hannover) über die Möglichkeit einer Leber-Transplantation erkundigen. Und das in nächstmöglicher Zeit.

Die Transplantation, die Risiken, die damit verbunden sind, ich versuche mich damit abzufinden. Es ist ja nicht so, dass ich eine Wahl hätte. Genauere Informationen gibt es, sobald wir mit den Ärzten in Hannover gesprochen haben.

Uni ist natürlich zunächst auf Eis gelegt. Dafür habe ich momentan so oder so den Kopf nicht frei.

So weit, so gut, mehr wollte ich momentan nicht berichten, nur vielleicht noch anmerken, dass ich nicht so schnell den Kopf hängen lassen werde!

Lieben Gruß,

Inka.

Meinen Termin in Hannover hatte ich am 7. August und wie immer nahm ich ihn mit meiner Mutter zusammen wahr. Wenn es um wichtige Krankenhaustermine ging, erlebten wir diese immer im Zweierpack.

Doch unseren ersten Termin hatten wir zunächst nur mit der Mukoviszidose-Ambulanz. Bevor überhaupt die Frage einer möglichen Leber-Transplantation gestellt werden konnte, wollten sich die Mukoviszidose-Ärzte ein Bild von mir machen. Mukoviszidose ist schließlich eine Multiorgankrankheit und man kann nicht nur eine der Fehlfunktionen betrachten, man muss das Gesamtbild sehen. Und das Gesamtbild sagte in meinem Fall, dass es auch mit meiner Lunge langsam bergab ging.

Noch musste ich mir in Bezug auf die Lunge keine Sorgen um eine Transplantation machen, doch die Lungenfunktionswerte sprachen für sich. Mein FEV1-Wert lag bei 950 ml. Das bedeutete, dass ich in einer Sekunde 950 ml Luft ausatmen konnte. Wenn ich gesund gewesen wäre, hätte der Wert bei knappen 3,5 Litern liegen müssen. Die Differenz dieser beiden Werte sagte alles. Ich pfiff sozusagen aus dem letzten Loch. Doch leider war das noch nicht alles, was es über meine Lunge zu sagen gab. Die eigentliche Frage war letztendlich nicht, ob ich nun eine neue Leber brauchte oder nicht, das stand mehr oder weniger schon fest, die Frage war vielmehr die, ob eine reine Leber-Transplantation im Zusammenhang mit meiner Lunge überhaupt möglich war. Denn das Problem war, dass ich nach einer Leber-Transplantation Medikamente würde einnehmen müssen, die meine Immunabwehr herabsetzten. Diese Medikamente waren wichtig, damit mein Körper die neue Leber nicht wie einen eingedrungenen Grippevirus bekämpfen und abstoßen würde. Doch eine herabgesetzte Immunabwehr würde wiederum dazu führen, dass sich die Keime in meiner Lunge vermehrten. Sehr wahrscheinlich würde ich schnell Lungenentzündungen bekommen, Lungengewebe würde unwiederbringlich zerstört werden und ich, innerhalb kürzester Zeit, erneut auf der Warteliste für eine Transplantation stehen. Dann jedoch für eine neuen Lunge.

Meine Mukoviszidose-Ärztin Frau Dr. H. kam damals schnell zu dem Schluss, dass für mich nur eine kombinierte Leber-Lungen-Transplantation infrage kommen würde. Eine reine Leber-Transplantation würde mir nicht das Leben retten.

Ich kann mich nicht mehr daran erinnern, wie ich diese Neuigkeit damals auffasste. Ob ich geschockt war oder doch erleichtert, weil es zumindest eine Lösung für mein Problem gab. Denn eine Leber-Lungen-Transplantation stellte zumindest eine Chance dar. Wenn auch keine mit großen Erfolgsaussichten.

In den Jahren 2000 und 2001 fanden in Europa fünf Leber-Lungen-Transplantationen statt. Im Vergleich dazu gab es 2000 und 2001 europaweit 335 doppelseitige Lungentransplantationen. Drei der Leber-Lungen-Transplantationen hatten in Hannover stattgefunden und wurden als ein erfolgreicher Eingriff beschrieben, wenn der Patient das erste Jahr nach der Transplantation überlebte. Was die letzten beiden trans-

plantierten Leber-Lungen-Patienten in Hannover allerdings nicht geschafft hatten.

Nach unserem ausführlichen Gespräch mit Frau Dr. H. gingen meine Mutter und ich noch zu den Leber-Ärzten. Zwar bestand laut Frau Dr. H. kein Zweifel daran, dass ich dringend eine neue Leber brauchte, doch die Entscheidung dazu mussten letztendlich die Leber-Spezialisten treffen.

In der Leber-Transplantations-Ambulanz war es damals brechend voll. Es dauerte einige Zeit, bis ein Arzt Zeit fand, einen kurzen Blick auf mich zu werfen. Und mit kurzem Blick meine ich, dass er mich auf dem Flur, im Vorbeigehen, kurz seinem Professor vorstellte, dieser meinen dicken Bauch betrachtete und dann, ohne mich untersucht oder meine Leberwerte auch nur angeschaut zu haben, leichthin feststellte, dass ich definitiv eine neue Leber bräuchte. Fertig.

Wir wurden gebeten, einen neuen Termin zu machen, um die ganze Situation in Ruhe zu besprechen, und damit waren wir entlassen und der nächste Patient wurde aufgerufen.

Ohne ein Behandlungszimmer von innen gesehen zu haben, ohne ein paar Fragen zu meinem Befinden gestellt bekommen zu haben und ohne den Namen des werten Leber-Professors erfahren zu haben, war meine Leber-Transplantation bereits entschiedene Sache. Einfach so. Ich kam mir fast überflüssig vor.

Im Nachhinein kann ich sogar verstehen, dass für einen Professor mit jahrzehntelanger Erfahrung die Sachlage damals schnell klar war. Dass er sich nicht erst meine Symptomatik anhören musste, keine Leberwerte sehen musste, um zu erkennen, dass ich ein Kandidat für eine Transplantation war. Doch dass ich neben meiner kaputten Leber auch noch eine angeschlagene Psyche hatte, gerade eben erst erfahren hatte, dass mein Leben so gut wie zu Ende ging, das war ihm trotz jahrzehntelanger Erfahrung offensichtlich entgangen. Oder es war für dergleichen einfach kein Platz in einer Uni-Klinik und keine Zeit. Mit seinen Ängsten musste man alleine klarkommen. Eine Lektion, die man besser schnell akzeptierte und damit zu leben lernte. Denn es hat einen Grund, warum es den Spruch gibt: Nur ein narkotisierter Patient ist ein guter Patient.

Im Laufe der folgenden Monate kam ich jedoch nicht umhin, mich immer wieder zu fragen, wie die Menschen eine Transplantation, Arztgespräche und alles andere, was damit zusammenhing, überstanden, die keine Mutter an ihrer Seite hatten. Die nicht ständig und überall jemanden an ihrer Seite hatten, der sie auffing, der sich um die Tränen und Ängste kümmerte, für die im Krankenhaus kein Platz war.

Unseren neuen Termin für die Leber-Ambulanz bekamen wir für den 14. August, nur eine Woche später. Und diesmal rückten wir im Dreiergespann an. Neben meiner Mutter kam nun auch noch meine Schwester mit. Sie kam vor allem deswegen mit, um eventuell auftauchende medizinische Fragen stellen zu können. Als Tierärztin hatte sie ein besseres medizinisches Verständnis als meine Mutter und ich. Und zudem wollten wir so gut wie möglich über alles informiert sein. Und drei Paar Ohren hörten schließlich immer noch mehr als zwei.

Dieses Mal nahmen sich die Leber-Ärzte Zeit für uns. Wir saßen über eine Stunde in einem der Behandlungszimmer, man erklärte uns den ungefähren Ablauf der Transplantation, dass man erst die Lunge transplantieren würde und dann die Leber, dass beide Organe von ein und demselben Spender kommen würden und neben der Blutgruppe auch in etwa seine Größe mit meiner übereinstimmen musste. Schließlich musste die Spenderlunge irgendwie in meinen Brustkorb passen. Die Leber konnte man zurechtschneiden, die Lunge jedoch nur bis zu einem gewissen Grad.

Die Operation an sich würde schätzungsweise elf Stunden dauern. Nachdem man meine Lunge ausgetauscht hätte, würde man mich zwei Stunden lang, weiterhin unter Narkose,

»ausruhen« lassen und erst dann mit der Leber-Transplantation beginnen. So war das Vorgehen.

Interessiert hörten wir zu, stellten Fragen und bekamen weitere Erklärungen. Doch es war eine ganz simple Frage, die mir mehr als alle anderen auf der Seele brannte: Wie lange würde ich schätzungsweise auf neue Organe warten müssen? Im Nachhinein betrachtet, hätte ich diese Frage besser nicht gestellt. Doch damals wollte ich es wissen. Mehr als alles andere. Wie lange?

Meine Ärzte gingen damals von einer Wartezeit von circa drei Monaten aus. Heute liegt sie bei weit über vier Jahren! Doch auch damals konnte natürlich niemand genau sagen, wann es so weit sein würde. Drei Monate waren lediglich ein statistischer Richtwert. Es konnte genauso gut länger, aber auch kürzer dauern. Letztendlich musste der richtige Mensch, inklusive Organspendeausweis, sterben. Mit der richtigen Blutgruppe und der richtigen Größe. Ich habe die zweithäufigste Blutgruppe in Deutschland. Drei Monate sahen daher realistisch aus. Drei Monate, darauf versteifte ich mich sofort, in dem Moment in dem ich es hörte. Selten habe ich so sehr an etwas geglaubt, was ein Arzt mir gesagt hat.

Als wir nach unserem langen Gespräch wieder auf dem mittlerweile leeren Krankenhausflur standen, fielen wir uns erst mal alle drei in die Arme und weinten eine Runde. Es war seltsam. Auch wenn ich mein ganzes Leben lang gewusst hatte, dass ich eine eingeschränkte Lebenserwartung hatte und irgendwann vielleicht mal transplantiert werden musste, war ich nun doch überrascht, dass es tatsächlich so weit gekommen war. Und ich denke, genauso ging es meiner Schwester und meiner Mutter. Wir alle waren wohl irgendwie überrascht und traurig, dass ich eben doch keine Ausnahme war. Mein Leben verlief nicht anders als das anderer Muko-Kranker. Auch mich hatte die Mukoviszidose letztendlich eingeholt. Die Aussage, dass Mukoviszidose die Lebenserwartung einschränkte, traf nun auch auf mich zu.

Meine Mutter und meine Schwester fuhren nach unserem Termin in Hannover wieder nach Hause. Ich blieb erst mal in Oldenburg. Ich wollte irgendwie mein Leben wieder aufnehmen. Zwar konnte ich nicht mehr zur Uni gehen, doch ich konnte mich trotz allem noch mit Freunden treffen, im Café sitzen oder ins Kino gehen. Ich wollte mir ein wenig Normalität zurückholen. Mich nicht von der momentan so übermächtigen Mukoviszidose erdrücken lassen. Es gab schließlich auch noch andere Themen, selbst in meinem Leben. Und zudem musste ich auch noch eine ganze Reihe an Voruntersuchungen machen lassen, Papiere unterschreiben und alles zusammen wieder zurück nach Hannover schicken. Erst wenn alle Unterlagen in Hannover vorlagen, würde ich zur Transplantation angemeldet und auf die Warteliste gesetzt werden. Und als weiterer Beweis dafür, dass es langsam ernst wurde, zog das Sauerstoffgerät bei mir ein. Um meinen Körper etwas zu entlasten und Kräfte zu sparen, sollte ich jede Nacht über einen Schlauch, der unter der Nase entlangführte, zwei Liter Sauerstoff zugeführt bekommen. Und auch wenn es zu Beginn sehr unbequem war und der Schlauch mich oft am Einschlafen hinderte merkte ich doch, dass ich aufgrund des zusätzlichen Sauerstoffs, den ich in der Nacht bekam, mehr Kraft für den Tag hatte.

Weitere Erleichterung bescherte mir ein neues Medikament, das ich verschrieben bekam. Zusätzlich zu den 27 Pillen, die ich eh schon jeden Tag zu mir nahm, verteilt auf drei Mahlzeiten, kamen nun auch noch zwei Entwässerungstabletten hinzu. Diese Tabletten sollten mir dabei helfen, das angesammelte Wasser in meiner Bauchhöhle vermehrt über die Nieren auszuscheiden. Und es funktionierte. Langsam, aber sicher, Woche um Woche, wurde mein Bauch wieder etwas dünner und damit mein Körpergefühl besser. Ich schöpfte wieder ein wenig Hoffnung. Ich fühlte mich wieder menschlich. Endlich hatte ich wieder ein wenig das Gefühl, Kontrolle über meinen Körper zu haben und nicht mehr allem hilflos ausgeliefert zu sein. Es ging ein wenig bergauf und das spiegelte sich selbst in einem meiner Träume wider. Eines Nachts träumte ich von Ingo, meinem verstorbenen Onkel, meinem Abklatsch. Und als ich am nächsten Morgen aufwachte, schrieb ich Folgendes in mein Tagebuch:

2. September 2001

Letzte Nacht hatte ich einen ganz außergewöhnlichen Traum. Ich saß mit Ingo zusammen in irgendeinem Haus und wir haben gequatscht. Ganz normal, so, als würden wir uns schon ewig kennen. Um uns herum war irgendwie Trubel, ich glaube ein Umzug oder so was. Und als ich wach geworden bin da war für mich Folgendes ganz klar, ohne erdenklichen Zweifel: Ingo war, obwohl tot, bei mir und er würde während der OP und während der Wartezeit auf mich aufpassen, mich begleiten. Daran gab es überhaupt keinen Zweifel. Ein schöner Gedanke und es beruhigt mich, Ingo nun immer an meiner Seite zu wissen. Ich bin mir sicher, dass er seine Sache gut machen wird!

Ich konnte mich noch nicht mal mehr daran erinnern, wann ich das letzte Mal an Ingo gedacht hatte. Wann wir das letzte Mal im Familienkreis von ihm gesprochen hatten. Doch nun, nach diesem Traum, war er so präsent wie nie. Es war, als könnte ich ihn wirklich an meiner Seite spüren und mehrmals ertappte ich mich dabei, wie ich innerlich Fragen an ihn stellte. Ihm meine Sorgen anvertraute. Ich fragte ihn, ob er wirklich daran glaubte, dass ich es schaffen konnte. Ob er wusste, wie lange ich zu warten hätte und ob es hart werden würde. Doch nie bekam ich eine Antwort. Auf der anderen Seite war nur Schweigen. Auch im Traum besuchte er mich nicht mehr und da beschloss ich an einem Nachmittag, ihm einen Brief zu schreiben. Als Antwort auf den Traum, als Antwort auf den Brief, den er mir hinterlassen hatte, und als Dankeschön dafür, dass er trotz allem irgendwie für mich da war. Ich schrieb:

Lieber Ingo,

endlich, 22 Jahre später, schreibe ich dir nun ebenfalls einen Brief. Doch auch ich weiß nicht, so wie du damals, warum ich diesen Brief schreibe. Ich kann ihn dir ja noch nicht mal hinterlassen, nicht darauf hoffen, dass du ihn irgendwann doch noch zu lesen bekommen wirst. Und dennoch, oder vielleicht auch gerade deswegen, möchte ich dir gerne erzählen, was in meinem Leben momentan so los ist. Denn du weißt wie kein anderer, was es bedeutet, seinem Lebensende ins Auge zu sehen. Wie es ist, seine knapp bemessene Lebenszeit ständig in Krankenhäusern zu verplempern und sich ständig von Ärzten und ihren Nadeln quälen zu lassen. Du weißt, auch wenn du es in deinem Brief nicht geschrieben hast, wie scheiße Leben sein kann. Dass es nicht nur ein Geschenk ist, zu leben, sondern allem voran ein Todesurteil.

Nun, ich bin nicht ganz so niedergeschlagen und negativ, wie ich hier klingen mag, keine Sorge. Auch ich bin ein Kämpfer. Wenn man mit Mukoviszidose alt werden will, darf man kein Weichei sein. Doch mehr als das, habe ich ebenso die Schnauze voll davon, ständig um mein scheiß Leben kämpfen zu müssen. Ich will nicht krank sein! Ich will ganz einfach nur zur Uni gehen, ein stinknormales Leben führen, so wie du es in deinem Brief beschrieben hast. Doch stattdessen winkt mir nun die Transplantation.

Nun frage ich mich, was ist, wenn ich die Transplantation nicht überlebe? Oder noch auf der Warteliste sterbe? Kann das Leben tatsächlich ohne mich weitergehen? Was wird meine Familie machen, wenn ich plötzlich nicht mehr da sein sollte? Das ist eine Vorstellung, die mir überhaupt nicht real vorkommt, und doch habe ich Angst vor ihr.

Und dann, auf der anderen Seite erkenne ich plötzlich, dass mein Leben im Grunde gar nicht mehr lebenswert ist. Ich lebe gar nicht mehr, ich vegetiere nur noch. Ob ich nun lebe oder nicht, es macht im Moment keinen großen Unterschied. Ich habe also Angst, etwas zu verlieren, was im Grunde genommen schon gar nicht mehr existiert. Was ich im Grunde genommen schon längst verloren habe, irgendwo zwischen einem Krankenhausaufenthalt und dem nächsten.

Ach Ingo, ist das Leben tatsächlich so kompliziert? Lohnt es sich, dafür zu kämpfen, auch wenn man nicht weiß, ob man am Ende das bekommt, was man haben will? Wie sieht denn der Tod aus, im Vergleich dazu? Ist der Platz neben dir auf deiner Wolke noch frei?

Manchmal wünsche ich mir, einfach nur neben dir Platz nehmen zu können, die Beine baumeln zu lassen und mir keine Gedanken mehr um mein Leben machen zu müssen. Manchmal ...

Ich werde mich wieder bei dir melden, wenn es etwas Neues zu berichten gibt.

Deine, nicht-ganz-so-deprimiert-wie-sie-sich-im-Brief-anhört, Nichte.

Auch auf meinen Brief hin bekam ich keine Antwort, natürlich nicht, doch dafür kam am 11. September 2001 endlich der lang ersehnte Brief aus Hannover. Ich stand nun offiziell auf der Wartliste für eine neue Lunge und eine neue Leber. Und natürlich erinnere ich mich noch ganz genau an diesen speziellen Tag, wie jeder andere wahrscheinlich auch. Es war der 11. September 2001, der Tag, an dem die Zwillingstürme in New York einstürzten.

Ich war damals auf dem Weg zu meiner Krankengymnastin, als ich die erste Nachricht aus New York im Radio hörte. Irgendein Flugzeug hatte angeblich die Antenne einer der Zwillingstürme im Tiefflug abgesäbelt. Es interessiert mich wenig, wer was in New York wo anflog. Was mich interessierte, waren eigentlich nur meine vom Husten verspannten Schultern und die enormen Schmerzen die damit verbunden waren. Im Allgemeinen interessierte ich mich damals meist nur für mich.

Krank zu sein, macht egoistisch, zumindest mich. Doch als ich dann nach meiner Krankengymnastik wieder auf dem Heimweg war und im Radio noch immer von New York und dem zweiten Turm die Rede war, wurde selbst ich hellhörig. Wie konnten zwei Flugzeuge am gleichen Tag die beiden Antennen der Zwillingstürme absäbeln? Als ich zu Hause war, schaltete ich den Fernseher ein ...

Es war der einzige Tag während meiner Wartezeit, an dem mein eigenes Leiden für mich in den Hintergrund trat. Der einzige Tag, an dem mir mehr als deutlich wurde, dass es Menschen gab, denen es schlechter ging als mir. Ich hatte das Leid dieser Welt nicht für mich gepachtet. Auch andere litten, ganz besonders an diesem Tag, der für mich persönlich, so seltsam es auch klingen mag, trotz allem den Beginn meiner zweiten Chance symbolisierte. Allerdings mit bitterem Beigeschmack.

Zwischenzeitlich erreichte mich auch die eine oder andere Antwortmail von meinen Freunden. Sie alle hatten in irgendeiner Art und Weise auf mein Rundschreiben reagiert. Die einen hatten angerufen, die anderen geschrieben. Doch genauso wie die Telefonate waren auch die Briefe, die mich erreichten, angefüllt mit hilflosen Gedanken. Was sollte man mir auch schreiben? Es gab nichts, was mich hätte aufmuntern können, nichts, was die Situation irgendwie besser gemacht hätte. Keiner wusste so recht, was er sagen sollte und wie er nun mit mir umzugehen hatte.

Das Ergebnis war, dass in keinem der Briefe, die mich erreichten, in keinem der Telefonate, die ich führte, noch Normalität zu finden war. Keiner wagte es, mir von seinen Prüfungen an der Uni zu erzählen, zu erzählen, wie das eigene Leben sich gerade gestaltete oder, dass er sich gerade verliebt hatte. Es war plötzlich so, als ob sich alle meine Freunde für die Normalität in ihrem eigenen Leben entschuldigten und mich aus Angst, es könnte verletzend für mich sein, nicht mehr daran teilhaben ließen. Es ging nur noch um mich und um meine Sorgen. Die Mukoviszidose überschattete nicht nur mein Leben, sondern hatte plötzlich auch meine Freunde im Griff.

Dennoch, einen besonders schönen und kraftvollen Antwortbrief möchte ich hier gerne zitieren. Er kam von Eike, meiner alten Grundschulfreundin:

Meine Süße!

Dann greife ich auch mal zum Stift, weil Lesen manchmal so etwas angenehm Ruhiges ist, und Schrift nicht so vergänglich wie Geplapper.

Ich habe mich sehr über deine Mail gefreut, obwohl der Inhalt ja ziemlich beschissen ist. Überrascht und geschockt bin ich, weil die Zeit wieder beweist, wie dicht sie einem auf den Fersen ist. Aber ich möchte gar nicht bitter klingen oder mit Sprüchen um mich werfen, sondern sagen, dass ich sehr stolz auf dich bin.

Ich sehe in dir eine starke Frau, die sich ihrer selbst sehr bewusst ist. Das fordert vielleicht deine Lebenssituation, dabei strahlst du eine unglaublich positive Lebensenergie aus. Natürlich ist man nicht immer stark, und wie deine schwarzen Stunden aussehen, das weißt du selbst viel besser als ich, aber ich sehe bei dir neben allem anderen einen regen Geist und viel Power. Eine große Klappe manchmal, die mich auch schon oft wieder hochgepuscht hat. Ich bin mir sicher, du gehst diesen nächsten Schritt, so wie es für dich am besten ist.

Inka, ich möchte einfach, dass du weißt, dass du für mich eine ganz Bezaubernde bist, und dass ich für dich da bin, wenn ich dir in irgendeiner Weise helfen kann. Wenn dir zum Heulen ist, oder du nur simpel einen Kaffee trinken willst. Außerdem, du weißt, ich kann auch ziemlich Banane sein, und einen blöden Spruch habe ich auch immer parat. Diese Zeilen sollen das bekräftigen.

Kuss, Eike

Doch es gab auch Briefe, die ganz eindeutig zeigten, dass es eben doch nicht so einfach war, die richtigen Worte zu finden, für etwas, das noch keiner selbst erlebt hat. Der Brief, über den ich hier rede, kam von meiner Schulfreundin Birte. Ich kann mich nicht mehr daran erinnern, was Birte damals in ihrem ersten Brief schrieb, den sie mir auf mein Rundschreiben hin schickte. Aber ich kann mich noch erinnern, dass ich sehr enttäuscht von ihr war. Ihr Brief klang in meinen Ohren einfach nur salopp. So, als ob sie die Ernsthaftigkeit meiner Situation beiseitezuschieben versuchte. Als ob sie nicht begreifen wollte, dass es hier tatsächlich um mein Leben ging und ich nicht nur von einer Warzen-OP redete. Ich war so sauer und enttäuscht von ihr, dass ich mich sofort hinsetzte und eine bitterböse Mail zurückschrieb. Auch diese Mail habe ich zum Glück nicht mehr. Ich will im Nachhinein gar nicht mehr wissen, was ich alles schrieb. Sicher war ich sehr verletzend, kümmerte mich überhaupt nicht darum, dass es auch für Birte nicht leicht war, die richtigen Worte für meine Situation zu finden. Doch egal, was ich damals schrieb, Birte schrieb mir erneut, gab alles, schüttete ihr Herz aus, nur um mich als Freundin nicht zu verlieren. Ihre Mail zeigte wie keine andere, dass auch meine Freunde litten. Dass es auch für meine Freunde eine sehr schwere Zeit war und sie sich dennoch alle Mühe gaben, mir zu helfen. Sie schrieb:

Liebe Inka,

ich habe heute Nachmittag deine Mail bekommen und war, gelinde gesagt, erschüttert. Ich komme gerade von der Arbeit, hatte jetzt viele Stunden Zeit zum Nachdenken, und ich bin jetzt etwas gefasster, obwohl ich gerade, als ich deine Mail noch einmal las, wieder den Tränen nahe war. Ich will hier jetzt nicht auf die Tränendrüse drücken, aber ich denke, nach dem wiederholten Lesen meiner Mail an dich, dass dieser pseudosaloppe Ton, mit dem ich über alle Dinge und auch über deine Krankheit redete, ganz furchtbar und unangebracht war und ich vielleicht einfach die Wahrheit schreiben und sagen sollte, mag sie kitschig, sentimental oder hart sein, wie du es ja auch kannst. Ich will so viel sagen, kann es aber nicht in die Reihe bringen. Ich werde es jetzt trotzdem versuchen. Außerdem hoffe ich, morgen auch persönlich mit dir am Telefon sprechen zu können.

Doch ich versuche dir nun jetzt schon ein paar Dinge zu sagen, weil ich das Gefühl habe, nichts mehr machen und denken zu können, ohne dir nicht wenigstens etwas von dem übermittelt zu haben, was in mir vorgeht, denn ich denke, meine erste Mail vom Freitag hat gerade diesen Zweck gänzlich verfehlt. Das Schlimme ist, dass ich jetzt schon fast wieder Angst habe, etwas niederzuschreiben und abzuschicken und ein ähnliches Desaster auszulösen wie mit meiner letzten Mail.

»Schon wieder« sage ich, weil mir das seit der Ankunft deiner Rundmail mindestens dreimal so gegangen ist. Als ich sie gelesen hatte, kam mit einem Mal eine Welle von Angst und Erschrecken hoch. Ich ignoriere deine Krankheit nicht und ich weiß auch, seit ich bewusst denken kann, darüber Bescheid, und ich habe mir in der Tat nicht selten darüber Gedanken gemacht. Aber – nenn es Realitätsferne, Naivität oder Ignoranz, wenn du hart urteilst, oder Optimismus und Freude an deiner Lebensfreude – die Krankheit schien dich irgendwie nicht dominiert oder entmutigt oder überwältigt zu haben. Auch die Leberzirrhose und der Zucker haben dein Wesen nicht unterkriegen können, zumindest ist es mir so erschienen oder ich habe es mir vorgemacht, es ist schwer, das und vor allem sich selbst zu beurteilen.

Als du im Frühjahr verstärkt Probleme mit der Bauchspeicheldrüse und infolgedessen die starken Bauchschmerzen hattest, und als ich mit dir im Krankenhaus telefonierte, klangst du sehr mitgenommen und ich habe mir richtige Sorgen gemacht. Doch danach ging es dir wieder besser und ich sagte mir, machte mir vor, »Inka schafft das«.

Dann kam die Mail mit der Beschreibung deines ernsten Gesundheitszustandes, der akuten Gefahr durch die Leberfehlfunktion und die, ich muss es wohl schreiben, lebensgefährliche Möglichkeit der Transplantation. Außerdem kam mit aller Härte deine seelische Angegriffenheit zum Vorschein; ich hätte darauf schon lange vorbereitet sein müssen, war es aber nicht ganz. Natürlich weiß ich, dass Mukoviszidose unheilbar ist und früher oder später auch unaufhaltsam. Aber dass dieses »früher« schon so bald sein würde ... So überrollte mich mit deiner Mail die Tatsache, dass die Krankheit dich und dein Leben nun so unvermittelt in ihren Fingern hat (verdammt, es fällt mir SO schwer, das hinzuschreiben) und du vor allem wirklich angeschlagen bist und eben nicht mehr »nur« körperlich.

Die Mail hat so viel ausgedrückt und hat ihrerseits völlig ungebremst auf mich gewirkt, da ich nicht genügend präpariert und auf dem Laufenden war. Sie hat mich von 100 (ui, ein Brief von Inka!) auf 0 katapultiert. Ich war einfach fertig von dem, was da los ist. Die Folge war völlige Ratlosigkeit, wie ich in meiner eigenen Betroffenheit dir am besten helfen, Trost spenden, Mut zusprechen oder Ähnliches könnte. Ich habe es mehrmals versucht und sehr viel an dich gedacht, ob du es mir glaubst oder nicht. Ich habe die Mails alle wieder gelöscht, weil sie mir nicht richtig erschienen und ich es lieber später noch einmal versuchen wollte. Das, was letztendlich Freitagnacht etwas beduselt entstand, sollte nicht um mich gehen, sondern um dich, deshalb die Kürze und das Fehlen jedes Erklärungsversuches; gleichzeitig wollte ich salopp, locker und über den Dingen stehend schreiben, um Stärke zu vermitteln. Es ist schiefgegangen. Es konnte nichts werden, weil es nicht meiner Verfassung entsprach. Es war das Ergebnis meiner Rat- und Hilflosigkeit und eines Restes humoristischer Leichtfertigkeit, die sich zu einem oberflächlichen, unreifen, verletzenden und nur misszuverstehenden Gleichgültigkeitsbrei verquirlte.

Ich weiß nicht, was schlimmer war, mein langes Zögern – bei dir kam nur Schweigen und Abwesenheit an – oder eben jene Mail. Doch ich habe nun die Erfahrung gemacht, dass Nichts-Sagen mehr verletzen kann als etwas Falsches oder zu wenig zu sagen, deshalb hier mein Gedanken-Wirrwarr, auch auf die Gefahr hin, mich zu wiederholen. [...]

Ich möchte dir beistehen und dir etwas von der »Stärke« zurückgeben, die mir die Überwindung zum Schreiben dieser Mail und vielleicht vor allem dein hartes Urteil wiedergegeben haben.

Ich möchte wissen, wie es dir geht, wie dein Gesundheitszustand sich ändert, möchte dich endlich wieder einmal sehen und möchte dir, vielleicht, auch von mir erzählen.

Meine Hoffnung ist, dass das wiederkommt, du mir noch eine Chance gibst. Deshalb möchte ich dich hier um Verzeihung bitten, du weißt wofür, ich habe es in viele Worte gepackt.

Es sind beinahe drei Stunden vergangen seit der ersten Zeile, drei Stunden mehr zum Nachdenken. Ich habe viel in diese Mail gesteckt, vor allem Ehrlichkeit und kein vertuschtes Überspielen von Tatsachen oder Gefühlen. Ich habe so etwas noch nie geschrieben, es ging mir nicht leicht von der Hand und vom Herzen und ich bin mir der Wirkung nicht bewusst, hoffe aber, dass Gutes daraus entsteht, weil es das ist, was ich für wahr halte.

Es grüßt dich

deine Birte

Bis heute sind Birte und ich gute Freunde und aufgrund der Mail vielleicht sogar noch bessere als davor.

Die Zeit verging, langsam näherten wir uns November, man konnte schon die ersten Lebkuchen und Schokoweihnachtsmänner in den Supermärkten kaufen, doch noch immer waren keine neuen Organe für mich in Sicht. Knapp zwei Monate wartete ich nun auf meine Transplantation und es kam mir wie eine Ewigkeit vor. Ich war so ungeduldig, ich konnte mir nicht helfen. Ständig quälte ich mich damit, mir vorzustellen, wann es endlich so weit sein würde. Ich stellte Regeln dafür auf, bis wann mein Handy klingeln und ein Arzt mir sagen würde, dass sie die passenden Organe für mich hätten. Ich sagte mir, dass es ganz sicher losgehen würde, sobald ich mein Buch zu Ende gelesen hätte. Sobald ich meine Heiligen Drei Könige aus Ton fertig bemalt hätte. Nächste Woche. Und wenn nicht nächste Woche, dann ganz bestimmt noch diesen Monat.

Und so ging es weiter, bis ich so viel Widerwillen gegen meine Situation und mich selbst entwickelt hatte, dass mich selbst meine liebe und mich immer unterstützende Mitbewohnerin nicht mehr ertragen konnte und mir dazu riet, lieber meinem geduldigen, weil toten Onkel einen Brief zu schreiben, als ihr grundlos auf die Nerven zu gehen. Und das tat ich dann auch:

Lieber Ingo,

doch noch einmal ein Brief von mir, denn heute ist irgendwie alles nur scheiße und ich brauche jemanden, bei dem ich mich ausheulen kann. Die Nacht über konnte ich kaum schlafen, weil ich ständig husten musste. Mein Bauch ist nun zwar dank der Pinkelpillen richtig dünn, der Schleim in der Lunge dafür richtig zäh. Wenn man dem Körper Flüssigkeit entzieht, wirkt sich das auch auf den Schleim aus. Nun tut mir vom Husten die Lunge weh und natürlich der Kopf. Müde bin ich auch und schlecht drauf sowieso. Und dann spielt auch noch mein verdammter Blutzucker verrückt. Wenn ich wieder normale Blutzuckerwerte haben will, muss ich mein Essen einschränken. Das darf ich aber nicht, weil ich zunehmen muss. Ach, alles ist scheiße! Und dann warte ich auch noch wie ein Geier darauf, dass das beknackte Handy endlich klingelt. Ich hatte mir fest vorgenommen, dass es in diesem Monat noch klingelt. Wenn nicht, dann muss ich mir die Gedanken daran echt aus dem Kopf schlagen. Sonst werde ich noch verrückt. Aber ich habe solche Angst, dass bis es klingelt, ich gesundheitlich wieder ganz unten bin. Ich kann keine Leber-Lungen-

Transplantation überstehen, wenn es mir schon vorher scheiße geht. Und weißt du was noch, langsam fehlt mir einfach die Kraft, mich immer wieder hochzukämpfen. In den letzten Monaten ging es so oft auf und ab. Ich will jetzt nicht mehr. Ich will nicht mehr ständig meine marode Lunge aus dem Schleim ziehen müssen. Ich will sie ganz einfach umtauschen und dann mit neuen Perspektiven kämpfen. Ja, du hast sicher recht, wenn du sagst, dass ich versuche, das Klingeln meines Handys zu erzwingen. Du musst mir nicht sagen, dass das nicht gut ist. Dass ich damit aufhören muss. Ich weiß das alles.

Ist die Gewissheit zu sterben einfacher zu ertragen als die Ungewissheit? Ich meine, ich bin selig, dass ich zumindest eine zweite Chance bekommen kann, rein theoretisch. Diese Möglichkeit hattest du nicht. Dir war der Tod sicher. Doch dann denke ich wieder, dass es vielleicht einfacher wäre, sich schlicht auf den Tod vorzubereiten als sowohl auf beides, den Tod und das Leben. Es zerfrisst mich, nicht zu wissen, was sein wird.

Deine, ich-habe-die-Schnauze-voll-und-versinke-in-Selbstmitleid, Nichte

Mehr denn je wünschte ich mir damals, eine Antwort von Ingo zu erhalten. Gerne hätte ich gewusst, was er mir geraten hätte. Ob er mir verbal in den Arsch getreten oder eher Verständnis für mein Mit-mir-selbst-Hadern empfunden hätte. Doch auch wenn er mir nicht antworten konnte, es tat trotzdem gut, ihm zu schreiben. Es war wie Tagebuchschreiben, eine Erleichterung für die Seele. Zudem hatte ich bei meinen Briefen an Ingo immer das Gefühl, dass er mich verstehen würde. Ich war mir sicher, dass er meinen Hass, meine schlechte Laune und meine vielen Kraftausdrücke als das verstehen würde, was sie waren, der Ausdruck meines Kampfes. Ich kämpfte schließlich um mein Leben, da konnte ich nicht gleichzeitig auch noch nett sein. Das passte nicht zusammen. Wenn ich hart mit mir selbst sein musste, dann war ich es auch zu allen anderen. Ingo verstand das wie kein anderer. Ich war mir ganz sicher.

Doch dann, ein paar Wochen später, bekam ich doch noch eine Antwort auf meine vielen Fragen. Ingo schrieb mir zurück, hielt sein Versprechen, dass er immer für mich da sein würde. Sein Brief war eines Tages ganz einfach da. Lag vor mir ausgebreitet auf dem Schreibtisch wie ein kleines Wunder mit Knickfalten:

Liebe Inka,

ich hatte nicht damit gerechnet, noch einmal einen Brief von dir zu bekommen. Um genau zu sein, gleich zwei. Doch auch wenn ich mich riesig über sie freute, so hätte ich mir Angesichts des Inhalts eher gewünscht, niemals wieder von dir zu hören. Es stimmt mich traurig, dass dein Leben so ganz anders verläuft, als ich es mir für dich gewünscht hätte. 22, das ist wirklich kein Alter, um schon mit seinem Lebensende konfrontiert zu werden. Als ich 22 Jahre alt war, war meine Welt noch in Ordnung.

Aber es lohnt sich nicht, darüber zu reden, was hätte sein sollen. Dein Leben ist so, wie es ist, und damit musst vor allem du jetzt klarkommen. Denn wie du sicherlich auch schon erkannt hast, kann dir im Leben keiner etwas abnehmen. Man kann dir alles Gute wünschen, mit dir bangen und leiden, doch am Ende bist du diejenige die es ertragen muss. Die sich transplantieren und danach wieder nach oben kämpfen muss.

Nebenbei bemerkt, oh ja, ich bin mir sicher, dass du es schaffst. Du hast Kampfgeist, auch wenn du dir zwischendurch vielleicht wünschst, schon neben mir zu sitzen. Doch ich sage dir, das ist ganz normal. Auch ich habe damals oft daran gedacht, einfach aufzugeben. Und weißt du, es beruhigt zu wissen, dass man, wenn es hart auf hart kommt, immer noch eine Alternative hat. Dass man dem Leiden nicht vollkommen hilflos ausgeliefert ist. Es hat für mich persönlich das Durchhalten immer leichter gemacht, zu wissen, dass ich im Notfall einfach sterben kann.

Doch es gab noch etwas anderes, was mir das Durchhalten in schweren Zeiten erleichtert hat: Ich hatte eine Wunschliste. Eine Liste, auf der all die Dinge standen, die ich noch erleben wollte. Ich hatte etwas, wofür es sich zu kämpfen lohnte. Nicht nur Zeit, sondern Ziele. Und daneben hatte ich, natürlich, auch ein Testament. Du siehst, auch ich war auf das Leben und den Tod vorbereitet. Denn letztendlich weiß keiner, wann es so weit sein wird. Genauso wenig wie du es weißt.

Das Testament hat mir geholfen, meinem nahenden Tod etwas gelassener entgegenzusehen. Schließlich war ich vorbereitet. Mein Vermögen war verwaltet, auch die vielen kleinen persönlichen Gegenstände, die mich im Leben begleitet, die einen Teil meines Lebens ausgemacht haben. Jeder meiner Freunde, jedes meiner Familienmitglieder hat etwas von mir bekommen, als ich gestorben bin. Eine Art Abschiedsgeschenk, damit jeder wusste, wie viel er mir im Leben bedeutet hatte. Du hast den Brief bekommen. Deine Mutter meinen ledernen Schlüsselanhänger in Form eines Dackels und dein Vater meinen alten Bus, den er mir zuvor eigenhändig besorgt hatte. Ich konnte somit von jedem Abschied nehmen, auch wenn ich dann alleine gestorben bin. Es ist einfacher zu sterben, wenn niemand da ist, dessen Liebe einen am Gehen hindert. Glaube mir.

Ingo

Kapitel 2

Weihnachten und Silvester rückten näher und auch wenn ich meine Tage recht gut mit Weihnachtsbastelei, Keksebacken und Tagebuchschreiben herumbrachte, meine Gedanken kreisten dennoch 24 Stunden, sieben Tage die Woche um ein und dasselbe Thema: Wann würde endlich mein Handy klingeln? Wann würde ich endlich transplantiert werden? Wann? Wann? Wann? Es waren kaum drei Monate Wartezeit vergangen und ich hatte bereits das Gefühl von zum Himmel schreiender Ungerechtigkeit, weil gerade ich so lange warten musste. Wenn einer es verdient hatte, sofort neue Organe zu bekommen, dann war es schließlich ich. Daran gab es für mich keinen Zweifel.

Es ist mir heute fast peinlich, hier über meine Ungeduld zu schreiben. Drei Monate Wartezeit, das ist nichts im Vergleich zu den heutigen Wartezeiten. Heute wartet man locker vier Jahre auf eine neue Lunge und Leber. Jeder, der gerade auf der Transplantationsliste steht und ebenfalls auf passende Organe wartet, wird sich totlachen, wenn er liest, dass ich nach nur drei Monaten schon das Gefühl hatte, nicht mehr länger warten zu können. Doch so war es damals, ich konnte nicht loslassen. Ich konnte mein Leben nicht einfach so weiterleben und nicht jeden Tag erneut darauf hoffen, dass das Warten endlich ein Ende haben würde. Schließlich waren meine Ärzte von drei Monaten Wartezeit ausgegangen. Drei Monate hatten sie gesagt. Und die waren nun beinahe um. Es musste also bald losgehen. Es musste!

Vor allem in meinen Tagebucheinträgen aus dieser Zeit wird klar, wie sehr ich damals wartete. Wie sehr ich mich damit quälte, dass es endlich losgehen würde. Ich klammerte mich an Vorahnungen meiner Freunde, glaubte sogar Träumen, die mir oder meinen Freunden suggerierten, dass es bald losgehen würde. Ich machte mich selbst so verrückt, dass ich es nicht schaffte, eine Wunschliste für mein neues Leben zu schreiben.

Ich wusste ganz einfach nicht, was ich mir wünschen sollte. Ich wusste nicht, wie ich mir mein neues Leben vorstellen sollte. In meinem Kopf war nur Platz für einen Wunsch: Es sollte endlich losgehen. Und somit schob ich das Erstellen meiner Wunschliste auf und ließ Ingos Brief fast zwei Monate lang unbeantwortet auf meinem Schreibtisch liegen. Nur mit meinem Tagebuch kommunizierte ich in dieser Zeit. Versuchte, meinem himmelhoch Jauchzen und zu Tode Betrübtsein, meiner Hinundhergerissenheit, irgendwie Herr zu werden, indem ich sie mir von der Seele schrieb:

12. November 2001

Momentan ist es ganz schwierig mit mir. Ich fühle mich nicht mehr wie Inka. Alles Flippige und Alberne ist plötzlich weg. Ich bin nicht mehr ich. Ich sitze einfach nur da und lasse alles mehr oder weniger an mir vorbeilaufen. Ich nehme nicht mehr am Leben teil, weil es zu schwer geworden ist, noch am Leben teilzunehmen. Alles geht so schnell und ich bin langsam und immer sofort müde. Gelegentlich versuche ich mir ein Stück Leben herauszupicken. Ein kleines Highlight, das ich dann aktiv erlebe. Zum Beispiel den Chinesischen Nationalzirkus, den ich zusammen mit meiner Mitbewohnerin besucht habe. Oder die Bratäpfel, die ich an einem Nachmittag für uns zubereitet habe. Dennoch, dies ist nicht mein Leben. Es gefällt mir nicht! Was haben Bratäpfel schon mit Leben zu tun? Es sind nur beschissene Bratäpfel, mehr nicht. Aber bis zur OP stecke ich wohl oder übel in dieser Zwangsjacke aus Müdigkeit und Atemnot. Da müssen eben Bratäpfel als Lebensersatz herhalten. Am einfachsten wäre es, wenn das Handy endlich klingeln würde. Damit wären alle meine Probleme auf einen Schlag gelöst. Was danach kommt? Nun, da ich es nicht weiß, kann es mich auch nicht schocken, oder? Außerdem sind mittlerweile eh alle der Meinung, dass es nun endlich losgehen kann. Selbst Silke, meine beste Freundin, die von uns allen am meisten Angst vor der OP hatte. Wozu also noch länger warten? Es kann losgehen! Alle sind bereit!

23. November 2001

In diesen Tagen ist mir aufgefallen, dass ich viel durch den Mund atme. Ganz oft ist mein Mund so trocken, dass ich kaum schlucken kann. Offensichtlich bekomme ich durch die Nase nicht mehr genug Luft. Es fällt mir leichter, durch den Mund zu atmen. Und am Morgen, als ich was ausgeschnitten habe, hatte ich ein starkes Zittern in den Händen. Und es war kein Unterzucker. Der macht mich sonst auch zittrig. Vielleicht wegen der Leber und dem nicht abgebauten Ammoniak im Blut?

Durch die eingeschränkte Entgiftungsfunktion der erkrankten Leber kann es zu einem erhöhten Ammoniakgehalt im Blut kommen. Ammoniak ist giftig für das Gehirn und kann zu einer Störung der Nervenzellen führen. Dies äußert sich unter anderem durch Schläfrigkeit, Lustlosigkeit und Händezittern.

Auf jeden Fall war es kein gutes Gefühl. Am Spätnachmittag war es zum Glück wieder etwas besser. Aber dennoch war es unheimlich. Wenn es doch nur endlich losgehen würde.

7. Dezember 2001

Alles wird durch die Wartezeit immer unwirklicher und unvorstellbarer. Manchmal frage ich mich. Werde ich tatsächlich eine neue Lunge und eine neue Leber bekommen? Wie kann das überhaupt gehen? Wie soll man sich das nur vorstellen?

Und dann haben meine Schwester Tina und meine Mitbewohnerin auch noch in derselben Nacht von meinem OP-Termin geträumt. Nun, Tina hatte schon einmal nicht recht. Tina hatte geträumt, dass es gestern, am 6. 2., so weit sein würde. Aber wer weiß, vielleicht stimmen ja die Prognosen meiner Mitbewohnerin. Sie hat auf den 18. bis 21. Dezember getippt. Auf jeden Fall habe ich gestern Abend gedacht, dass es jetzt tatsächlich bald so weit sein könnte. Auch meine Mutter Uta hat dieses Gefühl, dass nun alle bereit sind und es bald losgehen wird oder kann. Außerdem hat sie gesagt: Mit jedem Tag, den wir warten, wird es wahrscheinlicher, dass das Handy klingelt. Da hat sie recht. Irgendwie auch ein wenig beängstigend.

Ach, und dann hatte ich in den letzten Tagen das Gefühl, dass ich abstumpfe, irgendwie kalt werde. Immer wenn ich von Unfällen höre, denke ich als Erstes: Warum war kein Toter für mich mit dabei? Wenn Unglücke mit vielen Toten im Ausland passieren, denke ich, dass es besser hier passiert wäre, weil ich dann eventuell ein Organ bzw. zwei bekommen hätte. Und über das Schicksal von der Herzkranken Sophie, das Baby einer Arbeitskollegin von Uta, konnte ich auch nicht so wirklich Betroffenheit zeigen. Sie tut mir zwar leid, aber eben nur an der Oberfläche. Ich hoffe diese Gefühle sind normal. Aber dennoch, sie ekeln mich an. Da sterben Menschen und ich denke zuerst nur an mich.

15. Dezember 2001

Nun ist es wieder passiert. Meine Freundin Martina war sich sicher, dass mein Handy in der letzten Woche klingeln würde. Datum, ungefähre Uhrzeit, alles war klar. Und ich glaube und hoffe dann natürlich. Und, was ist passiert? Nix. Nix hat geklingelt und nun bin ich wieder down. Warum glaube ich diesen Scheiß auch immer? Es tut nachher nur weh. Aber auch ohne diese ganze enttäuschte Hoffnung warte ich momentan zu sehr auf das Klingeln. Ich will noch vor Weihnachten in der Klinik sein. Ich habe keine Lust, Weihnachten in dem neuen Haus von Uta und Wilhelm (meinen Eltern) zu feiern. Die sind ja erst vor zwei Tagen umgezogen. Bis zu Weihnachten ist es da sicher noch nicht wirklich wohnlich, geschweige denn weihnachtlich. Dann lieber so richtig scheiße Weihnachten in der MHH. Außerdem bin ich nach diesem Wochenende auch mal an der Reihe. Omis Umzug ins Seniorenheim ist vorbei, Tina war in der Zauberflöte, Martina war im Kloster und der Umzug von Uta und Wilhelm ist auch vorbei. Also, jeder hat alles Wichtige noch vor der OP erledigen können. Nun bin ich dran. Ich habe jetzt mehr als drei Monate gewartet und will jetzt nicht mehr. Außerdem habe ich noch fast kein Weihnachtsgeschenk und auch echt keinen Bock, welche zu machen oder zu kaufen. Ich will, will, will jetzt in die Klinik!

Das war mein letzter Tagebucheintrag im Jahr 2001. Vielleicht entspannte ich mich nach dem 15. Dezember ein wenig, schrieb deswegen nichts mehr in mein Tagebuch, ich weiß es nicht. Aber ich erinnere mich noch gut daran, auch ohne Tagebucheinträge, dass ich 2001 absolut keine Lust dazu hatte, Weihnachten mit meiner Familie zu feiern. Ich war zwar immer ein großer Weihnachtsfan gewesen, der Tannenbaum, die Kerzen, die Geschenke, doch zu alldem hatte ich 2001 keinen Bock. Ich wollte nicht mit Atemnot feiern. Ich wollte überhaupt erst dann wieder feiern, wenn ich ein Leben vor mir hatte und es wieder einen Grund dazu gab, Geschenke zu bekommen. Und daher beschloss ich, Weihnachten 2001 mit Martina zusammen zu feiern. Ohne Geschenke, ohne großen festlichen Glanz, nur mit einer knusprig gebratenen Weihnachtsgans. Auf gutes Essen konnte ich noch nie verzichten.

Und während dieser Feiertage, am 25. oder 26. Dezember, fand ich dann endlich auch die nötige innere Ruhe, setzte mich hin und schrieb meine Wunschliste. Die Wunschliste für mein Leben nach der Transplantation.

Ich möchte hier jetzt nicht detailliert aufzählen, was ich damals auf meine Wunschliste schrieb, das würde zu weit führen. Aber zusammengefasst beinhaltete sie Dinge wie das versäumte Weihnachten nachfeiern, in Urlaub fahren, wieder mit dem Laufen anfangen, eventuell sogar mal einen Marathon laufen, wieder mehr Schreiben und eine Feier für all die Menschen geben, die mir während meiner Wartezeit zur Seite gestanden hatten.

Das waren 2001 meine Vorstellungen von einem gesunden Leben. Und ich muss heute zugeben, die meisten Dinge, die auf meiner Wunschliste stehen, habe ich mir nie erfüllt. Dafür habe ich mir andere Wünsche erfüllt, die mir damals nicht im Entferntesten in den Sinn gekommen wären. Das Leben kann man nicht planen. Aber auch wenn meine Wunschliste nach meiner Transplantation nie wirklich zum Einsatz kam, ich nie die einzelnen Punkte auf ihr abhakte und viele wichtige Wünsche damals gar nicht erst aufgelistet habe, hat es mir damals doch ungemein gutgetan, sie aufzuschreiben. Endlich machte ich mir Gedanken darüber, was sein könnte, falls alles gut gehen würde. Endlich machte ich mir Gedanken darüber, wofür ich litt und was das Leben noch alles für mich bereithalten konnte, wenn ich nur durchhielt. Und im Aufschwung der neu gewonnenen Hoffnung und neu gewonnenen Perspektiven schrieb ich endlich den so lang vor mir hergeschobenen und lange überfälligen Brief an Ingo:

Lieber Ingo,

rate mal, was ich heute gemacht habe? Na ja, du wirst es wahrscheinlich eh schon wissen. Von da, wo du sitzt, hast du sicher einen guten Überblick über all das, was hier unten so passiert. Aber ich will es dir dennoch schreiben: Ich habe endlich meine Wunschliste geschrieben! Meine Wunschliste für mein neues Leben. Auch wenn es nicht einfach für mich war, nicht mehr an das Handy zu denken und stattdessen einmal in die Zukunft zu schauen. Es hat mich einige Zeit gekostet, ein Stück weit loszulassen. Aber ich muss sagen, jetzt, wo die Liste endlich fertig ist und vor mir liegt, dass es mir wirklich gutgetan hat, sie zu schreiben. Sie hat mich daran erinnert, wofür ich den ganzen Scheiß überhaupt mache. Dass am anderen Ende des Tunnels, wenn ich Glück habe, Licht auf mich wartet und nicht nur Leere.

So, das dazu. Als Nächstes steht nun das Testament an. Mein Testament. Ich muss sagen, es kommt mir noch immer etwas seltsam vor, ein Testament zu schreiben. Ich weiß, ich wollte mich auf das Leben UND den Tod vorbereiten. Das hab ich immer gesagt. Aber es ist doch etwas anderes, eine Wunschliste für sein neues Leben zu schreiben oder ein Testament für den eigenen nahen Tod. Es ist gruselig, wie ein böses Omen. Hattest du nicht ein ähnliches Gefühl, als du dein Testament geschrieben hast? Hast du nicht befürchtet, dass du den Tod damit heraufbeschwörst?

Obwohl ich auf der anderen Seite auch sagen muss, dass du dem Tod, gerade weil du ein Testament geschrieben hast, auch eins ausgewischt hast. Du bist noch immer, zumindest ein klein wenig, lebendig, ein klein wenig Teil unseres Lebens. Uta hat noch immer deinen Schlüsselanhänger am Schlüsselbund. Wahrscheinlich denkt sie nicht jedes Mal an dich, wenn sie ihn in den Händen hält, doch sicherlich immer mal wieder. Und ich kann gar nicht zählen, wie oft Wilhelm schon die Geschichte erzählt hat, wie er nach deinem Tod versucht hat, die abenteuerlichen Verkabelungen in deinem Bus wieder rückgängig zu machen. Und dann, ich mit meinen Briefen an dich ... Ich glaube nicht, dass ich sie dir heute schreiben würde, wenn du mir damals nicht einen Brief hinterlassen hättest. Du siehst also, wir denken an dich, selbst 22 Jahre danach. Und das ist wahrscheinlich genau das, was du mit deinen Abschiedsgeschenken, wie du sie nennst, auch erreichen wolltest, oder?

Also gut, ich werde auch ein Testament schreiben. Ich will dem Tod schließlich zur Abwechslung auch mal eins auswischen.

Deine, vom-vielen-Wünschen-ganz-betrunkene, Nichte

Das Jahr 2001 endete für mich in der Gesellschaft von guten Freunden und einem Glas alkoholfreien Sekt in der Hand. Es war wohl die beste Alternative zu meinem Wunsch-Silvester, dass ich gerne im Krankenhaus, auf der Intensivstation, mit neuen Organen verbracht hätte.

Doch bevor ich ins Jahr 2002 überwechsle, muss ich noch eine Geschichte zum Jahreswechsel erzählen, die ich später von meiner Mutter hörte:

Ihre Arbeitskollegin, deren Tochter Sophie vor ein paar Monaten mit einem schweren Herzfehler zur Welt gekommen war, hatte meine Mutter kurz nach Silvester angerufen. Um ein frohes neues Jahr zu wünschen und zu erzählen, dass sie und ihr Mann an Silvester zum ersten Mal zwei Raketen gezündet hätten. Eine für Sophie und eine für mich. Ich war gerührt und beschämt zugleich, als ich davon hörte. Es gab also doch Menschen, die in einer schweren Krise steckten und nicht nur an sich dachten, sondern auch an andere. Die nicht so egoistisch und auf sich selbst bezogen waren wie ich.

Das neue Jahr fing an und ich wurde sofort krank. So krank, dass ich bereits am 6. Januar eine i.v.-Therapie machen musste. I.v.-Therapie ist eine 14-tägige intravenöse Antibiotika-Therapie, die vor allem bei den Mukoviszidosepatienten angewandt wird, deren Lunge mit dem Pseudomonas-Keim besiedelt ist. Der Pseudomonas-Keim ist besonders bei Mukoviszidose-Erkrankten gefährlich. Er bildet leicht Resistenzen gegen Antibiotika und er ruft Lungenentzündungen hervor, die noch immer die häufigste Todesursache bei Mukoviszidose darstellen. Doch durch die sogenannte i.v.-Therapie konnte eine akute Besiedlung der Lunge mit dem Pseudomonas-Keim meist verhindert werden. Dazu wurden über zwei Wochen lang, dreimal am Tag und somit alle acht Stunden, meist zwei miteinander kombinierte Antibiotika intravenös gegeben.

Ich fing am 6. Januar mit meiner i.v.-Therapie an, keine zwei Tage nachdem ich krank geworden war. Bei Mukoviszidose war stets Schnelligkeit gefragt. Eine derartige Situation konnte innerhalb eines Tages schon außer Kontrolle geraten und eine Lungenentzündung gefährlich nahe bringen.

Ich machte meine i.v.-Therapie damals von zu Hause aus. Eigenhändig. Ich wusste, wie ich meinen Tropf an- und abstöpseln musste und auf welche hygienischen Anforderungen ich zu achten hatte. Meine Tröpfe bekam ich über ein Infusionssystem aus vorgefüllten Beuteln zugeführt, die ich von einer Firma direkt nach Hause geliefert bekam. Einzig für meinen Venenzugang musste ich in den 14 Tagen i.v. immer mal wieder in die Klinik fahren.

Ein Venenzugang ist eine Art Plastikkatheder, ähnlich einer Nadel, der in die Vene eingeführt und dort für ein paar Tage verweilen kann. An diesen Venenzugang wurden dann die Antibiotika-Infusionen angeschlossen.

Leider hielt bei mir kein Venenzugang 14 Tagen i.v.-Therapie stand. Nach drei Tagen entzündete sich meist meine Vene durch das aggressive Antibiotikum und ich musste mir einen neuen Zugang legen lassen.

Ich kann mich noch gut an die vielen Male erinnern, bei denen ich mit meiner Mitbewohnerin zusammen im Krankenhaus saß und wir darauf warteten, dass endlich ein Arzt dazu bereit war, mir einen neuen Zugang zu legen. Denn wie es der Teufel so wollte, hatte nie einer meiner Muko-Ärzte Dienst, wenn ich, natürlich am Wochenende, einen neuen Zugang brauchte. Ich musste also stets einem gerade diensthabenden Arzt erklären, warum er mir einen neuen Zugang legen sollte und mich dann damit nach Hause fahren lassen musste, weil ich mir meine Infusionen selbst anschloss. Es war für die meisten Ärzte oft nur schwer zu begreifen, wie es sein konnte, dass jemand, der keinen weißen Kittel trug, sich dennoch mit Infusionen auskannte.

Meine i.v.-Therapie schlug damals recht schnell an. Es ging mir schnell besser, das anfängliche Fieber verschwand und der starke Husten wurde weniger. Doch leider hatte ich keine Zeit, mich voll und ganz auf meine i.v. und meine Genesung zu konzentrieren. Zur gleichen Zeit hatte ich noch zwei weitere Termine anstehen, die schon seit Monaten feststanden und sich nicht verschieben ließen.

Der erste dieser Termine hieß »verbesserte Blutzuckereinstellung«. Ich sollte eine strengere Blutzuckereinstellung bekommen, damit ich die von mir aufgenommene Nahrung besser verwerten und dadurch besser an Gewicht zunehmen konnte. Und dafür musste ich ein paar Tage ins Krankenhaus. Das zweite Problem war eine Gastroskopie.

Bei einer Gastroskopie wird mit einem elastischen Schlauch, der durch den Mund eingeführt wird, in die Speiseröhre und den Magen gesehen. Die Gründe für diese Untersuchung hießen Varizen, die ich in der Speiseröhre hatte. Diese Varizen, auch Ösophagusvarizen genannt, hatte ich aufgrund meiner Leberzirrhose. Dadurch, dass die Leber verhärtet war und nicht mehr richtig durchblutet werden konnte, kam es zu einem Blutstau. Das gestaute Blut suchte sich andere Wege und floss durch meine Ösophagusvarizen, die nicht für einen erhöhten Blutdurchfluss ausgelegt waren. Im schlimmsten Fall platzen sie und es kann zu einem Blutsturz führen. Bei einem Blutsturz konnte man in kürzester Zeit lebensbedrohlich viel Blut verlieren.

Ich hatte meinen ersten Blutsturz im Alter von zehn Jahren gehabt und wurde seitdem in regelmäßigen Abständen auf neue Varizen untersucht. Dieser Termin fiel nun mit meiner i.v.-Therapie und meiner Blutzuckereinstellung zusammen.

Hier eine Schilderung, wie anstrengend eine i.v. allein schon war. Jeden Morgen musste ich um 6:00 Uhr aufstehen, um meinen ersten Tropf aus dem Kühlschrank zu holen. Ließ ich nämlich meinen Tropf nicht vor dem Anstöpseln eine Stunde lang auf Raumtemperatur anwärmen, kühlte mich das kalte Infusionsmittel von innen aus. Um 7:00 Uhr stöpselte ich dann meinen ersten Tropf an. Eine halbe Stunde später den zweiten. Um 15:00 Uhr ging es wieder los, zweiter Durchgang, zwei Tröpfe. Und dann, meistens so um 22:30 Uhr, die letzten beiden Tröpfe. Die liefen bis 23:30 Uhr durch und um 6:00 Uhr musste ich wieder aufstehen. Und das 14 Tage lang, auch am Wochenende. Zusätzlich war ich zu Beginn meiner i.v.-Therapie noch krank gewesen, hatte Fieber und Husten gehabt. Trotz allem hatte ich mich immer noch mit dem Hund rausgequält. Denn hängen lassen durfte ich mich nicht. Gerade wenn es mir schlecht ging, wenn ich viel Husten hatte, musste ich mich bewegen. Und nun, zu all dem, noch ein Krankenhausaufenthalt und eine Gastroskopie mit Schlafmittel. Ich kann nur sagen, das war damals eine absolut typische Inka-Aktion. Mir selbst vorzumachen, dass ich das alles ganz ohne Probleme, mal eben locker-flockig, unter einen Hut bringen würde. Erschöpfung hin oder her.

Natürlich musste meine Schwester in dieser Zeit zu mir kommen. Irgendjemand musste sich schließlich um meinen Hund kümmern und mir jeden Tag die Tröpfe ins Krankenhaus bringen. Denn auf der Station, auf der ich lag, hatten sie nicht genügend Platz im Kühlschrank, um neben Medikamenten und Insulin auch noch meine vielen Infusionen zu lagern.

Ich weiß noch, wie ich den Morgen vor meiner Gastroskopie aufstand, meine Tröpfe durchlaufen ließ und dann eine Schwester zu mir ins Zimmer kam, um mir zu sagen, dass ich gleich zur Diabetikerschulung gehen müsste. Und ihr dummes Gesicht, als ich ihr sagte, dass ich in einer halben Stunde einen Termin zur Gastroskopie hätte und deswegen erst in zwei Stunden wieder auf der Station sein würde. Ja, manchmal war es trotz allem auch lustig im Krankenhaus.

Und genauso viel Spaß konnte man auch mit meiner Schwester haben. Sie schrieb mir eines Nachmittags folgenden Brief:

Guten Morgen, mein herzallerliebstes Schwester Schwein!

Halt die Ohren steif und lass dich nicht von albernen Krankenschwestern ärgern, vielleicht ist sie ja auch nur der Stationsclown, von denen soll es ja immer mehr geben. Aber da du ja gestern Abend 'ne Menge Arztserien gesehen hast, bist du ja bereits informiert. Lange kannst du dich in deinem sterilweißen Krankenhausbett eh nicht mehr ausruhen, das können wir uns gar nicht leisten – du musst jetzt doch Krankenhausgeld bezahlen. Mach mal deinen Varizen Druck und lass nicht jeden in dich reingucken.

Ich hoffe, dass ich dich heute Abend und nicht erst morgen sehe, aber wenn ich morgen erst in den Genuss komme, bringe ich dir (Trommelwirbel) ein GESCHENK mit. Ich dachte da so an einen Karton Pralinen oder ein dickes fettes Eis. Ja, in solchen Dingen war ich schon immer einfühlsam und kreativ!

Ich drück dich und fühle dich von Aimee (dem Hund meiner Schwester) geleckt (Schleck! Schmatz!).

Deine allerliebste Schwester!

PS: Gruß an die Varizen! Nicht zu vergessen, auch an den Pseudomonas! Gulp!

Meine i.v. ging zu Ende und meine Schwester war froh, als sie wieder nach Hause fahren konnte. Die eine Woche mit mir war laut ihrer Aussage sehr anstrengend gewesen. Sie war froh, wieder arbeiten gehen zu können. Und vielleicht gerade wegen der vielen extra Anstrengungen während der i.v. hielt sich der Erfolg meiner Antibiotika-Therapie in Grenzen. In meinem Arztbrief von damals liest es sich so:

Unter der i.v.-Therapie kam es zur subjektiven Befundbesserung mit Anhebung der Sauerstoffsättigung, Rückgang des Sauerstoffbedarfs, Hustenrückgang und Lockerung des Sputums. Die Lungenfunktion zeigte auch nach der i.v.-Therapie die deutliche Beeinträchtigung der Patientin.

Die nächste i.v.-Therapie war mir also sicher. Doch wie auch immer, mein Unterbewusstsein sprudelte trotz allem über vor positiven Gedanken und der Hoffnung auf ein Happy End. Wie einer meiner Träume Ende Januar bewies:

22. Januar 2002

Letzte Nacht hatte ich einen total coolen Traum. Ich war in der Klinik wegen der Transplantation. Es war nach der OP und ich bin aufgewacht und war total verwundert. Der Eingriff war absolut genial verlaufen. Vier Stunden wurde operiert, ich hatte keine Schmerzen und konnte auch gleich wieder vorsichtig aufstehen. Erst waren meine Beine noch etwas geschwollen und wie eingeschlafen. Aber dieses Gefühl ging ziemlich schnell weg. Ich bin dann auf den Fluren entlanggelaufen und konnte auch ohne Probleme atmen. Nur meinen Bauch mochte ich noch nicht anfassen wegen der Narbe und des Pflasters darauf. Die OP war auf jeden Fall ein voller Erfolg gewesen. Ich hatte sogar vergessen allen Bescheid zu sagen, weil alles so unspektakulär verlaufen war.

Und nach diesem Traum, voller positiver Gedanken, machte ich mich endlich daran, mein Testament zu schreiben.

Wieder nahm ich eines meiner besonders schönen und noch nicht beschriebenen Hefte zur Hand und klebte vorne eine Postkarte drauf, auf der ein gezeichneter Leichenwagen zu sehen war, der, ähnlich einem Hochzeitsauto, Dosen hinter sich herzog. An der Stoßstange hatte er ein Schild hängen, auf dem stand: Just died!

Ich wusste, meine Mutter würde mich für meinen Humor noch nachträglich verfluchen, sollte es tatsächlich so weit kommen, dass sie mein Testament zu lesen bekommen würde. Doch ich fand, dass man gerade einem Testament mit ein wenig schwarzem Humor begegnen musste. Wenn nicht dem Testament, wem dann?

Insgesamt hinterließ ich 17 meiner Freunde ein Abschiedsgeschenk, plus meiner Familie. Und ich muss sagen, es machte mir sogar irgendwie Spaß, mein Testament zu schreiben. Es war schön, den Blick durch das Zimmer schweifen zu lassen und sich zu überlegen, wer was bekommen sollte. Wer sich über welche Hinterlassenschaft von mir am meisten freuen würde und wie man sich durch diese an mich erinnern würde. Genauso wie sich meine Mutter durch ihren Schlüsselanhänger stets an ihren Bruder Ingo erinnerte.

Als ich mit meinem Testament fertig war, fühlte ich mich tatsächlich ein Stück besser auf den Tod vorbereitet. Und dieses Gefühl beruhigte, so seltsam es sich auch anhören mochte. Denn durch mein Testament war ich nun in der Lage, von jedem meiner Freunde Abschied zu nehmen. Ihnen allen noch einmal sagen zu können, wie viel sie mir im Leben bedeutet hatten. Selbst dann, wenn ich wie Ingo ganz alleine sterben sollte. Und ja, es war tatsächlich ein wenig so, als ob man dem Tod damit eins auswischen würde. Als ob er einem nichts mehr anhaben konnte allein durch die Tatsache, dass man vorbereitet war.

Um mein Testament und meine Abschiedsgeschenke perfekt zu verteilen, beschloss ich, meine Freunde auch noch persönlich zu fragen, ob sie gerne etwas ganz Bestimmtes von mir erben wollten. Ich weiß noch, dass ich zuallererst meine Mitbewohnerin fragte, ob sie im Falle meines Todes etwas ganz Bestimmtes von mir erben wollte. Ich kann mich nicht erinnern, dass ich sie mit meiner Frage schockte, aber ich kann mich noch gut an ihre Antwort erinnern: »Vielleicht dein Auto?«, fragte sie mit einem Grinsen.

Mein Auto war wohl der am meisten begehrte Gegenstand, fand ich im Zuge meiner Rundfrage heraus. Fast jeder sagte als Allererstes: Wie ist es denn mit deinem Auto? Hast du das schon jemandem vermacht?

Mittlerweile ist mein Auto von damals verkauft, deswegen kann ich es hier nun ruhig schreiben: Ich hatte es letztendlich meiner Mitbewohnerin vermacht. Sie hat mir sehr viel in diesen ersten Monaten Wartezeit geholfen, mich in meinem Auto ins Krankenhaus gefahren, mit meinem Auto Einkäufe für mich gemacht, ist mit dem Hund rausgegangen, na ja, und außerdem hatte sie zuerst gefragt.

Doch auch wenn wir viel Spaß mit meinem Auto als am meisten begehrtes Vermächtnis hatten, eine wirkliche Antwort auf meine Frage bekam ich von den wenigsten. Vielleicht war es für die meisten ganz einfach zu extrem, auf etwas Derartiges zu antworten. Zudem glaube ich, dass keiner von uns, im Grund noch nicht mal ich selbst, sich wirklich das Sterben als eine reale Möglichkeit vorstellen wollte. Und wie schwer es allen fiel, mir auf meine Frage etwas Ernsthaftes zu antworten, zeigt ganz besonders ein Brief von Silke:

Liebe Inka,

so, nun habe ich beschlossen, dir einen Brief zu schreiben. Vielleicht hilft mir das ja. Als du mich anriefst am Montag, war ich echt geschockt. Das ist wohl eine normale Reaktion, wenn einem die beste Freundin sagt: Überleg dir mal, was ich dir vererben soll. Ja, da war ich platt. Da kann einem auch keiner mehr weiterhelfen. Weder Freunde noch Familie. Wie auch? Alle haben mir gesagt, dass das eine ganz normale Sache deinerseits sei. Dass das vernünftig von dir sei. Das ist mir auch schon irgendwie klar, aber der Gedanke macht mich ganz verrückt. Ich arbeite viel, schiebe diese Gedanken vor mir her, lenke mich ab und falle abends todmüde ins Bett. Nur nicht dran denken. Aber so geht das ja auch nicht, denn du wartest ja auf eine Antwort.

Ich hab natürlich auch viel überlegt. Was könntest du mir geben? Weiter bin ich eigentlich nie gekommen, weil ich immer sofort dachte: Ich will nicht, dass du stirbst. Ende, aus. Ich wünsche mir, dass du mir Briefe schreibst mit Küsschen und Pfötchen drauf, stellvertretend für den Gruß von deinem Hund. Das wünsche ich mir. Mensch bin ich deprimiert. Das kannst du in deiner Situation wahrscheinlich besonders gut gebrauchen. Es tut mir auch echt leid, dass dies so ein richtiger scheiß Brief ist. Sorry. Aber trotzdem überlege ich weiter.

Es ist schon komisch nicht? Wir sehen uns ja nicht oft, aber in meinen Augen sind wir sehr stark miteinander verbunden. Ich hab überlegt, wenn du in zwei Jahren, dann bist du 24 … Oh Scheiße, als ich dich kennenlernte, warst du zehn Jahre alt. So mit zwölf sind wir gute Freundinnen geworden. Das ist jetzt zehn Jahre her. Und das ist dann fast die Hälfte deines Lebens. Und diese Zeit war super schön. Und dann denke ich, ich schreib es jetzt einfach hier auf, ob wir diese relativ unbeschwerte Zeit auch optimal genutzt haben? Das Beste draus gemacht haben? Aber ich denke schon. Eigenartig, was man alles so denkt, nicht? Und wenn ich an diese Zeit denke, dann denke ich daran, wie oft wir gelacht haben und wie wir joggen waren, spazieren gegangen und auf Strohballen geklettert sind. Nachts durch die Straßen torkelten, den Hügel hinter unserem Haus mit dem Schlitten runterrutschten, Jungs und vieles mehr. Das kann mir keiner mehr nehmen und das werde ich nie vergessen. Dennoch hätte ich natürlich auch gerne etwas. Ich weiß halt nicht so richtig was. Klar, dein Auto, kleiner Scherz. Na ja, eigentlich weißt du bestimmt, was du mir geben könntest. Bestimmt! Oder? Trotzdem hab ich mir gedacht, dass du mir vielleicht ein Schmuckstück oder so was geben könntest. Am besten eine Kette oder einen Anhänger, die kann ich bei der Arbeit anlassen, oder einen Ring. Ich weiß es ja eigentlich auch nicht so genau. Weißt du noch, wie wir mal in ein Matschfeld gesprungen sind und uns gegenseitig mit Matsch beworfen haben? Das fiel mir gerade so ein. Alles ist durcheinander bei mir. Viel Vergangenheit schwirrt in meinem Kopf rum. Nun gut, zurück zum Thema: Du hast doch auch so eine kleine Robbe, so was wie meinen Petzi, mein Lieblingskuscheltier aus meiner Kindheit, oder? Nun ja, die wäre auch süß. Doch, eins weiß ich, ich will, dass du gesund wirst. Aber das geht ja nicht. So, ich hab nun beschlossen, mit dem Schreiben aufzuhören. Das ist nämlich anstrengend. Also, halt die Ohren steif. Ich hab dich lieb!

Silke

Und das habe ich Silke damals auf ihren Brief geantwortet:

Meine liebe Silke,

hier kommt nun der versprochene Aufmunterungsbrief. Doch ich muss ehrlich sagen, ich war auch geschockt über deine Gedanken, andererseits auch gerührt. Es erschreckt mich immer, wenn ich merke, dass ich dir mit meinen Worten Schmerz zufüge. Aber ich will auch ehrlich zu dir und zu allen anderen sein. Ich schreibe oder spreche darüber, wenn ich dann aber den Schmerz des anderen sehe, tut es mir unendlich leid. Ich empfinde immer, dass alles meine Schuld ist, obwohl ich natürlich weiß, dass es nicht so ist. Außerdem wären alle sauer auf mich, wenn ich sie anlügen würde. Also habe ich keine Wahl. Am liebsten würde ich allen verbieten, zu trauern! Denn die Situation ist nun mal so. Sie lässt sich nicht ändern, weder durch trauern, noch wenn ich mit einem lachenden Gesicht durch die Gegend laufe. So oder so kannst du dir deine Trauer sparen. Zum einen bin ich ja noch gar nicht tot. Das wollen wir hier doch mal als Wesentliches festhalten! Und zum andern hatten wir, wie du ja auch geschrieben hast, bisher eine schöne Zeit zusammen. Und ich denke, dass wir diese Zeit so gut wie möglich genutzt haben. Wenn du diese Zeit in deinem Gedächtnis behältst, ist doch alles perfekt. Meine Zeit ist irgendwann vorbei, aber wir haben beide den größten Nutzen draus gezogen.

Da es nicht ganz ohne Trauer geht, ist es okay, wenn du mir auch deine traurigen Gedanken schreibst. Ich finde es gut, wenn du mich wissen lässt, wie es dir geht. Somit kann ich dir vielleicht auch noch ein wenig helfen. Also, kotz dich ruhig bei mir aus. Das werde ich sicher auch noch oft genug bei dir tun.

Und zu meinem Testament: Ich wollte eigentlich nur wissen, ob es etwas gibt, was dir so spontan einfällt. Einen Gegenstand, von dem ich vielleicht gar nicht weiß, dass er dich besonders an mich erinnert. Aber wenn das nicht der Fall ist, kein Drama. Du wirst auch so nicht leer ausgehen. Ich hatte übrigens auch an ein Schmuckstück gedacht. Also, lass dich überraschen.

Also meine Süße, halt die Ohren steif, und heul deiner Umwelt nicht zu sehr die Ohren voll.

Gruß, Kuss und Pfote

Inka

Kurz nachdem ich mein Testament geschrieben hatte, bekam meine Mitbewohnerin ihren lang ersehnten Praktikumsplatz in Belgien zugesagt. Zehn Wochen würde sie dafür in Belgien sein. Und da ich so lange nicht alleine in unserer Wohnung wohnen wollte, beschloss ich, für diese zehn Wochen zu meinen Eltern zu ziehen. Es war nicht nur die Angst vor dem Alleinsein, die mich zu meinen Eltern trieb. Es war auch der Alltag, der mir immer mehr Kraft abverlangte. Der immer beschwerlicher für mich wurde. Essen kochen, putzen, Einkäufe und Wäsche machen, mit dem Hund raus, das wurde mir allmählich zu viel. Also holte meine Mutter mich am 10. Februar in Oldenburg ab und wir fuhren zusammen nach Dalheim.

Damals glaubte ich noch, dass ich nach den zehn Wochen wieder zurück nach Oldenburg ziehen würde. Zehn Wochen. Was konnte in zehn Wochen schon groß passieren? Um wie viel schlechter konnte es mir in zehn Wochen schon gehen? Wie man sich irren kann.

Zu Beginn muss ich sagen, es war schön, wieder bei meinen Eltern einzuziehen. Mich um nichts kümmern zu müssen. Nicht kochen zu müssen, keine Wäsche waschen zu müssen und vor allem endlich wieder in Gesellschaft essen zu können. Ich konnte mir alles wünschen, alles, was ich brauchte, wurde gekauft, aber trotzdem, trotz all der Mühen, es mir so gemütlich wie möglich zu machen, war es doch auch schwer, wieder bei den Eltern einzuziehen. Ich war zwar erwachsen, doch in den Augen meiner Eltern war und blieb ich natürlich ihre Tochter, ihr Kind. Oft fühlte ich mich bevormundet, sei es zu Recht oder nur, weil ich gut gemeinte Hilfe nicht als diese verstand, oder, weil meine Eltern nicht einsehen wollten, dass ich alt genug war, um eigene Entscheidungen zu treffen.

Und zusätzlich zu den auftretenden Verständnisschwierigkeiten zwischen meinen Eltern und mir ging es auch ganz allmählich mit meiner Gesundheit wieder bergab. Es war zum Verrücktwerden! Als ich am 17. März meinen 23. Geburtstag feierte, hatte ich noch das Gefühl, so gut wie gesund zu sein. Neun Freunde waren zu Besuch gekommen, wir saßen zusammen bei meinen Eltern im Wintergarten, aßen Kuchen, lachten, quatschten, es war ein ganz normaler Geburtstag. Ein Geburtstag ohne Krankheit und ohne Wartezeit. Ein schöner Tag.

Doch nur einen Tag später wurde meine Luft immer knapper, der Sauerstoff, den ich mir über die Nasenbrille zuführte, mehr und mein Appetit weniger. Ich war ständig müde, selbst zu müde zum Essen, und die paar Muskeln, die ich noch in den Beinen hatte, schwanden mir nur so unter den Fingern weg. Zudem bekam ich auch noch immer öfter Lungenbluten, wenn ich mich abends ins Bett legte.

Lungenbluten entsteht, wenn kleine Blutgefäße in der Lunge platzen. Meist spürt man ein leichtes Blubbern im Hals und hustet infolgedessen blutigen Schleim hoch.

Meine Lungenblutungen waren damals nicht lebensbedrohlich, stets hörten sie von alleine, nach höchstens einer halben Stunde, wieder auf. Aber dennoch deuteten sie auf den akuten Zerfall meiner Lunge hin. Alles sprach dafür, dass ich wieder einmal eine i.v.-Therapie machen musste, und zwar bald.

Ich war damals wirklich erleichtert, dass wir bereits für den 20. März einen Ambulanztermin in Hannover hatten. Ich war gespannt, was die Ärzte dort über meinen gesundheitlichen Zustand sagen würden. Und was sie dazu sagten, dass ich nun schon seit einem halben Jahr, ohne Erfolg, auf meine Transplantation wartete.

Am 20. März fuhr ich also, wie geplant, diesmal mit meiner Schwester zusammen nach Hannover. Und die Ärzte waren, wie erwartet, erschrocken darüber, wie sehr sich mein Zustand seit meiner letzten Vorstellung verschlechtert hatte. Epikrise und Empfehlungen aus meinem Arztbericht von damals lauteten:

Insgesamt deutliche Verschlechterung im letzten halben Jahr, wobei Frau Rasch (damals hieß ich noch Rasch mit Nachnamen) den Eindruck hat, sie befände sich vor einem erneuten »Knick nach unten«. Diesen Eindruck teilen wir angesichts des komplexen Krankheitsbildes. Es besteht ein schwerstes Untergewicht, ausgeprägte Verschlechterung der Lungenfunktion und Sauerstoffversorgung, ein optimierungsbedürftiger Diabetes und die weiteren Komplikationen der Leberzirrhose. Im Hinblick auf eine mögliche Transplantation ist eine Verbesserung des Allgemeinzustandes dringend notwendig; ggf. auch eine dringendere Listung.

Mit einer dringenderen Listung war tatsächlich die Möglichkeit gemeint, dringender gelistet zu werden. Falls die gesundheitliche Situation des Patienten sich so sehr verschlechterte, dass anzunehmen war, dass dieser die normale Wartezeit nicht überleben würde, konnte man dringlichkeitsgelistet werden.

Hier gab es wiederum zwei Abstufungen. Es gab die U-Liste, wobei U für urgent, dringend, stand, und die HU-Liste, wobei HU für high urgent, sehr dringend, stand. Ich sollte damals gegebenenfalls auf die U-Liste gesetzt werden. Doch dazu kam es nicht. Meine Lungenfunktion, so seltsam es sich auch anhören mag, war damals noch zu gut, um U-gelistet zu werden. Nur zur Verdeutlichung, mein FEV1-Wert, die Menge an Luft, die ich in einer Sekunde auspusten konnte, lag damals bei 680 ml. Das entsprach in etwa 25 % übrig gebliebener Lungenleistung. Einen viel größeren Grund zur Sorge als meine geringe Lungenleistung war für die Ärzte damals mein extremes Untergewicht. Ich wog damals 38,7 Kilo bei einer Größe von 1,67 m.

Meine Mukoviszidose-Ärztin Frau Dr. H. machte mir bei meinem Besuch unmissverständlich klar, dass sie mich, falls ich noch weiter an Gewicht verlieren würde, von der Warteliste würde nehmen müssen. Verlor ich weiter an Gewicht, würden meine Chancen, eine Transplantation zu überleben, so gering werden, dass schlicht keine Organe auf mich verschwendet werden konnten.

Es gab auch damals schon viel zu wenig Spenderorgane und viel zu viele Menschen, die ein neues Organ brauchten. Niemand würde mich transplantieren, wenn es so gut wie sicher war, dass ich die Transplantation nicht überleben würde. Dafür waren Spenderorgane ganz einfach zu kostbar. Im Zweifelsfall würde man mich ganz einfach sterben lassen.

Um das zu verhindern, sollte ich damals so schnell wie möglich eine Kur machen. Mein Diabetes sollte erneut eingestellt werden, ich sollte Muskelaufbau betreiben, wieder eine i.v. machen und somit hoffentlich wieder auf die Beine gestellt werden. Zusätzlich versuchte Frau Dr. H., mich noch zu einer PEG zu überreden.

PEG beschreibt einen Schlauch, der durch die Bauchdecke direkt in den Magen gelegt wird. Durch diesen Schlauch kann der Patient künstlich ernährt werden oder, wie in meinem Fall, zusätzlich über die Nacht hinweg ernährt werden. Eine PEG würde es mir einfacher machen, wieder an Gewicht zuzunehmen.

Doch ich lehnte eine PEG, wie schon Jahre zuvor, auch am 20. März 2002 kategorisch ab. Die Vorstellung, künstlich vollgestopft zu werden, morgens schon mit vollem Bauch aufzuwachen, widerte mich ganz einfach an. Ich war mir sicher, ich würde es auch ohne PEG schaffen. Irgendwie.

Am Tag nach meinem Ambulanztermin kündigte meine Mutter, von jetzt auf gleich, ihren Job als Arzthelferin. Ihr Chef, ein Freund unserer Familie, hatte vollstes Verständnis dafür, dass meine Mutter sich von nun an nur noch um mich kümmern würde. Sie würde mit mir zusammen zur Kur fahren, ich wollte damals selbst nicht mehr Auto fahren, mich bei meinen Krankenhausbesuchen begleiten und ganz einfach immer an meiner Seite sein. So lange, bis es mir wieder gut gehen würde. Bis ich endlich transplantiert war. Es tat damals unglaublich gut, so viel Unterstützung zu erfahren und sich dadurch tatsächlich nur noch um mich selbst kümmern zu müssen. Alles andere würde ab jetzt meine Mutter regeln.

Und mit meinem bevorstehenden Kuraufenthalt und meiner schwindenden Gesundheit vor Augen, beschlossen wir, wieder einmal zusammen im Familienkreis, dass meine Schwester ab jetzt Fenja, meinen Hund, mit zu sich nehmen würde. Ich konnte mich nicht mehr ausreichend um sie kümmern und auch Fenja fing ganz allmählich an, unter meiner schwindenden Gesundheit zu leiden. Wenn ich im Arbeitszimmer meiner Eltern saß und etwas am Computer schrieb, kam sie stets angeschlichen und lugte um die Ecke, nur um sicherzugehen, dass ich noch da war, dass mit mir alles okay war. Natürlich spürte auch sie, dass ich nicht mehr ich war. Dass irgendetwas mit mir nicht stimmte. Und als sie dann einen Abend zitternd neben meinem brummenden Sauerstoffgerät saß, einfach so, war auch mir klar, dass sie bei meiner Schwester besser aufgehoben sein würde. So weh es mir damals auch tat, sie gehen zu lassen.

Und wieder einmal, ganz unten angekommen, war es an der Zeit, für einen erneuten Brief an Ingo:

Lieber Ingo,

ich bin so traurig, so down, so in tausend Stücke zerfallen! Seit gestern bin ich ohne Hund, Tina hat Fenja bis auf Weiteres mit zu sich genommen. Es war die richtige Entscheidung, sicher, aber dennoch fühlt es sich nun so an, als ob mein Leben nur noch ein Scherbenhaufen wäre. Als wenn es gar nicht mehr wirklich mein Leben wäre.

Hat es sich für dich auch so angefühlt? Als ob du dich, inmitten der vielen Krankenhausaufenthalte und schlechten Nachrichten, auflösen würdest?

In den nächsten Tagen werde ich zur Kur fahren müssen. Zur Kur! Gott, das hört sich so sehr nach krank sein an. Als du mir deinen ersten Brief geschrieben hast, warst du auch auf Kur. Und keine Woche später tot. Nun, zumindest wird Uta mitkommen, meine Hand halten. Ich fühlte mich tatsächlich wie auf dem Sterbebett.

Nein, ich glaubte nicht wirklich, dass ich mir um dergleichen schon unmittelbar Sorgen machen musste. Aber der Tod ist plötzlich doch ein ganzes Stück näher gekommen. Ich kann mich nicht mehr einfach zurücklehnen, die Ärzte reden lassen und auf ein Wunder hoffen. Ich muss mich zusammenreißen und kämpfen. Scheiß Kalorientrunks trinken, meinen Blutzucker ständig kontrollieren und mich wieder mehr bewegen. Auch wenn es mir schwerfällt. Denn wenn ich noch weiter abnehme, noch mehr Muskeln abbaue, dann wird man mich von der Warteliste herunternehmen und mich gar nicht mehr transplantieren. Kannst du dir das vorstellen? Da bestimmten Tabellen und Richtwerte darüber, ob ich eine zweite Chance auf Leben bekomme oder nicht. Da kann ein Arzt, einfach so, mein

Todesurteil sprechen, indem er behauptet, dass meine Chancen, die OP zu überleben, zu gering sind. Götter in Weiß. Vielleicht ist doch etwas Wahres dran?

Ich weiß momentan nicht wohin mit meiner Verzweiflung, mit diesem immerwährenden Gefühl von: Ich gegen den Rest der Welt. Aber eins sag ich dir, so einfach gebe ich nicht auf! Ich will nicht sterben!

Deine, momentan-von-dem-Gefühl-ihr-könnt-mich-alle-mal-beherrschte, Nichte

Auf meinen Onkel war wie immer Verlass:

Liebe Inka,

ja, ich weiß, wovon du redest, wenn du schreibst, dass du in tausend Stücke zerfällst. Dein Leben sich gar nicht mehr nach deinem Leben anfühlt. Auch bei mir war es manchmal so, dass ich das Gefühl hatte, nur noch aus Krankheit zu bestehen. Nur noch aus Krebszellen, die Stück für Stück die Kontrolle über mich und mein Leben übernehmen. Die mein Leben leben, ungefragt, an meiner Stelle. Die mich Stück für Stück auffressen.

Was man dagegen tun kann? Vielleicht die Hoffnung nicht verlieren? Sich stur stellen und ganz einfach nicht sterben? Ich weiß es nicht. Wenn ich es wüsste, ich würde es dir erzählen.

Doch es scheint tatsächlich kein Patentrezept zu geben, es tut mir so leid. Zu leiden, zu verzweifeln und alles und jeden zu verfluchen, gehört wohl ganz einfach mit dazu. Das ist Krankheit. Sie schwächt einen auf der einen Seite, lässt einen weinen, flehen, bitten und leiden, doch sie macht einen auf der anderen Seite auch stark. So stark, dass du sie letztendlich überleben wirst. Ich weiß es, ich spüre es, ich bin mir ganz sicher. Leider kann ich dir den Weg dorthin nicht abnehmen. Den musst du alleine gehen. Aber wie ich lese, wird zumindest Uta deine Hand halten. Halte durch. Geh immer einen Schritt nach dem anderen. Einen Tag nach dem anderen.

Ich glaube an dich! Ganz fest! Ingo

Kapitel 3

Direkt am nächsten Tag nach meinem Ambulanztermin setzte meine Mutter sich ans Telefon und versuchte, meinen Kuraufenthalt zu koordinieren. Und sie schaffte es doch tatsächlich, dass wir innerhalb von 24 Stunden die Kostenübernahme von der Krankenkasse vorliegen hatten. Dergleichen dauerte normalerweise Wochen oder gar Monate. Nun mussten wir nur noch darauf warten, dass auf Borkum, im Reha-Zentrum, ein Bett für mich frei werden würde. Und damit wir so schnell wie möglich auf Borkum sein konnten, wenn es so weit war, fuhren meine Mutter und ich am kommenden Wochenende schon mal nach Oldenburg. Von Oldenburg aus war der Weg nach Borkum nicht mehr ganz so weit.

Natürlich übernachteten wir in Oldenburg in meiner alten Wohnung und es war schön, mal wieder ein paar Tage und Nächte bei sich zu Hause zu verbringen. Im eigenen Bett zu schlafen und am eigenen Schreibtisch zu sitzen und mal wieder eine Rundmail an die Freunde zu schreiben. Es war mal wieder an der Zeit, alle wissen zu lassen, wie es bei mir aussah. Und ein Tagebucheintrag von meiner Mitbewohnerin, die ja gerade in Belgien zu einem Praktikum war, zeigt, wie meine Freunde damals die Neuigkeiten aufnahmen:

24. März 2002

Hallo Süße,

vor fast einem Monat habe ich den ersten Tagebucheintrag gemacht und schreibe heute, wo ich deine E-Mail bezüglich deines kürzlichen MHH-Besuchs bekommen habe, das zweite Mal. Das ist ja wirklich nicht viel für einen Monat, aber ich wünschte, es wäre ein Jahr oder zehn Jahre zwischen dem ersten und dem heutigen Eintrag. Wann wird der nächste kommen? In zwei Wochen? Dann in einer Woche? Und so weiter?

Ach Inka, ich würde gerne wissen und verstehen, wie du dich fühlst. Hast du große Angst, dass du die Transplantation nicht überlebst? Oder überlegst du gar, dass sich die ganze Sache sowieso nicht lohnt? Ich würde dir so gerne helfen können, dir die Sorgen, die Beschwerden und die Muko wegnehmen und auf den Müll werfen. Aber leider kann ich das nicht. Ich kann nur für dich da sein, wenn du mich brauchst, und sonst mein Leben normal weiter planen und leben. Planst du überhaupt noch dein Leben? Oder siehst du nur die OP und dahinter ein großes Fragezeichen? Ich frage mich, ob ich dir diese Fragen auch stellen würde, wenn ich jetzt bei dir wäre? Bisher haben wir ja über alles geredet, auch über den Tod. Aber würde ich mich auch jetzt trauen, dir gegenüber diese Fragen auszusprechen, jetzt, wo der Tod irgendwie doch sehr viel näher gerückt ist? Ich weiß nicht, denn inzwischen könnte ich wohl meine Tränen nicht vor dir verbergen, selbst wenn ich wollte. Deswegen bin ich fast froh, dass ich hier in Belgien bin und nicht bei dir in Dalheim oder Oldenburg oder wo du gerade bist. Aber nur fast. Trotz all meiner Ängste wegen dir, wäre ich lieber bei dir, auch wenn ich dir nicht helfen könnte. Weißt du, was ich irgendwie erschreckend finde? Du bist hier diejenige, die Muko hat und über die Transplantation, Leben und Tod nachdenken und ums Leben kämpfen musst. Und ich sitze hier und frage mich: »Was mache ich, wenn? Wie werde ich damit umgehen? Was mache ich mit unserer Wohnung?« Dabei geht es hier doch um dich und nicht um mich. Das zeigt mal wieder, wie ichbezogen der Mensch ist. Aber ich tippe mal, das ist normal, oder?

Jedenfalls drücke ich dir ganz doll die Daumen, dass du nächste Woche sofort nach Borkum kannst, schnell an Muskeln und Fett gewinnst und dann die OP erfolgreich hinter dich bringen wirst! Das hoffe ich aus tiefstem Herzen für dich, für Uta und Wilhelm, für Tina, für Silke, für alle andern und für mich! Ich habe Angst davor, dass du stirbst. Du bist mir doch so wichtig. Es sind auch schon andere Menschen gestorben, die mir wichtig waren, aber die waren alt, hatten ihr Leben größtenteils gelebt, da war das nicht ganz so schlimm – wenn man einen Tod überhaupt nach so einem Kriterium benoten kann. Du bist doch noch so jung, wir haben doch noch so viel zusammen vor. Hörst du, du darfst nicht sterben! Du musst kämpfen und die Muko besiegen! [...] Also, ich werde jetzt meine Tränen trocknen, optimistisch sein und dir ganz fest die Daumen drücken!

Ich hab dich lieb, Pupsi!

Die nächste Woche fing an, Montag, der 25. März 2002, und wir bekamen den Anruf, dass auf Borkum so schnell kein Platz für mich frei werden würde. Das Problem war nicht, dass kein freies Zimmer zu finden war, das Problem war, dass auf Borkum, zu dem Zeitpunkt, nur Muko-Patienten ihre Kur machten, deren Lungen nicht mit dem Pseudomonas-Keim besiedelt waren. Deswegen konnten sie keine Muko-Patientin mit Pseudomonas, so jemanden wie mich, aufnehmen. Die Gefahr, dass ich die anderen Patienten mit meinem Pseudomonas infizieren würde, war einfach zu groß. Und genauso sah es in den Kurzentren St. Peter Ording und Amrum aus. Es war so schnell kein Platz für mich zu finden.

Ich weiß noch, es war ein Gefühl von absoluter Hilflosigkeit. Hier saß ich nun, pfiff aus dem letzten Loch, versuchte verzweifelt zu überleben und niemand wollte mir helfen. Niemand konnte mir helfen, doch es fühlte sich anders an. Es fühlte sich an, als würde ich einfach am Straßenrand liegen gelassen, mit einem uninteressierten Schulterzucken. Frei nach dem Motto: Verschnitt ist immer.

Ich glaube vor allem, meine Mutter fühlte damals Hilflosigkeit. Da saß ihr Kind vor ihr, brauchte dringend Hilfe und sie konnte nichts tun. Sie konnte noch so viel telefonieren, noch so oft Borkum, Hannover oder die Krankenkasse anrufen, wenn kein Platz für mich frei war, dann war eben kein Platz für mich frei.

Erst später erzählte sie mir, dass sie damals vor allem davor Angst hatte, dass ich eventuell das Handtuch werfen würde. Dass ich eventuell für mich entscheiden könnte, dass das alles eh keinen Sinn hatte. Ganz einfach, dass ich die Schnauze voll haben würde. Denn was lohnte es, noch zu kämpfen, wenn niemand da war, der einen im Kampf unterstützen wollte? Niemand da war, der mit einem kämpfen wollte?

Sie erzählte mir damals nichts von ihren Ängsten und Befürchtungen. Wohl, um mich nicht auf dumme Gedanken zu bringen und um mir gegenüber genauso stark und zuversichtlich wie immer zu erscheinen. Hätten wir damals darüber geredet, hätte ich ihr erzählen können, dass Aufgeben für mich nie eine Option war. Viel mehr machte mich der Gedanke, eventuell zu sterben, es nicht bis zur Transplantation zu schaffen, weil kein Platz für mich frei war, nur wütend. Ich und sterben? Weil ihr Idioten kein Zimmer für mich finden könnt? Niemals! Wenn mir keiner dabei helfen wollte zu überleben, dann würde ich es eben selbst in die Hand nehmen. Ich konnte auch allein Muskelaufbautraining betreiben, mich alleine jeden Tag zur Krankengymnastik quälen. Wenn ich schon sterben sollte, dann doch bitteschön nicht, weil kein scheiß Zimmer für mich frei war. Das war der absolut blödeste Grund zu sterben und stand daher für mich nicht zur Diskussion.

Doch wie gesagt, wir redeten nicht darüber. Jeder behielt seine Gedanken für sich. Und so kam es, dass meine Mutter am nächsten Tag Martina anrief und sie bat, vorbeizukommen, sich ein paar Stunden um mich zu kümmern, damit sie selbst mal raus konnte. Weg von mir, weg von diesem Leiden, gegen das sie nichts tun konnte. Und, um sich einfach nur mal ausheulen zu können und mal etwas anderes zu sehen als die sterbende Tochter.

Natürlich kam Martina sofort. Ließ alles stehen und liegen, sprang ins Auto und kam von Bremen nach Oldenburg gefahren, so schnell sie konnte. Doch ich muss ehrlich sagen, ich kann mich nur an wenig von diesem Besuch erinnern. Ich weiß nicht mehr, worüber wir sprachen, ob wir uns überhaupt unterhielten oder nur beisammensaßen. Doch ich kann mich erinnern, dass Martina mir einen ihrer Schutzengel mitbrachte.

Martina ist Goldschmiedemeisterin und macht Schutzengelbroschen, die man sich auch als Bild an die Wand hängen kann. Als ein Zeichen für: Hier denkt jemand an dich.

Sie brachte mir damals die einzige Elfe im Schutzengelkader mit, Elfie. Eine zufrieden dreinschauende Elfe im silbernen Kleidchen, goldener Schleife auf dem Kopf und großen, goldenen Flügeln.

Ich packte Elfie aus, freute mich über das liebevolle Geschenk, stellte sie in ihrem silbernen Rahmen auf meinen Schreibtisch und da stand sie nun, schaute auf uns herab und war doch nur ein Wahrzeichen für die Hilflosigkeit, die alle empfanden.

Als Martina von ihrem Besuch wieder nach Hause kam, schrieb auch sie zum ersten Mal in ihr Tagebuch:

26. März 2002

Meine liebe Inka-Maus,

eben war ich noch bei dir in Oldenburg, um dir Eflie zu bringen. Es ist nun das erste Mal, dass ich dir schreibe, weil ich vorhin etwas in deinen Augen, in deiner Seele gesehen habe, was ich vorher noch nie sah! Ich möchte dich jetzt noch nicht verlieren. Ich konnte ja noch nicht mal aufhören, dich im Arm zu halten. Ich wollte dich nicht loslassen. Muss ich das nun so lernen?

Ich bin sehr traurig. Eben habe ich dich noch mal angerufen, um dir zu sagen, dass ich dich sehr lieb habe.

Inka, bitte bleib!

Am nächsten Morgen klingelte das Handy von meiner Mutter und endlich waren es einmal gute Nachrichten. Hannover hatte ein Bett für mich gefunden. Allerdings nicht in einem Kurzentrum, sondern im Oststadt-Krankenhaus in Hannover. Ich würde meine Kur, meine i.v. und mein Muskelaufbautraining also im Krankenhaus machen müssen, aber wen interessierte das schon? Endlich bekam ich Hilfe, endlich hatte ich wieder eine Chance. Wir packten sofort unsere Sachen zusammen und fuhren nach Hannover.

Zum Glück wohnte meine Tante in Hannover und meine Mutter konnte die zwei Wochen, die ich nun unvorhergesehen in Hannover lag, bei ihr übernachten.

Ich startete meine »Kur« am 27. März. Dreimal am Tag i.v.-Therapie, jeden Tag Krankengymnastik, Dehnübungen, Massage und Muskelaufbautraining. Mein Gewicht lag bei 38 Kilo und mein FEV1-Wert bei 670 ml.

Die i.v.-Therapie schlug zu meiner großen Erleichterung gut an. Schnell war ich wieder in der Lage, ein paar Treppen zu laufen oder ein wenig Fahrradergometer zu fahren. Und als ich am 10. April wieder aus dem Krankenhaus entlassen wurde, hatte ich immerhin 0,7 Kilo zugenommen und mein FEV1-Wert hatte sich um 500 ml verbessert. Das war ein guter Ausgangspunkt für meine Kur, die nun endlich, ganz sicher, am 7. Mai anfangen würde. In St. Peter Ording. Vier Wochen intensive Betreuung. Ich hatte große Erwartungen an meine Kur. Dort konnte ich sicherlich einiges erreichen, wieder richtig fit werden.

Doch leider kam es zunächst einmal ganz anders. Zwei Tage nach meinem Krankenhausaufenthalt in Hannover ging es mir plötzlich so schlecht, dass ich morgens nur mit Mühe mein Frühstück hinunterwürgen konnte. Ich hatte unglaubliche Kopfschmerzen, und mir war übel.

Ich legte mich nach dem Frühstück direkt wieder ins Bett. Vielleicht brauchte ich ja nur Ruhe. Obwohl ich eigentlich da schon wusste, dass etwas nicht richtig sein konnte. Schließlich hatte ich gerade erst meine i.v. hinter mich gebracht und hätte belastbar sein müssen. Dennoch, ich legte mich hin und hoffte, dass es mir nach ein paar Stunden Schlaf wieder besser gehen würde. Doch als meine Mutter mich ein paar Stunden später aufweckte, ging es mir eher noch schlechter. Aufgrund der enormen Kopfschmerzen hatte ich sogar Probleme, mich aufzusetzen, meinen Kopf oben zu halten und mich nicht gleichzeitig zu übergeben. Es ging mir hundeelend, und daraufhin beschlossen meine Mutter und ich, in ein nahe gelegenes Krankenhaus zu fahren.

Ich weiß noch, wie ich meinen Sitz im Auto so weit wie möglich flach nach hinten stellte, damit ich so flach wie möglich sitzen konnte und vor Kopfschmerzen nicht verrückt wurde. Trotzdem war die Fahrt zum Krankenhaus eine Tortur. Einmal hielten wir sogar irgendwo am Straßenrand an, weil ich glaubte, mich übergeben zu müssen. Und als wir das Krankenhaus schon sehen konnten, spürte ich plötzlich, dass mir die Situation irgendwie aus den Händen glitt. Ich bekam kalten Schweiß, ich war mir plötzlich nicht mehr sicher, ob ich vielleicht nicht auch noch unterzuckerte und gleich ohnmächtig werden würde. Nur eins war mir klar: Ich musste so schnell wie möglich ins Krankenhaus.

Ich kann heute nicht mehr sagen, was ich glaubte, was sonst passieren würde. Glaubte ich zu sterben? Nicht direkt, aber ich hatte urplötzlich dieses Gefühl, es könnte zu spät sein.

Ich weiß noch, wie ich zu meiner Mutter blickte, sie mich ansah und ebenfalls wusste, dass es eng wurde. Ohne noch länger nachzudenken, hielt sie irgendwo auf dem Krankenhausparkplatz an und rannte zum Haupteingang, der schon in Sichtweite lag. Wohl um Hilfe zu holen, einen Arzt zu informieren, was auch immer. Ich weiß noch, wie ich in der Zwischenzeit Traubenzucker aus dem Handschuhfach holte und ihn mir in den Mund stopfte. Wenn ich wirklich Unterzucker hatte, würde das helfen, und wenn nicht, nun, dann war es auch egal. Das war auf jeden Fall das Einzige, was ich machen konnte.

Kurz darauf kam meine Mutter wieder zurück über den Parkplatz gelaufen, sprang ins Auto und fuhr, aus lauter Panik, entgegen der Fahrtrichtung direkt vor den Haupteingang der Klinik. Eine Schwester mit einem Rollstuhl eilte zu uns nach draußen, half mir aus dem Auto, rein in den Rollstuhl und schob mich durch die Tür des Haupteingangs direkt in die Notaufnahme, wo schon ein Arzt auf mich wartete.

Ich war so unendlich erleichtert, als ich den Arzt sah, ich kann es nicht in Worte packen. Es war ein Gefühl von: Endlich in Sicherheit. Ich musste mich nicht mehr zusammenreißen. Wenn ich jetzt unterzuckerte, kollabierte, oder was auch immer, man würde mir helfen. Nichts konnte mir mehr passieren. Ich konnte nicht mehr einfach so sterben, auf dem Beifahrersitz meiner Mutter, ohne zu wissen warum.

Es stellte sich ziemlich schnell heraus, dass ich mir in Hannover einen Magen-Darm-Virus eingefangen hatte. Das war alles. Ein schnöder Magen-Darm-Virus. Doch bei meiner angeschlagenen Gesundheit konnte selbst ein Magen-Darm-Virus schon ausreichen, um mich in die Knie zu zwingen.

Ich wurde von der Notfallaufnahme auf ein Einzelzimmer verlegt und bekam Infusionen mit Flüssigkeit. Mehr konnte man nicht tun. Antibiotika waren hier ausnahmsweise nicht das Allheilmittel. Antibiotika wirken nicht gegen Viren.

Ich glaube, damals habe ich zum ersten Mal wirklich verstanden, dass ich sterben könnte. Die Tatsache, dass mir kein Antibiotikum helfen konnte, ich ganz von alleine genesen musste, hörte sich für mich wie ein Todesurteil an. Wie sollte ich denn genesen, wenn ich mich noch nicht mal aufsetzen konnte, ohne Brechreiz zu bekommen? Wenn ich nicht würde essen können? Wenn ich aufgrund der Kopfschmerzen nichts bei mir behalten konnte? Mir war klar, dass es eng werden würde, sollte ich mehrere Tage lang nicht in der Lage sein, zu essen. Und daher fragte ich noch am gleichen Abend den Stationsarzt, wann sie mir denn eine PEG legen würden. Ob schon morgen, oder besser noch, gleich sofort. Ich hatte so große Angst, abzunehmen und zu sterben, dass ich nach jedem Strohhalm griff, der sich mir bot, auch wenn dieser PEG hieß.

Doch natürlich bekam ich weder in der gleichen Nacht noch am nächsten Tag eine PEG gelegt. Niemand wollte überstürzt handeln. Vor allem nicht bei einer Patientin, die auf eine Leber-Lungen-Transplantation wartete, und schon gar nicht in einem Provinz-Krankenhaus. Doch Provinz-Krankenhaus hin oder her, der damalige Arzt bewies, dass er, auch wenn er keine Ahnung von Transplantationen hatte, mitdachte. Nachdem er mich davon überzeugt hatte, dass ich erst mal keine PEG gelegt bekommen würde, nahm er meine Mutter zur Seite und fragte sie, wer mein Transplantations-Handy gerade hätte. Er wollte unter allen Umständen vermeiden, dass, falls Hannover gerade jetzt mit der Nachricht anrief, dass neue Organe für mich da waren, ich diejenige war, die abhob. Denn so wie es mir damals ging, hätte man mich nicht transplantiert. Und ich hätte damit leben müssen, dass ich meine erste Chance auf ein neues Leben wegen einer scheiß Magen-Darm-Grippe verpasst hätte. Das hätte mich psychisch schwer zurückgeworfen, keine Frage. Meine Mutter trug damals die ganze Zeit, die ich im Krankenhaus lag, mein Handy in ihrer Handtasche mit sich herum. Aber es klingelte nicht.

Den gleichen Abend fragte ich noch eine der Krankenschwestern nach einem Schmerzmittel. Meine Kopfschmerzen waren, auch wenn ich lag, noch so stark, dass ich befürchtete, ohne Schmerzmittel nicht einschlafen zu können. Und wie es leider immer in Krankenhäusern der Fall ist, kam die Schwester daraufhin mit Novalgin-Tropfen auf dem Tablett in mein Zimmer. Tropfen, die man einnimmt, wenn man einen Kater hat oder morgens ein leichtes Dröhnen im Schädel.

Ich dagegen hatte Kopfschmerzen seit dem Morgen und mich so elend gefühlt, dass ich Angst hatte, zu sterben. Zudem war ich eine chronisch kranke Patientin, die auf der Transplantationsliste für Lunge und Leber stand. Die Chance, dass ich ganz einfach nur wehleidig war und deswegen ein Schmerzmittel für die Nacht haben wollte, war also relativ gering. Allein die Idee, jemandem mit Übelkeit bittere Tropfen als Schmerzmittel anzubieten, anstatt über den bereits vorhandenen Zugang ein Schmerzmittel zu spritzen – einfach nur brillant. Wie jeder andere Patient, bekam ich erst ein leichtes Schmerzmittel angeboten. Wenn ich dann nach zwei Stunden noch immer unter Schmerzen leiden würde, bekäme ich das nächststärkere Schmerzmittel und so weiter. So funktionierte es in jedem Krankenhaus, und ich hasste diesen Scheiß!

Doch da es mir zu schlecht ging, um mit der Krankenschwester zu diskutieren, setzte ich mich einfach auf, schluckte die Tropfen hinunter und spuckte sie, wie erwartet, sofort wieder aus in die Nierenschale, die meine Mutter mir, in der gleichen Erwartung, schon hingehalten hatte.

Als die Schwester das zweite Mal in mein Zimmer kam, hatte sie sich offensichtlich vorher bei meinem behandelnden Arzt erkundigt und dieser hatte mir einen Tropf mit schmerzstillendem Mittel verschrieben. Der Tropf war so stark, dass ich meine Füße und Hände nicht mehr spüren konnte, als er durchlief. Es war himmlisch. Ich konnte endlich schlafen. Ich hatte endlich keine Schmerzen mehr. Das war ein unglaublich dankbarer Moment. Daran kann ich mich selbst nach mehr als zwölf Jahren noch erinnern.

Am nächsten Tag ging es mir etwas besser. Doch aufsetzen, ohne Kopfschmerzen und Übelkeit, konnte ich mich noch immer nicht. Und essen war natürlich auch nur bedingt möglich. So aß ich gelegentlich eine Salzstange oder ein kleines Stück Brot im Liegen. Es war eine Katastrophe. Zwar spürte ich nicht mehr diese unmittelbare Angst, zu sterben, doch der Gedanke, nicht essen zu können, mein so mühselig angegessenes Gewicht wieder zu verlieren, ängstigte mich so sehr, dass ich mich, als meine Mutter zum Mittagessen ging, kurz aufsetzte und den Kalorientrunk trank, der seit gestern bei mir auf dem Nachttisch stand. Ich schluckte ihn runter, in einem Zug. Ich wollte mich so schnell wie möglich wieder hinlegen, so schnell wie möglich meine aufwallenden Kopfschmerzen wieder beruhigen, um mich nur ja nicht übergeben zu müssen. Doch ich war zu langsam. Kaum hatte ich den Kalorientrunk in mir, kam er auch schon wieder hoch. Und da ich nichts anderes zur Hand hatte als den gerade leer getrunkenen Becher, spuckte ich alles dorthinein zurück, machte den Deckel wieder drauf und stellte ihn zurück auf meinen Nachttisch. In Krankenhäusern stumpft man unweigerlich etwas ab.

Als meine Mutter nach ihrem Mittagessen wieder zu mir ins Zimmer kam, fiel ihr Blick natürlich auf den Kalorientrunk, und sie fragte mich, ob ich nicht mal versuchen wollte, ihn zu trinken. Es dauerte einen Moment bis sie begriff, was ich damit meinte, als ich sagte, dass ich ihn bereits schon einmal getrunken hätte.

Doch auch wenn ich den Kalorientrunk am ersten Tag nicht bei mir behalten konnte, ging es mir von Tag zu Tag besser. Meine Kopfschmerzen wurden weniger, ich konnte mich allmählich wieder aufsetzen und am dritten Tag schon wieder ganz normal frühstücken. Zudem kümmerten sich alle im Krankenhaus ganz unglaublich um mich. Ich hatte eindeutig eine Sonderstellung. Es kam schließlich nicht oft vor, dass eine Muko-Patientin, die auf eine Leber-Lungen-Transplantation wartete, in einem Provinz-Krankenhaus landete. Und daher versuchten alle, mir meinen Aufenthalt so einfach wie möglich zu gestalten. Der Chefarzt veranlasste sogar, dass ich mir, was auch immer, aus der Krankenhausküche zu essen wünschen konnte. Sie würden alles für mich kochen. Alles!

Und ich glaube, in dieser Zeit hörte ich auch zum ersten Mal von einem Arzt, dass es ihm leidtäte, dass er mir nicht helfen könne. Dass er sich wünschte, irgendetwas für mich tun zu können, mir irgendwie mein Leiden abzunehmen. Ich wusste auch damals, dass es gut gemeint war. Dass es auch für die Ärzte nicht einfach war, mich auf ihrer Station liegen zu haben und gleichzeitig zu wissen, dass sie nichts für mich tun konnten. Doch mal ehrlich, was für ein bescheuerter Ausspruch. Und dann auch noch gelogen. Keiner hätte mit mir getauscht, auch dann nicht, wenn es möglich gewesen wäre. Keiner hätte mir mein Leiden abgenommen und an meiner Stelle weitergelitten. Ich hätte es umgekehrt auch nicht getan.

Aber zumindest fand ich damals die richtige Antwort auf diese Frage, diesen selten dämlichen Ausspruch. Ab da, immer wenn mir ein Arzt anvertraute, dass er sich wünschte, etwas für mich tun zu können, fragte ich im Gegenzug: Was haben Sie denn für eine Blutgruppe? Vielleicht können Sie mir tatsächlich helfen.

Die meisten konnten darüber nicht wirklich lachen.

Am 17. April wurde ich wieder entlassen. Meine Magen-Darm-Grippe war überstanden, doch die Folgen des Infekts waren deutlich sichtbar. Ich kann mich noch erinnern, wie ich an meinem letzten Tag im Krankenhaus meine Sachen zusammenpackte und dabei eine leere Wasserflasche fand, die ich draußen auf dem Flur auf den Getränkewagen stellen wollte. Es war kein weiter Weg von meinem Zimmer bis zum Getränkewagen, doch es war ein weiter Weg für mich. Die Magen-Darm-Grippe und das wenige Essen hatten mich so sehr geschwächt, dass ich mich auf dem Flur auf eine Bank setzen musste, weil mir der Weg zu lang war. Zehn Schritte und ich war am Ende meiner Kräfte.

Dies war, rückblickend betrachtet, der absolute Tiefpunkt meiner Wartezeit. Ich war so dünn, so unterbemuskelt, dass ich mich damals nicht mal mehr gewogen habe. Es gibt keine Unterlagen über mein Gewicht aus dieser Zeit. Wahrscheinlich lag es um die 35 Kilo. Auf jeden Fall habe ich mich während meiner ganzen Wartezeit nie wieder so schwach gefühlt.

Gleich einen Tag nach meiner Entlassung fuhren meine Mutter und ich trotz allem wieder zur Krankengymnastik.

Egal, wie schwach ich war, ich musste mich bewegen. Und ich kann mich noch gut daran erinnern, wie ich damals meine erste Runde im Bewegungsbad schwamm. Es tat so gut, sich im Wasser zu bewegen. Es war so viel einfacher, sich im Wasser zu bewegen. Ich strahlte über beide Ohren und meine Mutter stand am Beckenrand und strahlte ebenfalls. Wieder einmal hatten wir ein Tief überstanden. Und genauso positiv hören sich meine Tagebucheinträge von damals an. Übersprudelnd von dem Gefühl, überlebt zu haben:

18. April 2002

Seitdem ich die Angst, dass das Leben schon zu Ende sein könnte, erlebt habe, ist mein Leben unendlich prall geworden. Ein großer Gummiball. Im normalen Leben ist er mäßig gefüllt. Man lebt vor sich hin. Hat diverse Wünsche und Träume. Das ist nicht weiter spektakulär. Doch mein Wunschball ist mittlerweile so dick und prall gefüllt, dass ich Angst habe, er könnte platzen, wenn ich nicht endlich dieses Leben anpacken kann. Alles wird so wichtig, schön und bedeutend, dass es mich fast erdrückt. Ich glaube, dass mich in einem neuen Leben nichts mehr ärgern oder mir Kummer bereiten kann. Das Leben wäre einfach perfekt, bekäme ich erst genügend Luft. Was man für tolle Dinge machen kann mit genügend Luft. Laufen, Rennen falls in Eile, Schwimmen, Hüpfen, Tanzen – das gibt Power und Energie! Und mit viel Energie kann man auch viel machen. Lange kochen, lange lachen, lange wach bleiben, lange, lange, lange. Okay, sicherlich wird der Alltag mich auch wieder einholen und mein Gummiball wird wieder etwas schrumpfen. Aber momentan ist er unerträglich prall. Ich fühle, in mir ist ganz viel Leben, das raus will.

19. April 2002

Und das Leben gewinnt nicht nur an Fülle, sondern auch an Bedeutung. Plötzlich kommt mir alles so wichtig vor, was ich noch erleben möchte. Der Gedanke, dass mir das alles eventuell verwehrt bleibt, ist so schrecklich. Eigentlich bewerte ich Leben nicht so hoch. Ist es vorbei, dann ist es vorbei. Ich kann mit meinem bisherigen Leben auch zufrieden sein, aber dennoch fände ich es schrecklich, wenn es das schon gewesen sein sollte. Dafür habe ich schon zu viel gekämpft und schon zu viele Träume und Wünsche entwickelt. Die Angst vor dem Tod wird mit jedem Wunsch, den ich äußere, mit jedem Traum, den ich träume, größer. Die Angst, dass meine Wünsche doch nicht wahr werden könnten, wächst. Das schon Erlebte schrumpft in seiner Bedeutung und ich kann mir ein erfülltes Leben ohne eine gesunde Lunge kaum mehr vorstellen.

Auch wenn sich meine Tagebucheinträge aus der Zeit positiv bis fast lebensfroh anhören, wollte ich damals schon nicht mehr am Leben teilnehmen. Es war ein wenig wie das Weihnachten 2001, das ich nicht feiern wollte. Genauso wollte ich nun keinen Besuch mehr von Freunden haben, nicht telefonieren, nicht ins Kino gehen, rein gar nichts mehr machen. Ich wollte keine Normalität, denn es gab keine Normalität.

Doch natürlich kümmern sich die wahren Freunde nicht darum, was ich mir in meinem Krankheitswahn so vorstellte oder welche schwachsinnigen Regeln ich aufstellte. Die Erste, die sich nicht darum kümmerte, war Rena. Rena rief mich am 20. April an, um mir zu erzählen, dass sie mir eine Magnetfeldmatte vorbeibringen würde. Punkt. Keine Diskussion.

Ihre Mutter war Heilpraktikerin und hatte ihr davon erzählt, dass Magnetfeldmatten unter anderem bei Rückenschmerzen, Verspannungen und Einschlafproblemen halfen. Und da hatte Rena an mich gedacht.

Ich wollte damals keine Magnetfeldmatte, und noch weniger wollte ich Besuch bekommen. Ich ließ Rena wissen, dass sie ruhig vorbeikommen konnte, daran konnte ich sie ja nicht hindern, aber dass sie nicht hier übernachten könne. Ich dachte, bei einer Anreise von über 300 Kilometern würde das ihren Enthusiasmus mildern. Doch da hatte ich mich geirrt. Am nächsten Tag stand Rena mit ihrem Mann Christian und der Magnetfeldmatte vor der Tür. Ich glaube, sie wäre auch bis nach München gefahren, nur um mir etwas Gutes zu tun.

Die beiden fuhren am gleichen Abend wieder zurück und natürlich war es doch schön, mal wieder Besuch gehabt zu haben. Manchmal muss man eben zu seinem Glück gezwungen werden.

Von da an lag ich jeden Tag zweimal auf der Magnetfeldmatte. Einmal nachmittags, um Verspannungen zu lockern, und einmal vor dem Schlafengehen, um besser einschlafen zu können. Es hat mir geholfen. Es war eine schöne Ergänzung zu der ausschließlich schulmedizinischen Betreuung, die ich bekam.

Und dann endlich, am 7. Mai fing meine Kur in St. Peter Ording an. Ich fuhr natürlich mit meiner Mutter zusammen hin. Die erste Woche wollte sie mit mir zusammen in St. Peter Ording verbringen. Sie hatte sich in der Nähe des Kurzentrums ein Zimmer gemietet, sie wollte sicher sein, dass ich mich gut einlebte, und erst dann wieder nach Hause fahren. Gut zwei Wochen würde ich also alleine in der Kur verbringen und ich hatte damals einen wahnsinnigen Schiss davor. Ich hatte Angst, dass mir die Decke auf den Kopf fallen könnte, dass ich psychisch abrutschen würde, ohne Mutter an meiner Seite, die mich stets auffing. Kaum angekommen, wollte ich damals eigentlich schon wieder nach Hause und lehnte noch in meinem Aufnahmegespräch eine möglich Verlängerung meiner Kur ab. Länger als vier Wochen wollte ich unter keinen Umständen bleiben.

Es war wirklich zu schade, dass man mir diese Frage nicht nach den ersten zwei Wochen stellte, nachdem ich mich eingelebt hatte. Denn dann wäre meine Antwort anders ausgefallen. Aber so entschied ich mich für vier Wochen Kur. Das erschien mir lange genug.

Von meinem Aufnahmegespräch weiß ich nicht mehr viel. In meinen Unterlagen steht, dass ich nach 30 Minuten darum bat, das Aufnahmegespräch zu unterbrechen, da ich so erschöpft von der langen Anreise war. Ich kann mich nicht mehr daran erinnern. Dass ich noch immer so geschwächt war von meiner Magen-Darm-Grippe, dass ich noch nicht einmal entspannt eine Unterhaltung führen konnte, ist mir heute nicht mehr bewusst. Doch mit den meisten meiner Erinnerungen verhält es sich so. Wenn ich an die Zeit zurückdenke, ohne sie mit meinen Tagebucheinträgen und Arztberichten zu vergleichen, erinnere ich mich tatsächlich an eine sehr entspannte. Die Schwere ist verblasst im Laufe der Zeit.

Die Kur in St. Peter Ording gefiel mir dann sehr gut. Das einzige Problem war nur, dass das Kurzentrum nicht auf Mukoviszidose spezialisiert war, sondern auf Adipositas. Ich hatte damals mindestens 15 Kilo Untergewicht und landete in einem Kurzentrum, das für übergewichtige Patienten ausgerichtet war. Ich glaube, ich war noch keinen ganzen Tag da, da kannte mich jeder schon als »die Dünne«. Doch das Problem war nicht nur, dass das Essen in St. Peter Ording darauf ausgelegt war, dass die Patienten abnahmen, sondern das keiner der Krankengymnasten richtig einschätzen konnte, was ich an Sport noch machen konnte und wie weit sie mich fordern konnten. Es dauerte etwas, bis ich die richtige Therapie und das richtige Muskelaufbautraining bekam. Und je weiter sich mein Trainingsprogramm ausbaute und je mehr Zeit ich im Kreativbereich der Reha verbrachte, umso mehr Angst bekam ich plötzlich, nach den vier Wochen wieder nach Hause fahren zu müssen. In der Reha erlebte ich mich nicht so krank und eingeschränkt, wie ich tatsächlich war. Ich war so abgeschirmt vom normalen Leben, dass es mir plötzlich vollkommen normal vorkam, den ganzen Tag nichts anderes zu machen, als zu atmen, zu essen und zu basteln. Ich hatte Angst, zu Hause in ein Loch zu fallen, weil mir dort wieder klar werden würde, wie scheiße es mir ging. Wie wenig mein Leben noch wert war.

Als mir das klar wurde, war es zu spät. Am 4. Juni wurde ich entlassen. Mein Gewicht lag bei 39 Kilo und mein FEV1-Wert bei 670 ml. Und als ich mit meiner Mutter wieder zu Hause ankam, fiel ich, wie erwartet, in das tiefe schwarze Loch. Ein Loch aus Selbstmitleid, Verzweiflung, Frust, Langeweile und ganz besonders der Bereitschaft zu leiden. Gut zwei Wochen später hatte ich erst wieder die Kraft, mich bei meiner Freundin Silke zu melden:

Hallo Silke,

ich wollte mal wieder einen Brief schreiben. Telefonieren ist ja zurzeit nicht unbedingt so mein Ding. Aber ich wollte dir von meinem letzten Wochenende erzählen. Das ist per Brief immer einfacher. Es ist nämlich alles schwer auszudrücken und zu erklären. Aber ich versuche es: Am Wochenende lagen meine Nerven zunächst mal blank. Freitagabend habe ich mich fast nicht wieder eingekriegt. Ich konnte nur noch dasitzen und heulen, mich bemitleiden, vor Leid vergehen. Und so richtig auf die Beine gestellt hat mich dann Tina wieder am Samstag. Ich wollte einfach nur weg von hier. Weg von Uta, weg von Wilhelm, weg von allem Vertrauten, einfach irgendwo hin, wo mir nicht so bewusst ist, dass ein normales Leben im Augenblick für mich nicht möglich ist. Wenn ich hier bin, würde ich am liebsten nur auf dem Sofa sitzen und vor Selbstmitleid vergehen. Kannst dir ja vorstellen, wie toll meine Stimmung war, verzweifelt, angekotzt und am liebsten hätte ich kapituliert. Aber ich kann mich ja noch nicht mal für ein paar Tage hängen lassen. Ich muss schließlich jeden Tag etwas für meine Gesundheit (haha …) tun. Immer wieder, immer weiter, immer wieder von vorne. Das Schlimmste ist, dass ich den Horizont nicht sehen kann. Ich habe keine Ahnung, wie lange es noch so laufen wird, und ich habe keinen Einfluss darauf. – Und weil ich das alles, zumindest am Wochenende, nicht ertragen konnte, werde ich nun doch mal zu einer Psychologin gehen. Schaden wird es sicherlich nicht. Dienstag habe ich meinen ersten

Termin bei ihr. Da bin ich echt mal gespannt. So, nun sei nicht zu niedergeschlagen. Glaub mir, das tut einem nicht gut. Und weil ich dir jetzt so richtig die gute Laune versaut habe, schicke ich dir noch eine witzige Karte mit, mal was zum Lachen. Mach dir also bitte keine Sorgen, auch wenn ich mich ausgekotzt habe, gebe ich natürlich nicht auf. Nach der ganzen Plackerei doch nicht! Fetten Kuss, Inka

PS: Der scheiß Köter fehlt mir auch total.

Doch auch die Psychologin konnte mir nicht helfen, wie ich bereits nach meiner ersten Sitzung feststellte. Denn auch sie konnte die Wartezeit natürlich nicht verkürzen. Die einzigen, die mir helfen konnten, waren Freunde und natürlich Ingo:

Lieber Ingo,

wieder einmal ist mir bewusst geworden, dass mir keiner mein Leben abnehmen kann. Dass mir keiner helfen kann. Wie du es in deinem letzten Brief auch schon geschrieben hast. Doch manchmal hoffe ich eben doch auf ein Patentrezept. Auf DAS Mittel gegen das Warten, gegen das Leiden, gegen den ganzen Scheiß.

Ich habe erneut feststellen müssen, dass es dieses Mittel nicht gibt. Auch die Psychologin, zu der ich gegangen bin kennt es nicht, hat es nicht, weiß nicht, wie sie mir helfen kann. Was für ein schwaches Bild. Da studiere ich Psychologie, und Psychologie kann mir selbst in meinen schwersten Stunden nicht helfen. Vielleicht sollte ich nach meiner OP wirklich etwas anderes machen? Etwas Schönes, etwas, was nichts mit Krankheit, Elend oder den Problemen anderer Menschen zu tun hat?

Ach, ich weiß auch nicht. Ich fühle mich wieder so verloren. Ich warte nicht mehr so besessen wie noch vor ein paar Monaten, ich stelle mir mein Leben nach der OP kaum mehr vor, ich schwebe einfach so im luftleeren Raum. Sinnbildlich und bildlich gesprochen.

Ging es dir auch manchmal so? Trotz Wunschliste? Dass du das Gefühl hattest, nichts mehr wirklich greifen zu können? Dass alles um einen herum zerfällt und nur Leere zurückbleibt?

Ich könnte wirklich mal wieder einen kleinen Aufmunterungsschub gebrauchen. Einen Schubs nach oben, ein kleines Highlight, etwas Licht. Diese Dinge gibt es doch im Leben, oder?

Deine, langsam-mit-der-Umwelt-verschmelzende-und-sich-auflösende, Nichte

Am 16. Juli hatte ich meinen nächsten Ambulanztermin in Hannover. Und dieses Mal gab es sogar auch ein paar gute Neuigkeiten: Die Ärzte waren mit dem Erfolg meiner Kur zufrieden. Mein Gewicht lag bei 39 Kilo und meine Lungenfunktion hatte sich auf 750 ml verbessert. Epikrise und Empfehlungen aus meinem damaligen Arztbericht lauteten:

Insgesamt **deutliche** Verbesserung durch den stationären Aufenthalt und die anschließende Reha-Maßnahme. Physiotherapie und Sport sind wieder möglich, des Weiteren besteht eine leidlich kompensierte Leberzirrhose (sprich: Meine Leber konnte damals nur noch leidlich ihre Funktionen erfüllen). Die Blutzuckerkontrolle hat sich deutlich gebessert. Allerdings besteht weiterhin ein schweres Untergewicht. In der Blutgasanalyse besteht eine beginnende respiratorische Globalinsuffizienz als Ausdruck der beginnenden Insuffizienz der Atemmuskulatur (eine respiratorische Globalinsuffizienz entsteht, wenn die Atemmuskulatur nicht mehr kräftig genug ist, um die Lunge ausreichend mit Sauerstoff zu versorgen).

Die nächsten i.v.-Therapien sollen aufgrund des komplexen Krankheitsbildes stationär durchgeführt werden, wobei Frau Rasch, diese vorzugsweise auf Amrum im Kurzentrum Satteldüne, durchführen lassen würde. Dies würden wir von unserer Seite aus unterstützen. Momentan wird geklärt, wann der nächste Termin möglich wäre. Den entsprechenden Antrag auf Genehmigung der Krankenkasse legen wir bei. Falls diese Lösung nicht zustande kommen kann, sollten die Behandlungen hier oder heimatnah erfolgen.

Doch so erfreulich sich mein Zustand von damals auch auf dem Papier anhörte, die Realität war brutal. Trotz Verbesserung meines Gesundheitszustandes stand ich nach Ansicht der Ärzte so sehr auf der Kippe, dass sie mir nahelegten, mich HU (high urgent) listen zu lassen. Denn so wie es mir ging, auch wenn ich gerade wieder recht gut auf den Beinen war, konnte es jederzeit mit mir zu Ende gehen. Wieder ein Magen-Darm-Infekt, ein Schnupfen und das konnte es gewesen sein. Ich musste mir also überlegen, was ich wollte. Das Problem war nur, dass man, wenn man HU-gelistet war, im Krankenhaus auf seine Organe warten musste, nicht zu Hause.

Ich bin mir sicher, für viele, die diese Zeilen nun lesen, wird die Antwort auf diese Frage ganz einfach erscheinen. Die meisten werden sagen: Natürlich, lass dich HU-listen! Das ist es doch, was du willst, überleben.

Doch ganz so einfach war es damals nicht, wie mein Tagebucheintrag vom nächsten Tag erklärt:

17. Juli 2002

Gestern war ich mit Tina in Hannover. Ambulanztermin in der Pneumologie. Und danach musste ich die bisher schwerste Entscheidung meines Lebens fällen: Will ich auf die Dringlichkeitsliste gesetzt werden und im Krankenhaus auf Organe warten, oder bleibe ich auf der längeren, normalen Liste und warte zu Hause weiter? Natürlich auf die Gefahr hin, dass es erheblich länger dauert und ich die längere Wartezeit eventuell nicht überlebe. Tja, wie soll man da entscheiden? Und vor allem nach welchen Kriterien? Mein Kriterium, nach dem ich entschieden habe, war letztendlich: Wo schöpfe ich die meiste Lebensfreude? Definitiv zu Hause. Nicht im Krankenhaus.

Außerdem, das Endrisiko bleibt ja. Und ich möchte nicht im Falle meines Todes bei der OP auf drei Monate beschissene Wartezeit zurückblicken müssen. Dann möchte ich wenigstens so glücklich wie möglich sterben. Außerdem würde meine Psyche im Krankenhaus eh so schnell im Arsch sein, dass ich dann eventuell ohnehin aufgeben würde. Oder Uta würde mich mit meinem Kopfkissen ersticken, weil sie meine ewige Nörgelei nicht mehr ertragen könnte. Also, die Entscheidung ist getroffen, ich warte von zu Hause aus. Doch ein bitterer Nachgeschmack bleibt. Auch wenn ich froh darüber bin, mich entschieden zu haben und dass meine Familie genauso entschieden hätte.

Doch noch eine ganz andere Frage schwirrte mir damals im Kopf rum. Eine Frage, die ich jedoch nur Ingo fragen mochte. Die ich noch nicht mal meinem Tagebuch anvertrauen wollte:

Lieber Ingo,

ich überfalle dich heute mal. Es tut mir leid. Aber kannst du mir sagen, ob es Gott tatsächlich gibt? Irgendeine höhere Gewalt, höhere Gerechtigkeit? Einen höheren Sinn? Einen alten Mann mit langem, weißem Bart der oben neben deiner Wolke auf einem Thron sitzt, die Füße hochlegt und dann vor dem Abendessen bestimmt, wie lang meine Wartezeit denn nun sein soll?

Weißt du, eigentlich glaube ich an Gott, an irgendetwas zumindest. Ich glaube daran, dass alles irgendwie einen Sinn hat. Ich nicht einfach nur so vor mich hinlebe, ohne Richtung, ohne, sagen wir mal, von Gott geliebt zu werden. Doch gleichzeitig frage ich mich natürlich auch: Warum lässt er mich dann unnötig lange leiden? Was würde Gott dazu sagen, wenn ich ihn fragen würde: Wozu diese lange Wartezeit? Wieso ich? Was habe ich denn getan, dass ich das verdiene?

Ich möchte nicht mit Gott hadern, denn es fühlt sich nach schrecklich schlechtem Karma an. Aber dennoch kann ich nicht anders. Ich will ihn anbrüllen, anschreien, verfluchen, ihn sehen lassen, wie schlecht es mir geht und wie sehr gerade ich es verdient habe, endlich an der Reihe zu sein. Oder zumindest eine Antwort von ihm bekommen auf meine ewige Frage: »Wieso?« Wenn ich nur verstehen könnte.

Ich weiß überhaupt nicht, wo ich mit all meinem Frust und all meinen Zweifeln hin soll. Und an wen ich glauben soll, wenn ich mich auf der anderen Seite doch so verlassen fühle.

Deine, mehr-mit-dem-Leben-als-mit-dem-Tod-hadernde, Nichte

Keine zwei Tage später bekam ich Antwort:

Liebe Inka,

mal ehrlich, du fragst mich? Nach Gott? Mich? Hat Uta dir denn gar nichts von mir erzählt?

Nun, wenigstens eins kann ich dir mit hundertprozentiger Sicherheit sagen: Neben meiner Wolke sitzt kein alter Mann mit langem, weißem Bart auf einem Thron und wartet auf sein Abendessen. Doch ob es einen höheren Sinn gibt, eine höhere Macht? Ich für mich habe es nie so gesehen. Ich habe damals nicht mit Gott gehadert, sondern mit dem Schicksal. Ich habe das Schicksal gefragt: Warum gerade ich? Warum nicht jemand anders? Warum nicht der Zeitungsbote oder der Busfahrer oder noch besser mein alter Deutschlehrer? Nur nicht ich. Doch ich habe nie erwartet, eine Antwort auf mein Warum oder eine Antwort auf das Wieso zu bekommen. Ich habe nie daran geglaubt, dass es einen Sinn hatte, dass gerade ich an Krebs erkrankte. Schicksal war für mich Schicksal. Mehr nicht. Und wenn, dann habe ich nur ganz im Stillen, ohne es je jemanden wissen zu lassen, Gott für die neun Jahre gedankt, die er mir anstatt der prognostizierten zwölf Monate geschenkt hat. Du siehst also, ich habe nicht an ihn geglaubt und habe dennoch ein Geschenk von ihm bekommen.

Fühle das, was du fühlst. Verfluche, wen auch immer du verfluchen musst. Wenn es tatsächlich einen Gott geben sollte, wird er sicher Verständnis dafür haben. Und wenn du nicht weißt, an wen du glauben sollst, glaub an dich selbst. Genau wie ich.

Ingo

Kapitel 4

Am 28. August machten meine Mutter und ich uns auf den Weg nach Amrum. Meine zweite Kur konnte ich wie erhofft auf Amrum machen. Und Amrum gefiel mir auf Anhieb. Überall standen reetgedeckte Häuser, weiße Dünen, die Sonne schien, man konnte das Meer riechen und meine Mutter würde die ganzen zwei Wochen mit mir zusammen auf der Insel verbringen. Sie hatte sich ein Zimmer auf der Insel gemietet. Nicht weit von meinem Kurzentrum entfernt, es war perfekt. Genauso wie das Kurzentrum an sich. Besonders gut gefiel mir, dass die Satteldüne, so heißt das Kurzentrum auf Amrum, auf Muko-Kranke spezialisiert war. Alle anderen Patienten auf Amrum hatten Muko, alle husteten, alle waren dünn, alle machten i.v. und alle hatten mehr oder weniger die gleichen Probleme wie ich. Es war nett, zu den Mahlzeiten zusammenzusitzen, die Krankengeschichten der anderen zu hören, zu hören, wie die anderen sich mit dusseligen Ärzten rumschlugen und was ihr momentaner Status gerade war. Wer ebenfalls auf eine Transplantation wartete und wer sich noch weit davon entfernt glaubte. Doch egal, wie viele Geschichten ich zu hören bekam, keiner wartete auf eine kombinierte Transplantation so wie ich. Keiner brauchte eine neue Lunge und eine neue Leber. Alle anderen, die auf der Liste standen, warteten »nur« auf eine neue Lunge. Und ich war mir bereits nach dem ersten Tag auf Amrum sicher, dass keiner der anderen Mukos daran glaubte, dass ich eine kombinierte Transplantation überleben würde. Ich konnte ihn einfach spüren, diesen Zweifel, in der Art und Weise, wie mir begegnet wurde, wie meine Krankheitsgeschichte aufgenommen wurde, wie man mich ansah. Was ich bei meiner Mutter nie bemerkt hatte, bemerkte ich bei den anderen Mukos sofort. Und vielleicht war das der Grund dafür, warum ich mit den anderen nie so richtig warm wurde, mich trotz ähnlichem Schicksal nie richtig verbunden fühlte. Es brachte mich nicht weiter, den anderen von meinen Ängsten und meinen Gefühlen zu erzählen. Denn keiner wusste, was er mir antworten sollte, denn jeder dachte insgeheim, dass es eh egal war, weil ich so oder so bald sterben würde, so wie ich aussah.

Und so kam es, dass ich alle Gruppenanwendungen wie Atemtherapie oder Turnen ablehnte. Ich machte meine Einzelkrankengymnastik, doch ansonsten wollte ich die Zeit, die ich hatte, lieber mit meiner Mutter zusammen verbringen als mit den anderen Patienten.

Ich kann mich nicht erinnern, dass ich auf Widerstand bei den Ärzten auf Amrum stieß, als ich mich damals mehr oder weniger verweigerte. Vielleicht hatte ich auch hier wieder so eine Art Sonderstellung, weil es so schlecht um mich stand. Ich weiß es nicht. Aber man ließ mich machen. Keiner machte mir Vorschriften, wie ich meine verbleibende Zeit zu verbringen hatte. Doch natürlich machte mich mein damaliges Verhalten gegenüber den anderen Patienten auch nicht gerade beliebter und trug nicht dazu bei, letztendlich doch noch den ein oder anderen Kontakt herzustellen.

Trotz allem genoss ich die Zeit auf Amrum sehr. Oft machten meine Mutter und ich Spaziergänge am Meer, sammelten Muscheln und Steine, zogen uns die Schuhe und Socken aus, liefen an der Wasserkante entlang und genossen die salzige Meeresbriese. Nachmittags saßen wir oft bei ihr in der Wohnung und sie kochte etwas für mich. Denn das Einzige, was nicht gut war auf Amrum, war das Essen.

Eine weitere Besonderheit war die i.v.-Therapie auf Amrum. Auf Amrum spritzten sie das Antibiotikum ganz einfach in die Vene. Gleich einer Injektion. Noch nie hatte ich dergleichen gesehen. In den Krankenhäusern erzählten sie einem stets, dass man den Antibiotika-Tropf nicht zu schnell durchlaufen lassen durfte, und auf Amrum spritzten sie den Scheiß ganz einfach. Da kann man mal wieder sehen, dass man Ärzten nie glauben sollte, zumindest nicht vorbehaltlos.

Auf jeden Fall hatten meine Mutter und ich durch diese Art von i.v. viel mehr Freiheiten. Ich musste nicht jeden Mittag für über eine Stunde am Tropf hängen. Ich musste nur zum Arztzimmer gehen und mir dort meine i.v. spritzen lassen. Eine Sache von zehn Minuten, fertig. Ich ließ mir noch nicht mal einen Zugang legen. Sich dreimal am Tag stechen zu lassen, war es mir die Bewegungsfreiheit, die ich ohne Zugang hatte, wert.

Meine Kur ging am 12. September zu Ende und dieses Mal war ich auf die Zeit danach vorbereitet. Es folgte kein tiefes, schwarzes Loch, in dem ich versank, es folgte ganz einfach nur Alltag. Meine Art von Alltag. Wie zuvor ging ich jeden Tag zur Krankengymnastik und ins Bewegungsbad. Ich schrieb hin und wieder Geschichten, doch ansonsten gab es nur Leere. Ich wartete nicht mehr wirklich, ich lebte ganz einfach nur einen Tag nach dem nächsten ab. Und ich glaube, auch meine Familie und meine Freunde warteten nicht mehr wirklich. Dass ich bei meinen Eltern zu Hause saß, außer Therapie nichts anderes mehr machte, war schon so normal, dass keiner mehr auf DEN Anruf wartete. Manchmal hatte ich das Gefühl, dass es noch nicht mal jemandem auffallen würde, wenn ich für immer warten würde. Wenn niemals neue Organe für mich da sein sollten. Alle hatten sich mit dem Zustand des Wartens abgefunden und vielleicht auch ein wenig damit, dass es kaum mehr Hoffnung gab. Dass all das, was man mir zu Beginn meiner Wartezeit noch gewünscht hatte, wohl doch nie eintreffen würde. Und genau das war der Grund, warum Martina sich am 20. Oktober zu einem Besuch anmeldete. Sie wollte mich noch einmal sehen, mich noch einmal umarmen, Abschied nehmen.

Ich wusste von alldem nichts, ich wusste nur eins, dass ich keinen Besuch haben wollte. Doch Martina ließ sich nicht abwimmeln, noch viel schlimmer, sie wollte sogar eine Nacht bei uns übernachten. Und als ich rummeckerte machte sie mir unmissverständlich klar, dass sie als Freundin auch Forderungen stellen konnte. Und ihre Forderung war, vorbeizukommen. Ob ich nun wollte oder nicht, das war ich ihr als Freundin schuldig.

Und wieder einmal kann ich mich an den Besuch nicht erinnern. Überhaupt nicht. In dem Kalender meiner Mutter steht unter dem 20. Oktober: Spaziergänge. Sicher machten meine Mutter und Martina damals einige Spaziergänge zusammen. Ohne mich und ohne mich hören zu lassen, dass sie schon dabei waren, Abschied von mir zu nehmen. Selbst im Nachhinein ist es noch ein seltsames Gefühl, dass damals jeder Abschied von mir nahm und ich noch nicht mal einen Gedanken an Abschied verschwendete.

Martina weinte die ganze Rückfahrt, als sie wieder nach Hause fuhr. Sie war sich damals sicher, mich das letzte Mal gesehen zu haben. Und als sie wieder zu Hause war, schrieb sie mir einen Brief, einen Abschiedsbrief, den ich erst nach meiner Transplantation zu lesen bekam:

20. Oktober 2002

Meine liebe Inka-Maus,

so, ich bin zu Hause angekommen. Die ganze Fahrt über und auch jetzt noch ist mir mein Herz sehr schwer.

Inka, du bist ein Schatz, im wahrsten Sinne des Wortes! Wer dich als Freundin hat, besitzt einen Schatz! Du bist etwas ganz Besonderes, etwas Einzigartiges und es erfüllt mich mit großer Freude, dich in meinem Herzen zu haben und zu wissen, dass ich auch einen Platz bei dir habe. Was mein Herz nun schwer werden lässt? – Inka, dass ich dir nicht helfen kann, dass ich dein Leid nicht kleiner machen kann, dass ich sooo hilflos bin. – Ich kann ja niemanden totschlagen! Nun lachst du sicherlich. Und ich kann dir auch diese schwere Last nicht abnehmen. Das kann keiner. Und Inka, ich weiß, es ist manchmal schwer, doch hast du wunderbare Eltern! Eine großartige Mutter und einen tollen Vater!

Und Inka, du hast ganz viele und tolle Freunde und du hast mich. Und ich bin immer für dich da. Inka, du bist ein Sonnenkind und ein ganz, ganz toller Mensch!!

Ich liebe dich und ich bitte meine Engel, auch auf dich aufzupassen.

Nun, auch wenn ich dir nichts abnehmen kann, aber ich kann dich begleiten, und das tue ich! – Ob du willst oder nicht.

Ganz viel Liebe, Licht und Kraft für dich!!

Einen dicken Kuss, deine Martina

Die folgenden Tage gingen dahin. Wie eine endlose Schleife aus immer gleichen Tagen. Ich schrieb noch nicht mal mehr in mein Tagebuch, denn was sollte ich auch schreiben? Dass ich noch immer wartete? Dass mein Leben noch genauso aussah wie vor drei Monaten? Selbst meinem wieder langsam einsetzenden gesundheitlichen Abstieg widmete ich keine Seiten mehr in meinem Tagebuch. Dass ich immer öfter müde war, mich oft schon nach dem Frühstück wieder nach meinem Bett sehnte, mittlerweile auch auf den Autofahrten zur Krankengymnastik Sauerstoff brauchte, ständig Kopfschmerzen von meinen Hustenanfällen bekam, nichts dergleichen schrieb ich nieder. Ich denke, die ständige Müdigkeit, die ich damals empfand, machte mich auch ein Stück weit gleichgültig. Ich hatte einfach keine Kraft mehr, mich über dergleichen aufzuregen oder zu verzweifeln. Selbst das Duschen strengte mich schon an. Ich bekam keinen Sauerstoff mehr in der warm aufsteigenden Luft, die sich in der Duschkabine staute.

Ich weiß noch, wie ich damals auf meine Wunschliste schrieb, endlich wieder einmal lange duschen zu können. Ohne Atemnot und ohne mich danach erschöpft zu fühlen. Was für ein trauriger Wunsch ...

Doch dann, am 2. November 2002, war es mit der Eintönigkeit plötzlich vorbei. Es war nachmittags, die Sonne schien, vormittags hatte es geregnet und meine Eltern waren draußen und fegten Laub zusammen. Oder besser gesagt, meine Mutter stand vor dem Haus, auf ihren Besen gelehnt, und unterhielt sich mit einer Nachbarin, während mein Vater hinter dem

Haus auf einer Leiter stand und die Regenrinnen reinigte. Ich machte mir gerade einen Teller mit Pepperonis fertig, meine Essgewohnheiten waren zu der Zeit mehr als seltsam, und wollte es mir vor dem Fernseher bequem machen. Ich hatte, glaube ich, gerade meinen Teller mit den Pepperonis abgestellt, wollte mir gerade meinen Sauerstoff wieder unter die Nase klemmen, da hörte ich es scheppern. Alarmiert schaute ich um die Ecke, doch mein Vater stand noch auf der Leiter. Als es dann jedoch zum zweiten Mal schepperte, schmiss ich nur noch meinen Sauerstoff von mir, rannte um die Ecke und da war es dann passiert.

Mein Vater lag, die Leiter neben sich, rücklings auf der Steinterrasse. Ich riss sofort die Terrassentür auf, schrie ihn an, dass er sich nicht bewegen solle und ich Uta holen würde und das alles okay werden würde.

Ich rannte zur Haustür, griff auf dem Weg nach dem Telefon, wählte den Notruf, riss die Haustür auf und schrie vollkommen hysterisch meine Mutter an, sie sollte ums Haus rum zu Wilhelm gehen. Wilhelm, Wilhelm, es ist Wilhelm!

Ich glaube, in meiner ganzen Wartezeit habe ich mich kein einziges Mal so schnell bewegt wie an diesem einen Tag. Ich war so außer mir, dass ich selbst vergaß, zu husten.

Der Krankenwagen kam, sie betteten meinen Vater auf eine die Wirbelsäule stabilisierende Trage und meine Mutter fuhr mit ihm ins Krankenhaus. Als sie aus der Tür raus waren, rief ich meine Schwester an. Die sprang ebenfalls sofort ins Auto und machte sich auch auf den Weg ins Krankenhaus. Ich dagegen setzte mich aufs Sofa, machte meinen Sauerstoff endlich wieder dran und weinte. Das war zu viel für mich. Zu viel Leid, zu viel Kummer, zu viel. Ich war doch schon so voll von meinem eigenen Leid, und nun auch noch das. Nun auch noch mein Vater!

Es stellte sich relativ schnell heraus, dass mein Vater sich den ersten Lendenwirbel angebrochen hatte. Die gute Nachricht war, dass er nicht operiert werden musste und keine Gefahr einer Lähmung bestand. Doch damit der Wirbel wieder richtig heilen konnten, musste er für vier Wochen flach im Bett liegen. Vier Wochen Krankenhaus, vier Wochen, in denen er sich nicht bewegen, nicht aufsetzen, nicht laufen, gar nichts durfte.

Ich weiß noch wie ich damals dachte, das schaffen wir nicht. Das überleben wir als Familie nicht. Das schafft Uta nicht, das schaffe ich nicht, das schafft Wilhelm nicht. Ich meine, meine Geschichte allein brachte uns damals schon des Öfteren an die Belastungsgrenze. Die vielen Sorgen, mit denen jeder klarkommen musste, meine Launen, Uta, die sich um alles, was mit mir zu tun hatte, kümmern musste, und nun auch noch das. Wie sollte das gehen? Nicht nur organisatorisch, sondern auch rein psychisch?

Doch was soll ich sagen, wenn man keine andere Möglichkeit hat, geht alles. Vormittags fuhr meine Mutter weiterhin mit mir zur Krankengymnastik, nachmittags war sie ab jetzt immer bei meinem Vater im Krankenhaus und abends dann wieder bei mir. Manchmal fuhren wir auch nach der Krankengymnastik kurz zusammen im Krankenhaus vorbei, damit ich zwischendurch auch mal Hallo sagen konnte. Und es funktionierte, allem voran deswegen, weil mein Vater sich in dieser Zeit ganz einfach nur unglaublich verhielt. Er beschwerte sich nicht einmal, dass er nun vier Wochen lang im Bett liegen musste. Er hatte keine schlechte Laune, maulte nicht rum und machte es für uns alle so einfach wie möglich, diese vier Wochen gemeinsam, als Familie, zu überstehen. Ich möchte mir lieber nicht vorstellen, wie meine Laune, vier Wochen ans Bett gefesselt, gewesen wäre. Ich hätte sicher erbarmungslos alle mit in den Abgrund gerissen. Doch nicht so mein Vater. Da sag noch mal einer, Männer seien wehleidig.

Am 13. November stand mein nächster Ambulanztermin an. Und damals ging es mir schon so schlecht, dass ich meinen Ambulanztermin im Rollstuhl hinter mich brachte. Ich schaffte es nicht mehr, vom Röntgen zur Lungenfunktion und wieder zurück zur Ambulanz zu laufen. Mein FEV1-Wert lag damals bei 580 ml und die Anamnese und klinischen Bemerkungen von damals lauteten:

Die Patientin berichtet, dass Müdigkeit und Abgeschlagenheit in der letzten Zeit zugenommen haben, nach ausreichendem Nachtschlaf von ca. neun Stunden sei sie nach dem Frühstück schon wieder müde. Zweimal in der Woche sei sie für Krankengymnastik und Bewegungsbad unterwegs, was sie auch sehr anstrenge. Bei gleichbleibendem Appetit sei das Körpergewicht stabil (39 Kilo). Keine Konzentrations- oder Merkfähigkeitsstörungen. Auffällig sei allerdings, dass sie in letzter Zeit immer mehr Insulin brauche und der Blutzucker in der Regel bei gut 200 mg/dl liege. Auch die Kopfschmerzen haben in letzter Zeit zugenommen.

Doch mehr als festzustellen, dass es mir schlecht ging, konnten die Ärzte in Hannover auch nicht tun. Am 19. November fing ich mit meiner nächsten i.v.-Therapie an. Das war das Einzige, was man noch machen konnte, um mir mein Leben etwas zu erleichtern. Und wieder schrieb ich in dieser Zeit kein einziges Mal in mein Tagebuch. Das Einzige, was ich schrieb, war ein Brief an Ingo:

Lieber Ingo,

nun habe ich schon wieder mit einer i.v. angefangen. Und jedes Mal frage ich mich: Ist dies vielleicht meine letzte i.v. die ich in meinem Leben machen muss? Und dann kommt doch wieder die nächste auf mich zu.

Aber weißt du was, es ist auch irgendwie egal. Alles ist momentan egal. Ich hülle mich ein in Gleichgültigkeit, und was soll ich sagen, es tut gut, wenn einem alles am Arsch vorbeigeht. Es ist wie eine schützende Blase. Ich warte nicht mehr, ich verzweifel nicht mehr, ich existiere.

Ja, ich weiß, es hört sich schrecklich deprimiert an, wenn ich es so schreibe. Doch so meine ich es nicht, du musst dir keine Sorgen machen. Ich bin wohl einfach nur leer gefühlt, zu müde, um noch etwas zu empfinden. Und daher »lebe« ich ganz einfach nur Tag um Tag. Es ist wie schlafen, schlafen, bis es endlich weitergeht. Ist der Platz neben dir, auf deiner Wolke, eigentlich noch immer frei? Nicht, dass ich keinen Sitzplatz habe im Himmel.

Vor ein paar Tagen habe ich mich mit Uta über meine Beerdigung unterhalten. Ich weiß nicht mehr, wie wir auf das Thema kamen, aber letztendlich haben wir alles einmal durchgeplant. Ich wünsche mir zum Beispiel, dass alle in normalen Klamotten kommen, kein Schwarz, bunt soll es sein. Und wenn es regnen sollte, will ich ebenfalls keine schwarzen Regenschirme haben, nicht wie in einem TV-Drama. Wenn ich von oben runtergucke, will ich Farben sehen, bunte Schirme, nicht bloß schwarze, achteckige Kreise.

Dabei fällt mir auf, ich weiß überhaupt gar nicht, wie deine Beerdigung ausgesehen hat. Ich weiß nur, dass du verbrannt worden bist. Weil du nicht wolltest, dass der Krebs dich überlebt. Das kann ich gut verstehen. Doch ich glaube, ich für mich möchte eine Sargbestattung haben. Irgendwie stelle ich mir vor, dadurch wieder ein Teil der Erde zu werden. Wieder Teil des Kreislaufs zu werden. Frei nach dem Motto: Asche zu Asche, Staub zu Staub. Schon seltsam, oder? Früher habe ich immer gedacht, es wäre mir egal, was nach meinem Tod mit mir passiert. Tot ist schließlich tot. Doch jetzt, jetzt fühlt sich der Tod plötzlich wie ein Teil meines Lebens an. Wie etwas, was geplant werden muss. Ich möchte zum Beispiel auch mit ins Familiengrab. Ich will nicht alleine irgendwo liegen und vor mich hingammeln. Ich möchte dort vom Angesicht der Erde verschwinden, dort zur Ruhe kommen, wo du zur Ruhe gekommen bist. Den letzten Weg mit dir zusammen gehen. Auch im Tod möchte ich nicht alleine sein.

Deine,

sich-über-ihre-eigenen-Gefühle-manchmal-nicht-im-klaren-seiende,

Nichte

Als meine i.v. zu Ende war, kam auch endlich mein Vater wieder aus dem Krankenhaus nach Hause. Ganz genau am 4. Dezember 2002. Ich erinnere mich, dass es zu Beginn schwer war, wieder zu dritt zusammenzuwohnen. Immer mal wieder geriet ich mit meinem Vater aneinander. Mir ging es nicht gut, ich war noch weniger belastbar als sonst und er litt noch immer unter Rückenschmerzen und darunter, dass der Alltag zu Hause weit anstrengender war als der im Krankenhaus. Es war für ihn nicht einfach, nach vier Wochen geregeltem Krankenhausalltag wieder zu Hause anzukommen. In ein Umfeld, das von Unregelmäßigkeiten und Unvorhersehbarkeiten bestimmt war. Doch auch das schafften wir irgendwie. Manchmal mit Streiten, und je mehr Zeit verging, je besser wir uns wieder an das Zusammenleben gewöhnten, immer öfter auch im Guten.

Und während wir uns wieder einlebten, rückte auch Weihnachten näher und ich wusste, dieses Mal würde ich keine Chance haben, dem Fest zu entkommen. Und vielleicht freute ich mich damals sogar ein wenig auf Weihnachten. Denn allen voran wollte ich meiner Mutter dieses Weihnachten ein ganz besonders schönes Geschenk machen. Ich wollte mich bei ihr für all die Unterstützung, die ich jeden Tag durch sie erfuhr, bedanken und sie ganz einfach wissen lassen, dass hauptsächlich sie diejenige war, die mich in meiner Wartezeit an die Hand nahm und manchmal auch hinter sich herzog. Die mich antrieb und mit mir kämpfte. Seite an Seite.

Ich entschied mich, meiner Mutter einen von Martinas Schutzengeln zu Weihnachten zu schenken. Schließlich war sie auch irgendwie eine Art Schutzengel für mich, und außerdem wusste ich nicht, wie ich sonst meine unermessliche Dankbarkeit ihr gegenüber ausdrücken sollte. Ein Engel war das Richtige.

Wir feierten unser Weihnachten 2002 bei meinen Eltern zu Hause. Und auch wenn ich mich wieder einmal nur wenig an dieses Fest erinnern kann, ich weiß noch, wie meine Mutter in Tränen ausbrach, als sie ihren Schutzengel auspackte. Von diesem Moment gibt es sogar ein Foto, wie sie mit großen Augen den Schutzengel in den Händen hält und ihr die Tränen die Wange runterkullern. Ich dachte damals, dass ich genau das richtige Geschenk für sie gefunden hätte, und sie dachte damals, dass ich ihr kein Weihnachtsgeschenk, sondern ein Abschiedsgeschenk gemacht hätte. Dass auch mir klar war, dass dies mein letztes Weihnachten sein würde, würde ich nicht bald transplantiert werden. Denn ein weiteres Weihnachten, das war allen klar, würde ich ohne Transplantation nicht mehr erleben.

Ich kann ehrlich nicht sagen, ob mir das damals auch so bewusst war. Ich habe mich geweigert, so weit in die Zukunft zu sehen. Ich habe nicht daran gedacht, was nächstes Weihnachten sein würde. Ob ich da noch leben würde. Nur dass ich den nächsten Tag überleben würde, war eigentlich immer klar. Vielleicht war es ganz gut, dass meine Sichtweise so eingeschränkt war und ich nicht daran gedacht habe, was in wenigen Monaten sein könnte. Ich mich nicht mit dem Thema Abschied beschäftigt habe. Ganz anders als meine Familie.

Ansonsten verliefen die Feiertage für mich mehr oder weniger so, wie die vielen Tage davor auch. Inhalieren, Atemtherapie, Spaziergang mit meiner Mutter, die Krankengymnastik war über die Feiertage natürlich geschlossen, ansonsten also nur warten. Bis zum Abend des 27. Dezember:

Es war kurz nach 22 Uhr und mein Vater war schon ins Bett gegangen, weil er Rückenschmerzen hatte. Meine Mutter und ich saßen noch vorm Fernseher und sahen uns die NDR Talkshow an. Unter anderem war der Arzt eingeladen, der die erste Lungentransplantation durchgeführt hatte. Das interessierte uns natürlich und wir wollten wach bleiben, bis er an der Reihe war. Wir unterhielten uns, als plötzlich mein Handy klingelte.

Mein Handy lag im Arbeitszimmer, weil dort der beste Empfang war, und als ich endlich im Arbeitszimmer angekommen und abgenommen hatte, meldete sich ein Arzt aus Hannover. An seinen Namen kann ich mich nicht mehr erinnern, aber ich weiß noch, wie sich ein breites Grinsen auf meinem

Gesicht ausbreitete. Ein Arzt aus Hannover, spät abends, das konnte nur eins bedeuten: Endlich passende Organe für mich.

Doch bevor der Arzt auch nur ein Wort von Spenderorganen sagte, fragte er mich zunächst, wie es mir denn ginge. Ob ich momentan einen Infekt hätte, Fieber oder eine Erkältung. Und als ich das verneinte, fragte er doch tatsächlich, ob ich mich denn noch transplantieren lassen wollte.

Ich weiß noch, wie ich damals laut auflachte. Was für eine Frage. Natürlich wollte ich mich transplantieren lassen. Darauf hatte ich schließlich die ganze Zeit gewartet, auf diesen einen Anruf. Das Gleiche sagte ich auch dem Arzt, und erst dann ließ er mich wissen, dass sie, so wie es im Moment aussah, sehr wahrscheinlich passende Organe für mich hätten.

Wir müssten noch abwarten, in welchem Zustand die gespendeten Organe wären, und ob man sie auch wirklich verwenden könne. Erst wenn das Team aus Hannover, das die Organe entnehmen würde, rückmeldete, dass alles okay war, konnte man sicher sein, dass es auch wirklich eine Transplantation geben würde. Es kam leider recht häufig vor, dass Patienten in die Klinik bestellt und dann unverrichteter Dinge wieder nach Hause fahren mussten. Ich durfte mich also noch nicht allzu sehr freuen, auch wenn es mir schwerfiel. Es konnte immer noch ein falscher Alarm sein.

Des Weiteren erklärte mir der Arzt, dass sich ab jetzt das Transplantationsbüro bei mir melden würde, um meinen Transport nach Hannover zu organisieren. Ich fragte ihn noch, ob er glaubte, dass ich mit dem Flugzeug nach Hannover fliegen würde, darauf hatte ich mich schließlich schon die ganze Zeit gefreut, doch das konnte er mir nicht versprechen.

Als ich aufgelegt hatte, ging ich freudestrahlend zurück ins Wohnzimmer, von wo meine Mutter mir mit verärgertem Gesicht entgegensah. Sie war sich damals sicher, dass einer meiner dusseligen Freunde angerufen hatte, ohne daran zu denken, dass wir natürlich gleich voller Hoffnungen sein würden, wenn zu unnatürlichen Zeiten mein Handy klingelte. Schließlich hatte sie mich im Arbeitszimmer lachen hören und war sich sicher, dass es nicht Hannover gewesen sein konnte. Sie brauchte einen Moment, um mich zu verstehen, als ich zu ihr sagte: »Das war Hannover, es geht los.«

Ich weiß nicht mehr, ob wir uns damals vor Freude in die Arme fielen oder nur wie aufgeschreckte Hühner durch die Gegend liefen, um alles zu organisieren, was es zu organisieren gab, bevor es losging. Doch ich weiß noch, dass ich meine Schwester anrief, während meine Mutter nach oben ging, um meinen Vater zu wecken.

Das Telefonat mit meiner Schwester war nicht lang. Sie wollte schnell ein paar Sachen zusammenpacken und sich per Auto auf den Weg nach Hannover machen. Wir wussten damals ja nicht, wie schnell alles gehen würde. Ob ich in weniger als zwei Stunden schon in Hannover und auf dem OP-Tisch liegen würde und ob meine Schwester sich beeilen musste, um mich in Hannover noch zu Gesicht zu bekommen.

Nachdem ich mit ihr telefoniert hatte, ging ich ins Badezimmer und putzte mir meine Zähne so gründlich wie irgend möglich. Mit Zahnseide und allem drum und dran. Schließlich würde ich meine Zähne für lange Zeit nicht mehr putzen können. Ich habe keine Ahnung, warum mir in diesem Moment meine Mundhygiene so wichtig war. Aber das habe ich damals gemacht, Zähne putzen.

Als ich mit frisch geputzten Zähnen wieder auf dem Sofa saß fühlte ich nur eins: Überschäumende Freude! Ich war so glücklich, dass es endlich losging. Dass mein Warten endlich ein Ende hatte, so oder so. Nur nicht mehr warten und vor sich hinvegetieren müssen. Alles war besser als das. Und zusätzlich hatte ich genau das erreicht, was ich immer erreichen wollte: Ich hatte zumindest eine zweite Chance. Ich hatte es bis zur Transplantation geschafft. Ob ich meine zweite Chance nun würde nutzen können, ob ich die OP überleben würde, das konnte keiner sagen. Aber ich würde es wenigstens versucht haben.

Wie meine Eltern sich fühlten? Ich weiß es nicht. Sicher waren sie erleichtert, dass es endlich weiterging. Dass ich es bis zur Transplantation geschafft hatte. Doch ich glaube, auf der anderen Seite fragten sie sich auch, ob dies nun der Abschied sein würde. Ob der Abend, den wir zusammen verbracht hatten, der letzte Abend war, den sie mit mir hatten. Ob sie mich nach der OP lebend wiedersehen würden.

Falls sie damals so fühlten, bemerkte ich nichts davon, als sie sich wieder zu mir ins Wohnzimmer setzten. Mein Vater machte noch ein Foto von mir, wie ich freudestrahlend, mit roten Wangen, auf dem Sofa saß, und dann warteten wir, dass es endlich weitergehen würde.

Es dauerte eine ganze Zeit, bis das Transplantationsbüro sich wieder bei uns meldete und klar war, dass ich mit dem Flugzeug nach Hannover fliegen würde. Mein erster Flug, wieder ein Grund zur Freude. Wenn ich tatsächlich bei der OP sterben sollte, war ich wenigstens noch einmal geflogen. Das konnte mir dann auch keiner mehr nehmen.

Ich glaube, es war schon fast ein Uhr, als endlich der Krankenwagen bei uns vor der Tür stand, der meine Mutter und mich zum Düsseldorfer Flughafen fuhr. Wir verabschiedeten uns von meinem Vater, stiegen ein und es ging los. Und während das Haus meiner Eltern im Rückfenster immer kleiner und kleiner wurde, fragte auch ich mich zum ersten und letzten Mal, ob ich alles wiedersehen würde. Ob ich jemals wieder diese Straße entlangfahren würde. Jemals wieder im Sommer bei meinen Eltern auf der Terrasse sitzen und jemals wieder meinen Vater in die Arme nehmen würde. Ob dies nun mein letztes Mal war. Mein Abschied, mein: auf Nimmerwiedersehen.

Doch kaum hatte ich es gedacht, schüttelte ich diese Gedanken von mir ab. Ich wollte nicht daran denken. Ich wollte nicht emotional werden, ich wollte ganz einfach nur transplantiert werden. Eins nach dem anderen. Nur nicht vorausdenken.

Als wir am Flughafen ankamen, wartete schon ein Auto auf uns und lotste uns bis zum Learjet. Ich fühlte mich damals wie ein Filmstar. Im Flugzeug waren der Pilot, Co-Pilot, ein Krankenpfleger und ein Arzt. Als die Crew den Anruf bekommen hatten, dass sie eine Patientin zu ihrer Lungen-Leber-Transplantation fliegen sollten, hatten sie nicht damit gerechnet, dass ich noch in der Lage sein würde, alleine aus dem Krankenwagen auszusteigen. Sie hatten damit gerechnet, mich liegend und unter ständiger ärztlicher Betreuung nach Hannover zu fliegen. Aber ich wollte nicht liegen, ich wollte keinen Sauerstoff, ich wollte meinen ersten Flug sitzend und ohne Schläuche unter der Nase einfach nur genießen.

Es war ein sehr entspannter Flug. So entspannt, dass der Arzt und meine Mutter auf halber Strecke noch einen Kaffee zusammen tranken, Kekse aßen und quatschten. Sonst gab es ja nichts zu tun. Und da ich vor meiner OP keinen Kaffee oder Keks mehr zu mir nehmen durfte, sah ich die meiste Zeit des Fluges nur aus dem Fenster. Sah mir die vielen Lichter unter uns an und versuchte, so viel wie möglich von diesem Moment in mich aufzusaugen. Schließlich war dies vielleicht der einzige Flug, den ich je bekommen würde.

Als wir in Hannover am Flughafen landeten, stand wieder ein Krankenwagen für uns bereit und brachte uns direkt in die MHH. Ich glaube, es war damals circa 3:30 Uhr morgens, als wir endlich in der MHH ankamen. Meine Schwester war schon seit Stunden da und wartete auf uns. Oft haben wir darüber Witze gemacht, dass ihr Mercedes schneller war als unser Learjet. Dass man nur einen Stern auf der Motorhaube haben musste, um rechtzeitig zu einer Transplantation zu kommen.

Auch die Ärzte in Hannover warteten schon. Denn ich musste noch eine ganze Reihe an Voruntersuchungen machen lassen wie Röntgen, eine Blutabnahme, wobei mir in meinem ganzen Leben noch nie so viel Blut auf einmal abgenommen wurde, und ich musste noch rasiert werden. Jedes noch so feine Haar auf dem Bauch musste weg.

Als wir mit allem durch waren, bekam ich ein Krankenhausbett zugeteilt und wurde mit dem Bett auf den Flur einer der Stationen gerollt. Ein freies Zimmer fand sich mitten in der Nacht natürlich nicht. Und dort lag ich nun, inmitten einer Sitzecke, in der es sich meine Schwester und meine Mutter versuchten bequem zu machen, direkt neben dem Tannenbaum mit blauen Kugeln, und wartete wieder einmal.

Zwischendurch kamen noch die jeweiligen Transplantationsärzte vorbei. Zunächst der Arzt, der die Lunge transplantieren würde. Er erklärte mir, dass sie erst die Lunge und dann die Leber transplantieren würden und dass er die Lunge gesehen hätte und ich ein gutes Organ bekommen würde. Um 9:00 Uhr würde es losgehen, ließ er mich wissen. Um 9:00 Uhr würde er mich abholen.

In späteren Jahren habe ich immer mal wieder Kontakt mit Patienten gehabt, die auch eine Lunge transplantiert bekommen haben, und immer haben die Ärzte vor der Transplantation gesagt, dass das Organ ein ganz besonders schönes Exemplar wäre, dass derjenige eine gute Lunge bekommen würde. Heute bin ich mir sicher, dass sie das zu jedem Patienten sagen. Aber egal, ob gelogen oder nicht, es hat auch mir damals gutgetan zu glauben, dass meine neue Lunge eine ganz tolle sein würde. Dass gerade ich das Glück hatte, eine gute Lunge zu bekommen.

Nachdem der Lungen-Transplantations-Arzt mit mir gesprochen hatte, kam mich auch noch der Arzt besuchen, der im Anschluss die Leber transplantieren würde. Und er erklärte mir neben dem Verlauf der OP auch, wo die Narben der Lebertransplantation verlaufen würden. In seinen Worten würde ich nach der OP einen Mercedesstern auf dem Bauch haben. Im XXL-Format.

Noch heute lachen meine Schwester und ich uns darüber kaputt, dass der Arzt von damals ganz offensichtlich keinen Mercedes fuhr. Ein umgedrehtes »T« trifft es eher.

Und wieder warteten wir. Meine Schwester schlief zwischendurch auf einem der Sessel ein, meine Mutter schlief gar nicht und ich döste hin und wieder mal eine halbe Stunde in meinem Bett vor mich hin. Bis um kurz nach 8:00 Uhr eine der Schwestern zu mir kam und mich fragte, ob ich für meine OP vorher noch ein Beruhigungsmittel einnehmen wollte. Wie immer wollte ich nicht. Ich hasste es, halb wach, halb schlafend in den OP geschoben zu werden, nicht wirklich zu verstehen, was vor sich ging und alles nur wie durch einen Schleier mitzubekommen. Ich wollte alles ganz bewusst miterleben. Vor allem vor so einer wichtigen Operation wollte ich bei klarem Verstand sein. Nach dem Gespräch mit der Schwester schrieb ich eine SMS an meine Mitbewohnerin, um sie und damit auch alle anderen wissen zu lassen, dass es nun tatsächlich losging:

28. Dezember 2002, 8:24 Uhr

Guten Morgen meine Liebe. Bin in der MHH, mit dem Flugzeug! Zu 99 % geht's um 9 Uhr los. Bitte ruf niemanden von uns an. Kuss Inka.

Und dann, um Punkt 9 Uhr, kam der Lungen-Transplantations-Arzt und es ging tatsächlich los. Mit dem Bett wurde ich durch das halbe Krankenhaus geschoben, meine Schwester und meine Mutter im Schlepptau, bis wir den Vorbereitungsraum für die OP erreichten. Und hier musste ich mich nun verabschieden.

Ich weiß noch, dass meine Mutter Tränen in den Augen hatte, als sie mich drückte und mir alles Gute wünschte und ich sie dann nach draußen schickte. Ich wollte nicht in ihren Augen die Frage sehen, ob wir uns je wiedersehen würden. Ich wollte kein Drama, keine herzzerreißende Abschiedsszene. Ich wollte einfach nur für mich sein, mich auf meine Gefühle und auf die kommende OP konzentrieren. Kein was wenn? Und kein Vorausschauen. Immer nur einen Schritt nach dem anderen.

Meine Schwester blieb dagegen noch einen Moment länger bei mir. Sie war nicht so emotional wie meine Mutter, oder sie konnte es ganz einfach nur besser verbergen. Sie war eher so wie ich, immer noch einen dummen Spruch auf den Lippen. Doch als auch sie gehen musste, drückten wir uns noch einmal und dann sagte sie: »Bis später.«

Ich weiß noch, wie ich mich damals innerlich über diesen Ausspruch amüsierte. Sicher, ich wollte kein Drama, aber »Bis später« hörte sich so an, als ob ich nur eine Warzen-OP vor mir hätte. Meine Schwester ...

Doch ich antwortete ebenfalls mit »bis später« und freute mich gleichzeitig darüber, dass meine Schwester ganz offensichtlich von dem Erfolg meiner OP überzeugt war. Es tat in diesem Moment gut, alles ein wenig herunterzuspielen. Dass sich meine Mutter und meine Schwester draußen weinend in den Armen lagen, große Angst hatten, mich zum letzten Mal gesehen zu haben, wusste ich damals ja nicht. Auch dachte ich damals nicht darüber nach, wie es meiner Familie jetzt wohl ging. Mein Fokus war nur noch auf die Transplantation gerichtet. Alles andere war ausgeblendet.

Sobald meine Schwester den Vorbereitungsraum verlassen hatte, ging der Trubel erst richtig los. Zunächst einmal musste ich von meinem Bett rüber auf die OP-Liege wechseln. Erst wollte man mich rüberheben, doch das lehnte ich ab. Noch konnte ich selbst von einer Liege auf die andere klettern. Das erklärte ich auch dem Anästhesisten, der noch viel erstaunter darüber war, dass ich kein Beruhigungsmittel vor der OP eingenommen hatte. Vor so einer großen OP wie einer Transplantation nahmen offensichtlich die meisten nur allzu gerne ein Beruhigungsmittel ein.

Als ich dann auf der OP-Liege lag, wurden alle um mich herum geschäftig. Wer das Glück hat, noch nie für eine OP vorbereitet worden zu sein, dem sei gesagt, es geht zu wie auf einem Bahnhof. Man sieht aus den Augenwinkeln immer nur blaue oder grüne Kittel vorbeihuschen. Ab und an stellt sich eine Schwester vor, der Anästhesist, jemand streicht einem beruhigend über den Kopf, doch ansonsten fühlt man sich fast überflüssig.

Ich bekam ein Häubchen über die Haare gestülpt, Blutdruckmanschette um den Arm gewickelt, Sauerstoff unter die Nase geklemmt, Elektroden auf die Brust geklebt und konnte kurz darauf meinen etwas erhöhten Herzschlag im Hintergrund piepen hören. Ich fing an, mich auf meine Atmung zu konzentrieren, versuchte, meinen Herzschlag wieder zu beruhigen, und sah den vielen grünen Kitteln um mich herum zu, wie sie hin und her huschten. Und dann setzte sich der Anästhesist neben meinem Kopfende auf einen Stuhl und ließ mich wissen, dass er nun den Zugang legen und ich dann meine Narkose bekommen würde.

Wie immer legten sie auch in diesem OP den Zugang auf dem Handrücken. Es ist einfacher, auf dem Handrücken eine Vene zu finden, doch es tut auch immer gleich um vieles mehr weh, als wenn man den Zugang in den Arm gestochen bekommt. Und obwohl ich mich damals noch nicht mal beschwerte, dass ich wieder einmal den Zugang auf den Handrücken gelegt bekam, griff der Anästhesist nach einer kleinen Spritze und betäubte meinen Handrücken zunächst örtlich, bevor er den Zugang legte. Ich weiß noch, wie ich ihn ungläubig anstarrte und fragte, was er da mache. Es kam mir irgendwie seltsam vor, vor meiner Transplantation, einen Zugang mit örtlicher Betäubung gelegt zu bekommen. Ich meine, hier lag ich nun, kurz bevor man mir die Lunge und die Leber aus dem Leib schneiden würde, kurz vor meiner größten Operation, und da wurden die Ärzte plötzlich pingelig und legten einen Zugang mit örtlicher Betäubung? Zudem hatte ich in meinem ganzen Leben bestimmt schon an die hundert Zugänge ohne örtliche Betäubung gelegt bekommen, selbst als Kind. Da brauchte man jetzt auch nicht mehr damit anzufangen.

Später, nach der Transplantation, erfuhr meine Mutter, dass die Ärzte und Schwestern viel Spaß mit mir im Operationssaal hatten. Dass es selten vorkam, dass jemand vor seiner Transplantation noch zu Witzen aufgelegt war und dumme Kommentare über örtliche Betäubungen abgab.

Als der Zugang lag, stöpselte der Anästhesist eine Spritze an und ließ mich wissen, dass er nun den ersten Teil der Narkose injizieren würde und dass es etwas brennen könnte.

Ich sah ihm dabei zu, wie er langsam die Narkose in meine Vene injizierte, und es brannte wie Hölle. So viel zum Thema örtliche Betäubung.

Ich glaube, ich sagte sogar noch, dass es höllisch brennen würde, schloss dann meine Augen und lauschte meinem nun wieder etwas schnelleren Herzschlag. Das Brennen ließ nach, es rauschte in meinen Ohren, irgendjemand fragte mich noch etwas und dann wurde es schwarz.

Meine Lungentransplantation fing um Punkt 9:55 Uhr an. Kurz danach schrieb meine Mutter ihre erste Rund-SMS an alle:

28. Dezember 2002, 10:02 Uhr

Inka ist seit 9 Uhr in Hannover im OP. Ruft bitte nicht an. Ich melde mich wieder. Uta

Kapitel 5

Ausnahmezustand

Ich habe keine Empfindungen von meiner Operation mitgenommen. Ich habe mich weder von oben auf dem OP-Tisch liegen sehen, die Chirurgen nicht über mich reden gehört noch mitgezählt, ob alle Tupfer wieder aus meinem Brustkorb entfernt wurden, bevor ich zugenäht wurde. Was in den folgenden acht Stunden mit mir passierte, kann ich heute vielmehr nur den emotionslosen OP-Berichten entnehmen, die mir vorliegen. Dort ist ganz genau festgehalten, wann welche Arterie wo durchtrennt wurde, ob Verwachsungen gelöst oder Blutungen gestillt werden mussten. Wie die neue Lunge nun tatsächlich aussah, was die alte Leber wog und wie schwer die neue war. Es liest sich wie eine Gebrauchsanweisung für Transplantationen. Sachlich, einen Handgriff nach dem nächsten beschreibend, mehr nicht. Es gibt keine Tränen, als Komplikationen auftreten, als mein Kreislauf versagt und meine neue Lunge mich nicht richtig mit Sauerstoff versorgen will. Es wird kein Atem angehalten, als die ersten Klemmen wieder gelöst werden, ich wieder von der Herz-Lungen-Maschine abgestöpselt werde und mir dann notfallmäßig der Brustkorb geschlossen wird, weil meine Leber plötzlich ihren Geist aufgibt. Es wird ganz einfach nur weitergearbeitet, weiteroperiert.

Dass es bei all dem um mein Leben ging, ich diejenige war, die dort auf dem Tisch lag und um ihr Leben rang, kann ich mir persönlich heute auch nicht wirklich vorstellen. Rückblickend empfinde ich die gleiche Emotionslosigkeit, die die Operationsberichte ausstrahlen. Es schnürt sich mir nicht die Kehle zu, wenn ich lese, wie knapp es damals war. Wahrscheinlich liegt es daran, dass ich keine acht Stunden lang darauf warten musste, Nachricht zu bekommen, wie die Operation verlaufen war. Ich habe ganz einfach nur geschlafen, während alle anderen vor Sorge und Machtlosigkeit der Situation gegenüber fast verrückt geworden sind:

Meine Schwester musste sich damals vor lauter Stress und Sorgen mehrere Male übergeben, als sie mit meiner Mutter das Krankenhaus verließ und sich in einem nahe gelegenen Hotel einmietete, weil meine Tante gerade nicht zu Hause und nicht zu erreichen war.

Silke, wohl angetrieben von dem schlimmen Gefühl, nichts tun zu können, setzte sich dagegen ins Auto und machte sich mit ihrem damaligen Freund auf den Weg nach Hannover. Sie wollte in meiner Nähe sein, nur irgendetwas tun, außer warten zu müssen. Allerdings kam sie nie in Hannover an. Auf halbem Weg rief sie meine Mutter an, um sie wissen zu lassen, dass sie auch bald in Hannover sein würde, und zu ihrem Pech nahm meine Schwester ab. Tina ließ Silke unmissverständlich wissen, dass ihre Anwesenheit im Moment mehr als unerwünscht wäre und sie sich sofort wieder auf den Weg nach Hause machen und besser nicht in Hannover blicken lassen sollte. Ganz so nett drückte meine Schwester sich damals nicht aus, aber die Nerven lagen halt blank, bei jedem.

Meine Mitbewohnerin griff dagegen noch einmal zu ihrem Tagebuch und schrieb:

28. Dezember 2002, 12:58 Uhr

Hallo Inka-Maus,

lange habe ich nichts mehr geschrieben, die Transplantation ist in den ganzen Monaten der Wartezeit irgendwie so unwirklich geworden und in die Ferne gerückt, ich hatte schon nicht mehr daran geglaubt. Jetzt scheint es ja heute so weit zu sein und ich werde so langsam ganz hibbelig und nervös, weil ich nichts tun kann und nichts weiß, argh. Als deine SMS heute Morgen kam, musste ich sie erst zweimal lesen, weil ich Angst hatte, mich verlesen zu haben. Dann habe ich Silke und Eike angerufen, die in ihrem Halbschlaf auch erst gar nicht wussten, was los war. Na ja, jedenfalls bin ich froh, dass es endlich so weit ist, und gleichzeitig hab ich Angst, aber das ist wohl normal. Jedenfalls hoffe ich, dass die nächsten Stunden schnell vergehen und ich bald Neues höre – dieses Warten ist grässlich!

Dicken Schmatz von mir.

Genauso wie Martina, die Folgendes schrieb:

Mir ist das Herz in die Hose gerutscht und ich habe große Angst.

Andererseits – wenn es einer schafft, dann Inka-Maus. Ich habe Hoffnung und gleichzeitig Angst. Seit 15 Monaten warten wir auf diesen Augenblick. Mir gehen sooo viele Gedanken im Kopf umher.

Haben wir über alles gesprochen?! Ist alles im Reinen? Können wir bald unseren Frauenurlaub machen und, und, und?

Ich frage mich was Inka an meiner Stelle tun würde. Sie würde die Hoffnung nie aufgeben. Nie. Um ganz ehrlich zu sein, ich hatte schon keine Hoffnung mehr. Ein paar von meinen Freunden auch nicht mehr, doch Inka hat nie, nie, nie aufgegeben. Sie ist das Stärkste, was ich kenne.

Sie hat so lange ausgehalten und vor allem, und das ist das Wichtigste, Inka glaubt an die Transplantation, und damit hat sie schon gewonnen. Inka ich liebe dich! Und ich will mit dir feiern – ein großes Fest!! Mit allen Freunden und allen, die gehofft und mit dir gelitten haben.

Heute Morgen um 8:30 Uhr bin ich aufgewacht und mein erster Gedanke war Inka. Ich wollte dich anrufen und dachte, dann werde ich erschlagen um die Zeit – und um die Zeit warst du schon in Vorbereitung.

Inka halte aus.

Meine besten Gedanken und all meine Liebe sind bei dir.

Und auch deiner Familie, Uta, Wilhelm und Tina, schicke ich aus vollem Herzen alles Liebe und Gute.

Inka, in mir ist eine ganz zarte, kleine Stimme, die immer wieder sagt, alles wird gut!

Inka, das Leben wartet auf dich! Ich liebe dich!

Um Punkt 17:50 Uhr war meine Leber-Transplantation abgeschlossen. Und ich kam intubiert, mit Beatmungsschlauch und kreislaufstabil auf die Intensivstation.

Kurz danach schrieb meine Mutter die nächste SMS:

28. Dezember 2002, 19:59 Uhr

OP ist mit kleinen Problemen gut gelaufen – Ärzte sind zufrieden – ihr Zustand ist zurzeit stabil – können aber vor morgen Mittag nicht zu ihr.

Kapitel 6

Die Tage, die meiner Transplantation folgten, sind nur schwer zu fassen, zu erklären oder zu beschreiben. Ich habe so viele Erinnerungen an diese Zeit, so viele Träume, doch alles purzelt in meinem Kopf durcheinander. Realität und Traumwelt vermischen sich zu einem Brei und lassen sich nicht trennen.

Der Grund dafür ist wohl, dass ich für einige Tage noch Narkosemittel bekam. Wirklich aufwachen durfte ich direkt nach meiner OP nicht, ich hatte noch einen Beatmungsschlauch, einen Tubus, im Hals liegen, weil ich noch künstlich beatmet wurde. Wenn ich wach wurde, dann waren es immer nur ein paar Minuten. Minuten, in denen ich zwar reagierte, an die ich mich auch zum Teil erinnern kann, die sich jedoch sofort wieder mit dem nächsten Traum vermischten.

Ich weiß nicht, ob andere Patienten in der Zeit nach ihrer Transplantation auch so viel träumen, doch es hieß, dass das Schlafmittel oder das Narkosemittel, das ich in dieser Zeit gespritzt bekam, schöne, manchmal sogar erotische Träume hervorrufen soll. Leider kann ich mich diesem Urteil nicht anschließen. Ich hatte alles andere als schöne, geschweige denn erotische Träume. In meinen Träumen ging es stets dramatisch zu. Ich träumte zu ersticken, nicht zu meiner Transplantation zu kommen, weil der Hubschrauberpilot nicht landen wollte, und dass alle Schwestern und Ärzte um mich herum nur böse zu mir waren. Ich träumte, zum Spaß Schlafmittel gespritzt zu bekommen und dass man mich ans Bett fesselte. Wobei Letzteres sogar der Wahrheit entsprach. Ein Traum hatte mich dazu animiert, in meinem Bett herumzurandalieren. Ich strampelte mit den Beinen, warf die Bettdecke fort und zog mir dabei eigenhändig auch gleich noch meine Magensonde aus der Nase. Die Schwestern hatten Probleme, mich wieder unter Kontrolle zu bringen, und Angst, ich könnte mir in meinem Wahn auch noch meinen Beatmungsschlauch ziehen. Daher verbrachte ich ein paar Stunden mit Händen und Füßen ans Bett gefesselt und träumte daraufhin, dass man mich aus reiner Bosheit gefesselt und dann vergessen hätte. Traum und Realität gingen in dieser Zeit ein Stück weit Hand in Hand.

Trotz allem habe ich versucht, jene Tage ein wenig zusammenzufassen. Ob die Reihenfolge meiner hier aufgelisteten Träume stimmt, kann ich heute nicht mehr sagen. Ich weiß nicht mehr, wann ich was geträumt habe und wann genau ich ans Bett gefesselt wurde. Doch ich weiß noch genau, wie es sich angefühlt hat. Und ich erinnere mich an ein großes Durcheinander, das absolute Chaos. Während meine Mutter SMS an Freunde und Familie schickte, um alle darüber zu informieren, wie es um mich stand:

29. Dezember 2002, 11:19 Uhr

Nacht ist gut verlaufen – eventuell muss heute noch eine kleine OP an der Lunge gemacht werden – Arzt ist sehr zufrieden – heute Nachmittag können wir (Tina und ich) zu ihr.

Ich hatte rechtsseitig noch ein erhebliches und an Größe zunehmendes Luftleck in der Lunge, das am 29. Dezember in einer kleinen Operation geschlossen wurde.

Martina schrieb damals in ihr Tagebuch, 11:22 Uhr:
Wow! Das ist gut.

Gestern Abend habe ich ein bis zwei Bier zu viel getrunken und konnte daher gut schlafen! Und heute Morgen beim Aufwachen war Inka da. Und ich wusste, dass sie eine Hürde nach der anderen nimmt und nicht eher aufhört zu kämpfen, bis es für sie selbst gut ist.

Alle hier beten, schicken gute Gedanken und sind voller Liebe zu Inka.

Du schaffst es!

Und ich träumte:

Ich stehe auf einer Straße, alleine. Es ist Abend, dunkel und regnerisch. Ich habe keine Ahnung, was ich hier mache oder wo ich bin. Ob ich auf jemanden warte oder mich verirrt habe. Leicht gehetzt drehe ich mich um die eigene Achse, schaue die Straße rauf und runter, bis mein Blick an einer schwach beleuchteten Telefonzelle hängen bleibt. Ein Mann steht darin. Er trägt einen langen, beige-braunen Mantel und einen Hut mit Krempe. Sein Gesicht kann ich nicht erkennen. Er sieht aus wie aus den Siebzigern. Ich beobachte ihn, wie er den Telefonhörer aufhängt, die Tür der Telefonzelle aufdrückt und die Straße hinunter davoneilt. Unschlüssig sehe ich ihm hinterher und habe plötzlich das Gefühl, dass ich ihn nicht aus den Augen verlieren darf. Ich muss ihm folgen. Denn nur solange ich ihn sehen kann, wird alles gut werden. Solange ich nur seinen Rücken und nicht sein Gesicht sehen kann, wird mir nichts passieren.

Tage später, als ich zum ersten Mal wieder einen klaren Gedanken fassen konnte, erzählte ich meiner Mutter von diesem Traum, und sie war sich sofort sicher, dass es Ingo war, den ich da gesehen hatte. Langer Mantel, Hut mit Krempe, das konnte nur Ingo gewesen sein.

Ingo kam immer mal wieder in meinen Träumen vor, huschte durchs Bild, und jedes Mal wenn ich seinen langen Mantel von hinten sah, wusste ich, dass alles okay war. Auch wenn ich damals in meinen Träumen nie auf den Gedanken kam, dass es Ingo war, der mich besuchte.

29. Dezember 2002, 18:23 Uhr

2. OP (Leck in der Lunge geschlossen) hat ohne Komplikationen geklappt – Inkas Zustand ist stabil – Ärzte sind zufrieden

Und schon aus dieser Zeit, nur einen Tag nach meiner Transplantation, kann ich mich an einen wachen Moment erinnern: Ich lag im Bett und meine Mutter und meine Schwester standen an meinem Fußende. Sie wollten sich gerade von mir verabschieden, wieder zu meiner Tante fahren, als ich ihnen noch etwas sagen wollte. Doch da ich aufgrund des Tubus in meinem Hals nicht sprechen konnte, versuchte ich, mich mit Händen und Gesichtsausdrücken verständlich zu machen. Immer wieder zeigte ich auf mein Bein und stellte mich dann schlafen.

»Hast du Schmerzen? Willst du ein Schmerzmittel haben?«, fragten meine Schwester und meine Mutter immer wieder und ich schüttelte energisch den Kopf. Ich weiß noch, wie ärgerlich ich war, dass sie mich nicht verstanden. Wie dumm musste man sein, um meine ganz eindeutige Pantomime nicht zu verstehen?

Eine Krankenschwester kam dazu, doch auch sie verstand nicht, was ich wollte. Bis meine Schwester auf die Idee kam, mir das Abc aufzusagen und ich nicken sollte, wenn der richtige Buchstabe kam, um so zu buchstabieren, was ich wollte.

Es wundert mich noch heute, dass ich dazu in der Lage war, »Spritze mit Schlafmittel« zu buchstabieren. Ich hätte damals noch nicht mal sagen können, warum ich im Krankenhaus lag oder was mit mir passiert war, doch buchstabieren konnte ich.

Als meine Schwester und meine Mutter gegangen waren, bekam ich mein Schlafmittel und schlief sofort wieder ein. Ich weiß noch, ich wollte damals das Schlafmittel nicht aufgrund von Schmerzen, Schmerzen hatte ich zu dem Zeitpunkt noch nicht, ich hatte ganz einfach nur Angst vor der Nacht. Denn die Nächte im Krankenhaus sind immer die schlimmsten. Ich hatte Angst, aufzuwachen und dann nicht mehr einschlafen zu können.

Warum der Gedanke daran so schlimm war? Nun, weil man, wenn man schlaflos nachts im Krankenhaus liegend erst merkt, wie hilflos man ist. Ich konnte mich damals nicht auf die Seite drehen, nicht meine bevorzugte Schlafposition einnehmen, weil ich vier gartenschlauchdicke Drainagen aus dem Brustkorb ragen hatte. Auch hatte ich nicht die nötige Kraft, mich alleine auf die Seite zu drehen, ich konnte noch nicht mal meinen Kopf alleine anheben. Sollte ich nachts wach werden und nicht wieder einschlafen, konnte ich nur daliegen und die Sekunden zählen. Und davor hatte ich Angst. Angst, jede Sekunde meiner hilflosen Situation bewusst miterleben und zählen zu dürfen.

Was die Abc-Methode meiner Schwester anging, kam diese ein paar Tage später noch einmal zum Einsatz. Als ich wieder einmal etwas wollte und mich keiner verstand, hielt meine Mutter mir diesmal jedoch eine Tafel mit dem aufgemalten Alphabet hin. Ich sollte einfach nur auf den jeweiligen Buchstaben zeigen und so das buchstabieren, was ich sagen wollte. Diese Methode war etwas einfacher, als jedes Mal das ganze Abc aufsagen zu müssen. Doch meine Koordination von Sehen und Zeigen funktionierte noch nicht genau. Die einzelnen Buchstaben schienen vor meinen Augen zu verschwimmen und ich zeigte stets auf den falschen. Danach gingen wir wieder dazu über, das Alphabet schlicht aufzusagen.

30. Dezember 2002, 09:03 Uhr

Die Nacht ist ohne Komplikationen verlaufen – ich kann heute Mittag zu ihr – die Beatmung wird noch 2 Tage durchgeführt.

Ich träumte:

Menschen laufen an meinem Krankenhausbett vorbei und stürmen durch die Glastür am Ende des Flures auf den dahinterliegenden Parkplatz. Es ist nach meiner Transplantation, so viel fällt mir wieder ein. Alles ist gut verlaufen, ich habe überlebt aber irgendetwas stimmt nicht. Die Atmosphäre um mich herum ist zu hektisch, zu aufgeladen für ein Krankenhaus. Vorsichtig sehe ich mich um. Mein Bett steht in einer

Nische auf dem Flur. Ich liege nicht in meinem eigenen Zimmer oder auf der Intensivstation, wie ich es eigentlich erwartet hätte. Ich liege auf dem Flur! Und dann fallen auch noch Schüsse, irgendwo, weiter weg. Zwei Flure weiter vielleicht. Das Krankenhaus ist von Geiselnehmern besetzt. Die Tür am anderen Ende des Flures, durch die ich gerade eben noch Menschen hinauseilen sah, ist plötzlich verriegelt. Hier kommt keiner mehr rein oder raus. Einer der Geiselnehmer kommt langsam am anderen Ende des Flures um die Ecke geschlendert, direkt an meinem Bett vorbei. Eine große Maschinenpistole hängt über seiner Schulter, aber ich versuche ihn nicht anzuschauen, nur keine Aufmerksamkeit auf mich zu lenken. Vorsichtig ziehe ich meine Beine an, damit er mich nicht sieht, versuche, mich kleiner zu machen, zu verschwinden. Denn ich darf hier nicht sterben, nicht so. Meine Eltern werden verzweifeln, wenn sie erfahren, dass ich die Transplantation gut überstanden habe, aber durch eine verirrte Kugel von einem Geiselnehmer gestorben bin.

30. Dezember 2002, 15:57 Uhr

Zustand von Inka ist weiterhin stabil – die nächsten Tage werden entscheidend sein.

In vielen meiner Träume, die ich in dieser Zeit hatte, kamen seltsamerweise auch immer wieder Duschen vor. Ich träumte zum Beispiel, dass meine Schwester bei mir war und einem anderen Patienten beim Duschen half. Ich war ganz eifersüchtig, weil sie sich meiner Meinung nach viel zu sehr um ihn und viel zu wenig um mich kümmerte.

Erst als ich wieder klarer im Kopf war und wieder meine Brille auf der Nase hatte, verstand ich, woher die Träume mit der Dusche gekommen waren. Über meinem Bett an der Decke war eine halbrunde Schiene befestigt, an der die Vorhänge hingen, die zwischen die einzelnen Betten der Patienten gezogen werden konnten. Auf der Intensivstation lag man mit mehreren Patienten zusammen in einem Raum, nur durch diese Vorhänge voneinander getrennt. Von meiner Perspektive und mit meiner eingeschränkten Sehstärke sah dieser Vorhang für mich wie ein Duschvorhang aus. So vermischte sich damals alles.

31. Dezember 2002, 13:09 Uhr

Alles stabil – Leber arbeitet gut – Beatmung läuft noch.

Martina schrieb damals in ihr Tagebuch, 13:12 Uhr:

Ach Inka-Maus, was ist das im Moment aufregend. Heute hat Uta sich so spät gemeldet. Da wurde ich ein bisschen unruhig. Sonst kam immer gegen 9:00 Uhr eine Nachricht.

Da mir mein Gefühl und mein Glaube sagten, dass nun alles gut würde, brauche ich mir ja keine Sorgen mehr machen.

Ich bin in telefonischem Kontakt mit deiner Mitbewohnerin und Eike. Das tut gut. Wir muntern uns gegenseitig auf.

Heute hat deine Mitbewohnerin mir erzählt, dass in Hannover ein Artikel über die Transplantation in der Zeitung stand. Der Organspender ist ein Mann gewesen. Ein Verkehrstoter. Artikel bekommst du wie alles, was jetzt so passiert etc.

Inka, ich mache mir viele Gedanken auch über ein Geschenk zu deinem neuen Geburtstag 28.12.2002. Auf jeden Fall wünsche ich dir ein tolles und gesundes Jahr 2003!

Wer mir nun auch viel im Kopf rumgeht, ist Uta. Sie ist eine sehr starke Frau und du weißt, was du an ihr hast. Ich erlaube mir immer alle zwei Tage eine SMS für Uta. Als wenn wir alle in telepathischem Kontakt zueinander stünden.

Alles, alles Gute!!

Der Zeitungsartikel, von dem meine Mitbewohnerin sprach, handelte von dem Patienten, der am 28.12.2002 das Herz meines Spenders transplantiert bekam. Dort ist unter anderem zu lesen:

»Bei einem Verkehrsunfall sind mehrere Menschen tödlich verletzt worden. In einer Klinik wurde der Hirntod eines Mannes diagnostiziert.«

Das war mein Spender.

Ganz zum Schluss des Artikels schreibt die Hannoversche Allgemeine Zeitung:

»Das OP-Team arbeitet weiter. Es setzt einer 23-Jährigen die Lunge des Verkehrstoten ein. Ein anderes Chirurgenteam transplantiert derselben Patientin auch die Leber.«

Durch diesen Zufall weiß ich heute, dass mein Spender ein Mann war und bei einem Verkehrsunfall ums Leben kam. Normalerweise erfährt man als Organempfänger noch nicht mal das Geschlecht seines Spenders. Aus Datenschutzgründen und zum Schutz der Hinterbliebenen des Spenders.

1. Januar 2003, 14:52 Uhr

Alles stabil – die Narkose wird jetzt runtergefahren – die nächste große Hürde ist das selbstständige Atmen.

Ich kann mich erinnern, wie ich damals immer wieder hörte, dass Leute sich ein »Frohes neues Jahr« wünschten. Und wie ich versuchte, mich zu erinnern, was ich an Silvester gemacht hatte. Doch es wollte mir einfach nicht einfallen. Folglich ging ich irgendwann ganz einfach davon aus, dass ich mein Silvester wohl bei meinen Eltern verbracht haben musste und es so langweilig und unspektakulär gewesen war, dass ich mich aufgrund dessen nicht mehr daran erinnern konnte.

2. Januar 2003, 09:31 Uhr

Inka wird weiter langsam wach.

In Martinas Tagebuch steht:

»Oh, wie mich das freut«, habe ich zurückgeschrieben.

Dann rief Uta an. Oh, ich kann gar nicht sagen, wie froh ich war, mit Uta zu sprechen. Sie hat mir alles erklärt, erzählt und wir haben geweint und gelacht.

Ich bin schwer beeindruckt von deiner Inka-Kraft, von deinem Willen, Hut ab. Mehr kann ich gar nicht sagen.

Und irgendwann in der Zeit meines langsamen Wachwerdens, kam eine Schwester zu mir ans Bett und wollte routinemäßig den angesammelten Schleim in meinem Hals absaugen. Und obwohl es nicht das erste Mal war, dass bei mir Schleim abgesaugt wurde, an diesem einen Tag wollte ich es nicht. Es war ein unangenehmes Gefühl, als ich den Schlauch zum Absaugen in den Hals geschoben bekam, ich bekam leichten Brechreiz und wollte daraufhin nach dem Schlauch greifen, der mir im Hals steckte.

Ich weiß nicht mehr, ob die Schwester nach meinem Arm griff, doch ich weiß noch, wie sie mir unmissverständlich klarmachte, dass ich meine Hände unten lassen sollte. Schließlich hatte ich noch immer den Tubus im Hals und niemand wollte das Risiko eingehen, dass ich mir den auch noch eigenhändig zog.

Der strenge Tonfall der Schwester wirkte. Ich ließ meine Hände unten, doch meinen Kampf hatte ich deswegen noch lange nicht aufgegeben. Als sie wieder den Schlauch in meinen Hals steckte, biss ich zu. Klemmte den Schlauch zwischen meinen Zähnen ein, sodass sie weder vor noch zurück konnte.

Ich weiß noch, wie ich damals dachte: »Haha, du Alte, du schiebst mir so schnell keinen Schlauch in den Hals, wenn ich das nicht will«, doch letztendlich bekam ich natürlich doch noch den Schleim aus dem Hals gesaugt. Viel Selbstbestimmung hat man auf der Intensivstation eben doch nicht.

2. Januar 2003, 16:00 Uhr

Inka fängt an, mit dem Gerät zu atmen, und reagiert, wenn man sie anspricht

Meine Lunge wurde damals jeden Tag geröntgt. Jeden Morgen kam eine Röntgenassistentin mit einem portablen Röntgengerät auf die Intensivstation und röntgte. Man bekam im Liegen eine Metallplatte, in der sich der Röntgenfilm befand, unter den Rücken geschoben, das Röntgengerät wurde mithilfe eines langen Armes über einem ausjustiert. Und dies war die schmerzlichste Erfahrung meines ganzen Intensivstation-Aufenthalts. Denn auch wenn ich nur für wenige Augenblicke auf der harten Metallplatte liegen musste, litt ich jedes Mal Höllenqualen. Mein Rücken tat so sehr weh, dass es kaum zum Aushalten war. Und da ich mich damals auch noch nicht alleine aufsetzen konnte, ich konnte ja noch nicht mal meinen Kopf alleine anheben, schoben die Röntgenassistenten manchmal die Platte einfach so, mit einem Ruck, zwischen meinen Rücken und die Matratze. Mich beschweren konnte ich damals auch nicht. Zumindest nicht mit Tubus im Hals.

Generell hatte ich damals oft Rückenschmerzen. Die einzigen Schmerzen, an die ich mich von meiner Nach-Transplant-Zeit wirklich erinnern kann. Damals dachte ich, sie kämen vom ständigen Liegen. Ich lag ja den ganzen Tag nur rum, noch dazu nur auf dem Rücken. Doch wieder war es meine Mutter, die mir später erklärte, woher meine Rückenschmerzen eigentlich gekommen waren.

Ich hatte von der Transplantation einen so großen blauen Fleck auf dem Rücken bekommen, dass ich von den Schulterblättern an bis runter zum Steißbein flächig schwarz war. Zehn Stunden auf dem harten Operationstisch hatten ihre Spuren hinterlassen. Kein Wunder also, dass mir damals ständig der Rücken wehtat.

3. Januar 2003, 15:38 Uhr

Inka hat gerade 20 Minuten alleine geatmet – ist sehr anstrengend für sie – wir und Inka müssen Geduld haben – sie ist auf dem richtigen Weg – Arzt ist zufrieden.

Am 4. Januar wurde zum ersten Mal mein Tubus gezogen und ich musste ohne Unterstützung atmen. Für 30 Minuten setzten sie mich in einen Sessel neben meinem Bett und ich musste atmen. Immer wieder kontrollierten sie dabei meinen Sauerstoffgehalt im Blut, um zu sehen, ob ich auch genug atmete und meinen Körper mit ausreichend Sauerstoff versorgen konnte.

Zum Glück kann ich mich an diese 30 Minuen überhaupt nicht erinnern. Zum Glück, weil es sich laut meiner Mutter ganz schrecklich anhörte, mich damals atmen zu hören. Es war ganz offensichtlich, dass mir das Atmen noch große Probleme bereitete, so sehr schnaufte ich vor mich hin. Und auch der immer weiter abfallende Sauerstoffgehalt im Blut zeigte an, dass ich noch zu schwach war, um alleine zu atmen. In den sieben Tagen, die ich intubiert gewesen war, hatte ich so viel meiner Atemmuskulatur abgebaut, dass ich nun nicht mehr genügend Muskulatur hatte, um alleine zu amten.

Ich wurde reintubiert und im Anschluss bekam ich, anhand eines Luftröhrenschnitts, ein Tracheostoma gelegt. Durch das Tracheostoma konnte ich weiterhin künstlich beatmet werden und selbst atmen. Es war wie eine unterstützende Atmung, bei der ich gleichzeitig auch meine eigene Atemmuskulatur trainieren konnte. Zusätzlich konnte ich immer mal wieder von der Beatmung »abgestöpselt« werden und für ein paar Minuten ganz allein atmen. Ebenfalls um meine Atemmuskulatur zu trainieren. Das Tracheostoma war also keineswegs ein Rückschritt in meiner Genesung, doch als meine Mutter ihre nächste SMS verschickte, herrschte erst ein wenig Unsicherheit unter meinen Freunden:

4. Januar 2003, 15:17 Uhr

Das selbstständige Atmen schafft Inka noch nicht – sie haben jetzt einen Luftröhrenschnitt gemacht.

Für meinen Luftröhrenschnitt kam damals extra Frau Dr. H. von der Muko-Ambulanz auf die Intensivstation, um mir das Tracheostoma persönlich zu legen. Verschwommen kann ich mich auch noch an sie erinnern. Wie sie mir etwas von einem Luftröhrenschnitt erzählte und dass ich damit wieder besser würde atmen können.

Viel besser kann ich mich dagegen an den Moment erinnern, als ich aus der kleinen Narkose aufwachte, die ich für diesen Eingriff bekommen hatte:

In meiner Erinnerung wachte ich auf und lag in einem gekachelten, weißen Raum. Und sofort kam mir der Gedanke, ich könnte tot sein, obwohl ich im Hintergrund noch Frau Dr. H. und meine Mutter reden hörte. Meine Mutter fragte irgendetwas, ob sie schon reinkommen könnte oder besser noch draußen warten sollte. Ich lag damals im Aufwachraum nach der Narkose und meine Mutter wollte nur wissen, ob sie schon zu mir kommen konnte oder ich noch nicht wach genug war für Besuch.

Für mich hörte es sich damals so an, als ob meine Mutter wissen wollte, ob sie sich schon von mir verabschieden konnte oder nicht. Und als meine Mutter dann neben mir Platz nahm, versuchte ich mich zu bewegen, sie irgendwie wissen zu lassen, dass ich doch noch nicht tot war. Ich wollte nicht, dass meine Mutter sich grundlos quälte und grundlos trauerte. – Dann bricht meine Erinnerung wieder weg.

Woran ich mich gar nicht erinnere ist, dass auch meine Schwester damals mit im Krankenhaus war. Als ich nach meinem Luftröhrenschnitt wieder auf der Intensivstation lag und meine Mutter zum Mittagessen in die Krankenhausmensa gegangen war, war sie diejenige, die an meinem Bett saß und meine Füße massierte. So lange bis ich aufwachte und natürlich, als Allererstes, nach etwas zum Essen verlangte.

Meine Schwester erzählt noch heute, wie ich damals, noch volltrunken von meiner Narkose, in meinem Bett saß, nicht geradeaus gucken und kaum den Stift halten konnte, mit dem ich »Hunger« auf ein Stück Papier schrieb, aber den Joghurt, den ich von einer der Krankenschwestern in die Hand gedrückt bekam, in null Komma nichts auslöffelte, ohne mich zu verschlucken, ohne etwas zu verschütten, nur um gleich darauf wieder einzuschlafen.

Als ich das nächste Mal aufwachte, saß meine Mutter wieder neben meinem Bett und ich schrieb ihr auf einen Block, dass ich schon eine Banane gegessen hätte. Dass es in Wirklichkeit ein Joghurt gewesen war, wusste ich schon nicht mehr.

Ob ich noch am gleichen Tag zum ersten Mal von der Beatmung abgestöpselt wurde und für ein paar Minuten allein atmen musste, weiß ich nicht mehr. Doch ich weiß noch genau, wie es sich damals anfühlte, das erste Mal bewusst und alleine zu atmen. Es war schrecklich!

Das Problem war, dass ich, aus welchem Grund auch immer, die ganze Zeit der Ansicht war, dass ich nur eine neue Leber transplantiert bekommen hatte. Vielleicht kam mein Unterbewusstsein zu dieser Überzeugung, weil ich noch immer unter Atemnot litt, noch immer nicht frei durchatmen konnte und sich meine neue Lunge im Grunde genommen genauso scheiße anfühlte wie meine alte. Und als dann eine der Krankenschwestern zu mir ans Bett kam und mich wissen ließ, dass sie mich nun von der Beatmung abstöpseln und ich für ein paar Minuten alleine atmen lassen würde, bekam ich Panik. Ich dachte, sie wüsste nicht, dass ich schwer lungenkrank war und beatmet werden musste. Dass ich noch gar keine neue Lunge bekommen hatte, sondern nur eine neue Leber.

Ich weiß noch, dass ich versuchte, sie davon abzuhalten. Ich schrieb sogar noch den Namen von Frau Dr. H. auf einen Zettel. Ich wollte, dass sie mit Frau Dr. H. sprach, bevor sie mich abstöpselte. Die könnte der Schwester erklären, dass ich noch nicht transplantiert war und definitiv nicht alleine atmen konnte.

Doch natürlich kannte die Schwester von der Intensivstation keine Ärztin von der Muko-Ambulanz und daraufhin stöpselte sie mich einfach von der Beatmung ab und sah mir dabei zu, wie ich versuchte, zu atmen. Ich dachte nur, du musst jetzt irgendwie überleben, irgendwie atmen, so lange, bis deine Mutter wiederkommt und dieses Missverständnis aufklären kann.

Und während ich dalag und atmete, rief auch noch einer der Ärzte auf der Station an. Meine Krankenschwester erzählt ihm gleich, dass ich gerade zum ersten Mal alleine atmen würde, und ließ mich dann wissen, dass der Arzt gesagt hätte, ich sollte ruhig noch fünf Minuten länger alleine atmen. So grausam kann Intensivstation sein. Als ich nach zehn Minuten wieder an die Beatmung angeschlossen wurde, war ich schweißgebadet.

Ich kann es heute selbst kaum mehr nachvollziehen, wie Atmen so anstrengend sein kann. Wie etwas, was man unbewusst tausendmal am Tag tut, plötzlich zu einem solchen Kraftakt werden kann. Doch so war es damals. Ein Gefühl, als ob man gegen einen Widerstand anatmen würde, während man versucht, den Mount Everest zu ersteigen.

Angestöpselt fing die Beatmungsmaschine wieder an, in ihrem Rhythmus, Luft in meine Lungen zu blasen, und so wie immer dauerte es erst einen Moment, bis die Maschine und ich wieder gleichzeitig ein- und ausatmeten und nicht mehr gegeneinander atmeten. Ein seltsames Gefühl, fremdbestimmt zu atmen.

Dass ich auch eine neue Lunge bekommen hatte, begriff ich erst, als der Arzt mich besuchen kam, der meine Organe damals geholt hatte. Er kam eines Tages zu mir ans Bett, stellte sich vor, erklärte mir, wer er war, und fragte mich dann, ob ich einmal versuchen wollte, aufzustehen.

Ich war damals so high von der Neuigkeit, dass ich tatsächlich auch eine neue Lunge bekommen hatte, dass ich ihm selbst dann noch zugestimmt hätte, wenn er mich zum Purzelbaumschlagen eingeladen hätte.

Es dauerte einen Moment, bis eine der Schwestern meine vielen Kabel, Schläuche und Infusionen so sortiert hatte, dass ich mich auf die Bettkante setzen und aufstehen konnte.

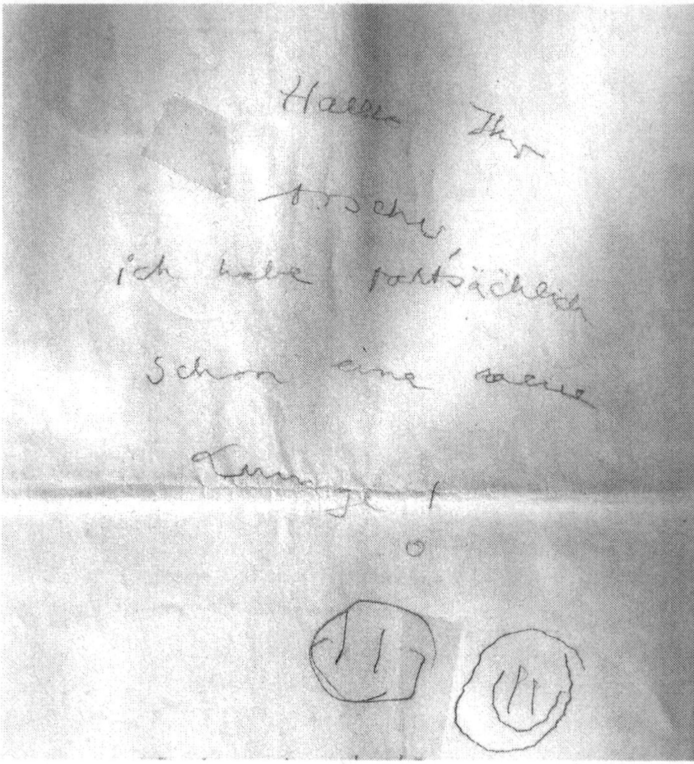

Der Arzt hatte mir vorher noch genau Anweisungen gegeben. Dass ich im Stand meine Knie durchdrücken sollte, um nicht gleich wieder in mich zusammenzusacken, und dass ich mich ruhig an seinem Kittel festhalten könne. Und das nahm ich beim Wort.

Ich hielt mich nicht nur an seinem Kittel fest, ich zog mich vielmehr daran nach oben. Noch heute sehe ich sein erstauntes Gesicht vor mir, als ich ihm beherzt in den Kittelkragen griff und daran hochzog. Und zum ersten Mal stehend stellten alle um mich herum mit Staunen fest, wie groß ich doch war. So dünn und mickrig, wie ich damals in meinem Bett ausgesehen hatte, hatten mich alle für klein gehalten.

Als meine Mutter von ihrer Mittagspause kam, saß ich zum ersten Mal in einem Sessel neben meinem Bett und schrieb ihr überglücklich, mit noch äußerst krackliger Schrift auf einen Zettel: Hallo Ihr Arschis, ich habe tatsächlich schon eine neue Lunge! Mit zwei fetten Smilies dahinter.

5. Januar 2003, 12:46 Uhr

Dankbarkeit pur! An Spender und Ärzte! Inka geht es gut – sie saß im Sessel – sie strahlt – sie atmet mit immer weniger Unterstützung

In den folgenden Tagen wurde ich immer wacher. Ich aß fleißig Joghurt, der höllisch im Hals brannte, der noch wund war vom Tubus, und saß immer wieder in meinem Sessel. Ich schrieb mir mit meiner Mutter Briefe, ich schrieb, sie antwortete mündlich und auch meine Handschrift wurde von Tag zu Tag leserlicher. Zu Beginn hatte ich noch sehr große Schwierigkeiten, den Stift ruhig zu halten. Nun hatte ich nur noch Probleme mit meiner linken Hand. Ich konnte mit links zum Beispiel keinen Würfelbecher umstülpen. Die Würfel kullerten mir stets davon. Damals gingen wir noch davon aus, dass es daran lag, dass ich im linken Arm einen enormen Bluterguss gehabt hatte. Irgendein Zugang war wohl während der OP oder kurz danach kaputt gegangen und eine ganze Menge an Blut in das umliegende Gewebe gelaufen. Man hatte mir danach den Arm mit Binden umwickelt, sodass ich ein paar Tage später ein Muster an Blutergüssen auf dem Arm hatte, das aussah, als wenn mir jemand mit einem Autoreifen drübergefahren wäre. Doch dass meine motorischen Störungen im Arm und der kleine Fleck, den ich ständig vor Augen hatte, von etwas ganz anderem herkamen, stellte sich erst später heraus.

7. Januar 2003, 13:43 Uhr

Es geht langsam, aber stetig weiter bergauf – Inka sitzt stundenweise im Sessel und hat auch schon Mittagessen bekommen – eigene Atmung wird immer besser – sie strahlt!

Positiv war damals, dass ich relativ schnell ein Einzelzimmer auf der Intensivstation bekam. Der Grund dafür war, dass ich mir einen antibiotikaresistenten Keim eingefangen hatte, der zwar nicht gefährlich war, aber besser nicht seine Runde auf der Intensivstation machen sollte. Daher wurde ich in einem Einzelzimmer abgesondert. Meine Mutter musste von da an immer einen Kittel, Handschuhe und Mundschutz tragen, wenn sie mich besuchen kam, aber zumindest wurden dadurch meine Nächte ruhiger. Ich hörte nicht mehr das Piepen der Beatmungsgeräte meiner Bettnachbarn, es rannten nicht mehr ständig Schwestern und Ärzte an meinem Bett vorbei, ich hatte endlich wieder ein wenig Ruhe und Privatsphäre.

8. Januar 2003, 13:43 Uhr

Inka geht es weiter gut – eine kleine Einblutung ist in der Lunge – Arzt ist nicht beunruhigt – morgen wird wieder reingesehen.

Immer wieder wurde damals eine sogenannte Bronchoskopie bei mir gemacht. Bei einer Bronchoskopie sieht ein Arzt mithilfe eines Schlauches in die Lunge, der durch die Nase, über den Hals, eingeführt wird. Es war nicht sonderlich angenehm, aber das war eigentlich nichts auf der Intensivstation. Das meinte meine Mutter damals mit »morgen wird wieder reingesehen«.

In den folgenden Tagen fieberte ich am meisten dem Tag entgegen, an dem ich endlich mein Tracheostoma loswerden würde. Ich wollte endlich wieder sprechen können. Mich endlich wieder verständigen können, ohne erst umständlich etwas aufschreiben zu müssen. Denn auch wenn ich mittlerweile wach und ansprechbar war, ohne Stimme wurde ich nur wenig beachtet. Die Ärzte und Schwestern hatten oft gar nicht die Zeit, sich mein Geschriebenes erst durchzulesen und dann meine Fragen zu beantworten. Ohne Stimme, so ist es leider, wird man schnell für unmündig erklärt.

Eine der Schwestern bot mir damals als Ersatz noch eine sogenannte Sprechkanüle an, mit der ich trotz Tracheostoma in der Lage hätte sein müssen, zu sprechen. Doch egal wie oft ich es mit der Sprechkanüle auch versuchte, es klappte nicht. Sobald ich die Sprechkanüle auf mein Tracheostoma aufgesetzt bekam, hatte ich das Gefühl, nicht mehr atmen zu können. Ich geriet in Panik und dachte gar nicht mehr ans Sprechen. Auch der Tipp einer der Ärzte, es mit Rülpsen zu versuchen und dadurch eine Stimme zu bilden, funktionierte bei mir nicht. Ich musste mich noch gedulden.

Doch am zehnten Januar war es dann endlich so weit. Kurz nach meinem Mittagessen bekam ich mein Tracheostoma gezogen. Ich hatte seit dem Morgen ohne unterstützende Beatmung geatmet und das war für die Ärzte das Zeichen, dass ich bereit war, wieder ganz alleine zu atmen. Doch es war vom Kopf her keine einfache Angelegenheit, mir den einzigen Be-

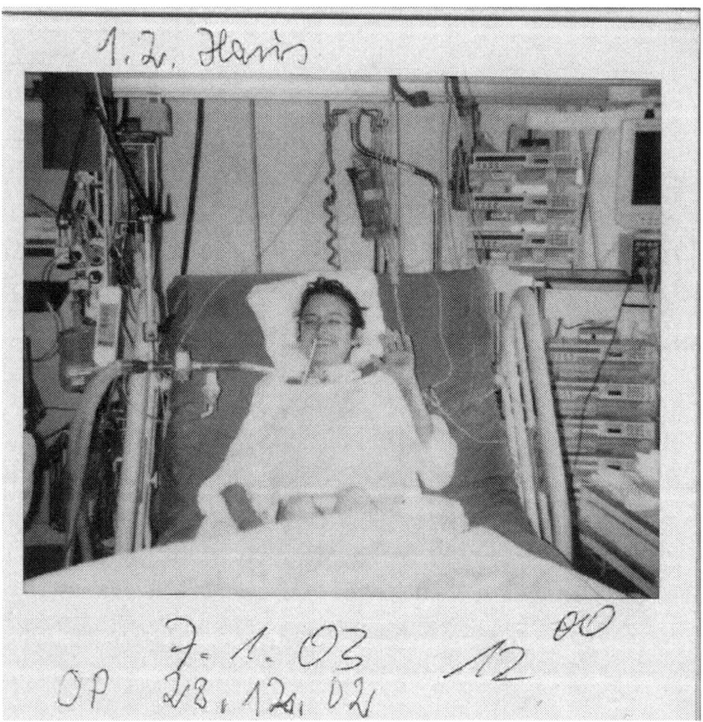

atmungsschlauch ziehen zu lassen, der mir noch geblieben war. Natürlich wollte ich endlich allein atmen, doch ich hatte auch Angst davor. Was war, wenn ich ohne Tracheostoma genauso wenig würde atmen können wie mit der Sprechkanüle? Wenn ich plötzlich nicht mehr die Kraft hätte, zu atmen? Ohne Tracheostoma konnte ich schließlich nicht einfach so wieder an die Beatmung angeschlossen werden, wenn es mir zu mühsam wurde mit dem Atmen.

Doch alles klappte wunderbar. Das Tracheostoma wurde gezogen und ich konnte sofort alleine atmen und sprechen. Das war ein seltsames Gefühl nach so vielen Tagen ohne Stimme. Sich selbst wieder zu hören und endlich wieder, vor allem ungefragt, seine Meinung sagen zu können.

Im Anschluss zog einer der Ärzte auch noch meine restlichen zwei Lungendrainagen und ich war fast schlauchfrei. Nur noch die Magensonde hatte ich in der Nase liegen und die Leberdrainage im Bauch. Die Leberdrainage würde noch länger liegen bleiben und die Magensonde würde erst dann gezogen werden, wenn ich wieder etwas an Gewicht zugenommen hatte. Aber es war dennoch ein unglaublich befreiendes Gefühl. Drei Schläuche weniger, die aus einem herausragten, drei Schritte weiter in Richtung Genesung.

10. Januar 2003, 13:35 Uhr

Inka atmet alleine! Wir sind alle überglücklich – das Wunder ist perfekt! Unendliche Dankbarkeit!

Den ganzen Nachmittag verbrachten meine Mutter und ich redend und meine Sauerstoffsättigung beobachtend. Doch egal, wie oft wir die Maschine, die die Sauerstoffsättigung in meinem Blut maß, anschauten, immer hatte ich einen Wert von über 95 Prozent. Es war perfekt, mein Atmen war perfekt.

Doch als es dann für meine Mutter Zeit wurde, sich zu verabschieden, es auf die Nacht zuging, bekam ich es wieder mit der Angst zu tun. Plötzlich hatte ich Angst, dass ich es eventuell nicht schaffen würde, die ganze Nacht durchzuatmen. Dass ich eventuell müde werden würde, ersticken könnte, was auch immer.

Im Grunde genommen wusste ich auch damals, dass meine Angst unbegründet war. Ich hatte den ganzen Tag schon ohne unterstützende Beatmung geatmet, da würde ich über Nacht nicht plötzlich müde werden. Und ersticken würde ich so oder so nicht. Schließlich lag ich auf der Intensivstation, was konnte mir hier schon passieren?

Trotzdem, ich steigerte mich so sehr in meine Angst hinein, dass ich zu guter Letzt nach einem Psychologen verlangte. Doch da es schon Abend war und ein Psychologe erst von zu Hause in die Klinik hätte kommen müssen, versprach mir stattdessen mein Arzt, dass er noch einmal vorbeikommen und mit mir reden würde, wenn er mit seiner Schicht fertig wäre.

Ich weiß noch, wie sehr ich meine Mutter damals beneidete, als sie sich endlich auf den Weg zu meiner Tante machte. Und wie ich mich fragte, ob sie überhaupt ahnte, wie glücklich sie war. Dass sie einfach so das Krankenhaus verlassen konnte, nach Hause fahren und ein paar Stunden normales Leben um sich herum haben konnte. Wie sehr wünschte ich mir in dieser Zeit, an ihrer Stelle zu sein. Nur einen Abend, nur eine Nacht, nicht im Krankenhaus verbringen zu müssen. Es waren immer wieder die Nächte im Krankenhaus, die mir Angst und Schrecken einjagten.

So weit ich mich erinnere, kam mein Arzt um 21:00 Uhr, wie versprochen, noch einmal vorbei. Ich weiß noch, wie er sich auf einem Stuhl zu mir ans Bett setzte und ich ihm meine Ängste, zu ersticken, erklärte. Ich weiß allerdings nicht mehr, was er mir im Gegenzug antwortete. Wahrscheinlich versicherte er mir, dass ich bereit war, alleine zu atmen, dass ich kräftig genug war, dass ich keine Angst haben musste und so weiter. Was auch immer er damals zu mir sagte, es half. Meine erste

Nacht ohne unterstützende Beatmung überstand ich problemlos. Nur mein Rücken bereitete mir wie immer Probleme, aber das kannte ich ja schon.

Doch dann, am folgenden Tag, ganz ohne Beatmung, fingen die Qualen erst richtig an. Da ich nicht mehr an Schläuche gebunden war, musste ich ab dem Zeitpunkt immer mehr alleine machen. Jeden Morgen musste ich nun von meinem Bett alleine die fünf Schritte zum Waschbecken gehen, mir dort im Sitzen alleine die Zähne putzen, mich alleine umziehen und im Stuhl sitzend darauf warten, dass die Schwester mein Bett frisch bezog. Und danach musste ich Frühstücken. Wieder ein Kraftakt. Es war alles so anstrengend damals, ich kann es heute gar nicht mehr in Worte fassen. Man hatte mir immer gesagt, es würde hart werden, sich nach der Transplantation wieder hochzuarbeiten, aber so hart hatte ich es mir in meinen schlimmsten Vorahnungen nicht träumen lassen. Ganz einfach jede noch so banale Handbewegung kostete mich Kraft, kostete mich Energie, die ich eigentlich nicht übrighatte. Ständig war ich müde, wollte nur schlafen, am besten den ganzen Tag lang nur in Ruhe gelassen werden. Doch genauso wie ich meine Atemmuskulatur erst wieder aufbauen musste, musste ich nun auch meine Bein- und Armmuskulatur wieder aufbauen. Meinen Kopf konnte ich damals schon wieder alleine anheben, doch ich war noch immer so schwach, dass ich mich ohne Hilfe nicht alleine im Bett aufsetzen konnte. Ich brauchte immer eine helfende Hand, die mich in die sitzende Position zog.

Und dennoch war ich im Vergleich zu anderen Patienten offensichtlich noch recht fit. Als die Krankengymnastin mich einen Tag auf der Intensivstation besuchen kam, um Übungen mit mir zu machen, stellte sie zu ihrem großen Erstaunen fest, dass ich ja noch recht fit war. Und das war das letzte Mal, dass ich sie gesehen habe. Ab da mussten meine Mutter und ich immer alleine ein Fitnessprogramm für mich machen. Und wieder einmal fragte ich mich, wie die Patienten wieder auf die Beine kamen, die ihre Mutter nicht jeden Tag neben sich am Bett sitzen hatten.

Im Rahmen meines kleinen Fitnessprogramms fuhren meine Mutter, eine Krankenschwester und ich einen Tag auch mit dem Rollstuhl hinunter in die kleine Einkaufspassage des Krankenhauses.

Ich kann gar nicht sagen, wie wenig Lust ich damals auf diesen kleinen Trip hatte. Ich wollte nicht nach unten fahren, ich wollte nicht im Rollstuhl sitzen, ich wollte schlafen und in Ruhe gelassen werden. Doch weder die Krankenschwester noch meine Mutter kannten Erbarmen. Und als wir in dem kleinen Kiosk unten haltmachten, suchte ich mir auch noch einen Joghurt aus, den ich danach wieder auf meinem Zimmer essen wollte. Zwar wollte ich damals keinen Joghurt, der scheiß Joghurt interessierte mich nicht im Geringsten, doch meine Mutter freute sich umso mehr, als sie sah, dass ich mir einen Joghurt aussuchte und damit wieder ein Stück weit am Leben teilnahm. Das war mir damals die Mühe wert.

Ein weiteres Highlight in diesen Tagen war auch, dass ich endlich meine Magensonde, den vorletzten Schlauch, den ich im Körper stecken hatte, los wurde. Darüber war ich ganz besonders froh, denn durch die zusätzliche hochkalorische Kost, die ich jeden Abend zugeführt bekam, fühlte ich mich immer vollgestopft wie eine Weihnachtsgans. Alles war eng um mich herum. Offensichtlich ein ganz normales Gefühl nach einer Lungentransplantation, wie ich später erfuhr.

Dennoch, ich war unendlich erleichtert, als ich endlich die scheiß Magensonde los wurde. Und dazu kam es eines Abends. Ich hatte gerade mein Abendbrot gegessen, lag in meinem frisch bezogenen Bett, in frischem Nachthemd, als die Schwester mir meinen Kalorientrunk über die Magensonde einflößte.

Auf dem Rücken liegend sah ich ihr dabei zu, wie sie die bräunliche Flüssigkeit über einen Trichter in den Schlauch laufen ließ, der über meine Nase in meinen Magen führte. Und auch wenn es eigentlich nicht der Fall sein sollte, so musste ich doch ständig von dem Zeug aufstoßen. Immer wieder kam mir der scheußliche Geschmack des Kalorientrunks hoch und ich versuchte mich mit Atmen wieder zu beruhigen, um den Trunk nur ja nicht wieder auszuspucken. Es klappte auch recht gut, bis die Schwester Sprudelwasser nachgoss.

In hohem Bogen kam mir alles wieder hoch. Und da ich mich alleine nicht aufsetzen konnte, übergab ich mich im Liegen. Ein tolles Gefühl kann ich nur sagen. Und natürlich musste alles, ich und mein Bett, frisch bezogen und gesäubert werden. Am nächsten Tag bekam ich als Allererstes die Magensonde gezogen.

12. Januar 2003, 22:13 Uhr

Medizinische Werte sind o. k. – Inka hat Probleme mit ihrem Rücken – sie schläft schlecht – diese Tage sind für Inka knüppelhart.

Und dann, am 13. Januar, wurde ich endlich von der Intensivstation runter auf die Halb-Intensivstation verlegt. Das war ein großer Schritt. Ab jetzt musste ich meine Pillen wieder oral einnehmen und musste mich morgens bzw. abends alleine fertigmachen.

Ich bekam eine Art Strickleiter an mein Bettende gehängt, an der ich mich mit den Händen in die Waagerechte ziehen konnte, um überhaupt alleine aus dem Bett zu kommen. Das war meine Selbstständigkeit zu dem Zeitpunkt.

14. Januar 2003, 18:26 Uhr

Gruß von Inka an alle! Sie mümmelt gerade ihr Abendbrot.

An die folgenden Tage kann ich mich wiederum nur wenig erinnern. Ich weiß nicht mehr, wie viele Tage ich auf der Halb-Intensivstation blieb, bis ich auf die normale Station wechselte. Ich weiß nicht mehr, wie in diesen ersten Tagen meine Therapie aussah, ob ich damals schon ein wenig in meinem Zimmer hin und her laufen konnte oder noch immer die meiste Zeit im Bett verbrachte. Nur an eins kann ich mich aus dieser

Zeit erinnern, ich träumte nachts immer von unwahrscheinlich vielen Menschen. Es war, als wären meine Träume stets total überfüllt, als würden sich die Besucher nur so die Klinke in die Hand geben. Jeder meiner Freunde, Bekannte, alte Studienkollegen, kam mindestens einmal in meinen Träumen vor. Und diese Überfülle hielt Wochen an. Erst als ich wieder bei meinen Eltern zu Hause war, wurde es langsam besser und etwas ruhiger in meinen Träumen.

Doch wie die SMS meiner Mutter vom 16. Januar zeigt, fing ich damals auch schon wieder ganz langsam an, am Leben teilzunehmen. Zumindest wollte ich schon wieder Post bekommen.

16. Januar 2003, 12:14 Uhr

Inka langweilt sich! Briefe können an folgende Adresse geschickt werden: …

Der erste Brief, der mich damals erreichte, kam natürlich von Silke. Sie schrieb:

Hallo Inka mein Megaheld!

Ist das geil, dass ich ein Briefchen für dich schreiben kann. Gott sei dank.

Ihr ganzer Brief, in dem sie vor allem darüber berichtete, was in der Zwischenzeit bei ihr so alles passiert war, war übersät mit Herzchen, Smileys und einer Million Küsschen und Umarmungen. Sie schrieb danach jede Woche einen Brief an mich.

Doch diejenigen, die mir die Situation in Briefen am schönsten beschrieben, waren Eike und Birte. Eike schrieb mir eine Postkarte:

Liebste, wohlverdient vom Glück geküsste Inka!

Ich knutsch dich! Fast fehlen mir noch immer die Worte, ich bin so verwundert, ungläubig und in erster Linie dankbar, und über alle Maßen freu ich mich für dich und kann es kaum erwarten, wenn ich zum ersten Mal wieder deine Stimme höre! Nach diesen SMS-erfüllten Tagen, so ein Mini-Highlight jeden Tag (Dank noch mal an Uta!). Somit nur ein paar unbeholfene Zeilen für den Anfang, um dir zu sagen, ich komme, wenn du rufst, ich denke an dich, freu mich für dich, und dass du mir (uns) noch eine gute Weile erhalten bleibst, du bist ein Herz und ich küss dich!

Eike

Birte schrieb dagegen einen ganzen Brief, aus Bologna, wo sie sich damals gerade aufhielt. Und wie schon bei ihrem letzten Brief war auch dieser wieder einmal wunderschön und ehrlich:

16. Januar 2003

Liebe Inka,

es ist sauschön, dir jetzt, nachdem ich zwei Wochen lang geradezu am Handy gehangen habe und sich alles jetzt zum unvorstellbar Guten entwickelt hat, einen Brief schreiben zu können! Es ist unglaublich, deine Operation, das Zittern und die guten und manchmal besorgniserregenden Nachrichten, die mich über SMS erreichten. Sie waren gerade in jenen »sentimentalen« Momenten, als zur Jahreswende die Knaller über uns leuchteten und sich alle ein glückliches und gesundes neues Jahr wünschten, das emotional Bewegendste, was mir je geschehen ist.

Silke hat mich sowohl direkt am 28. 2. morgens kurz vor deinem OP-Termin angerufen, als auch mich stets per SMS von Uta und somit neusten Nachrichten, von dir »versorgt«. Dafür bin ich ihr sehr dankbar, denn so hatte ich irgendwie das Gefühl, auch wenn ich an sich von der Ferne aus nichts tun konnte, so doch zumindest meine Hoffnung beitragen zu können und dir (mit angezündeter katholischer Kerze) aus tiefstem Herzen alles Gute zu wünschen. Bei alledem habe ich wirklich immer geglaubt, dass du es schaffen wirst. Das mag daran liegen, dass mein Begriffs- und Vorstellungsvermögen einfach nicht für diesen Fall der Fälle ausgereicht hat, daran zu denken, dass die OP vielleicht schiefgeht und du auf einmal nicht mehr da sein könntest.

Ich weiß nicht – das konnte einfach nicht sein! Umso froher und dankbarer bin ich, dass diese kindlich-naive Hoffnung, die ich empfunden habe, so wie es im Moment aussieht, richtig war ... – und jetzt habe ich eben von dir, liebe Inka, direkt eine erste SMS bekommen! Das ist einfach unbeschreiblich, unglaublich, super schön. Ich bin froh, dankbar, erleichtert ...

Es ist schwer, Worte zu finden, die nicht doof klingen, aber ich möchte einfach, dass du weißt, wie glücklich ich bin – für dich, deine Familie, Freunde, Silke, deine Mitbewohnerin, K. alle anderen und ganz egoistisch auch für mich!

Ich freue mich einfach tierisch, denke sehr viel an dich, versuche mir Situationen vorzustellen, in denen du dich befunden hast: der Augenblick des Handy-Klingelns, der Augenblick der Narkose, der Augenblick des Aufwachens, der Schmerzen und Anstrengungen, die du jetzt immer noch hast, die Gefühle, die du im Kopf und im Herzen verarbeitet haben musst ... Ich vermag nicht, mir das wirklich vorzustellen, habe aber oft darüber nachgedacht und war meinerseits froh, dass bei meinen Gefühlen, die wahrscheinlich nur einen Bruchteil der Intensität erreicht haben, die du und deine Familie durchleben musstet, Claudia noch in der Nähe war, die mich mal in den Arm nehmen konnte und der ich mein Herz immer ausschütten konnte.

Claudia hat übrigens, obwohl sie dich ja gar nicht kennt, die ganze Zeit mitgelitten (wenn man das so ausdrücken darf), und du hast – unwissentlich – schon einen bleibenden Eindruck hinterlassen. Wir haben dir auch zum neuen Jahr eine SMS geschrieben, ob du die bekommen hast, weiß ich nicht, du kannst dir aber auch ohne SMS der von Herzen kommenden und dir Glück wünschenden und an dich denkenden Neujahreswünsche zweier Menschen sicher sein!

Ich bin dankbar und bewegt und schicke dir einen dicken Packen Energie und gute Wünsche rüber. Bis wir uns wiedersehen, alles alles, Gute, einen guten Start in deinen neuen Lebensabschnitt, auf dem ich hoffe, dich mal nahe, mal mit größerem Abstand, aber irgendwie doch immer auf irgendeine Weise begleiten zu können!
MACH ES GUT! liebe Inka - ich melde mich bald wieder und – wenn es möglich ist, haltet mich auf dem Laufenden!

Es grüßt dich von Herzen deine

Birte

17. Januar 2003, 15:01 Uhr

Es ist unglaublich – Inka läuft über den Flur! Die Ärzte sind sehr zufrieden! Inka geht jetzt alles zu langsam. Es ist für sie noch ein anstrengender Weg.

Damit fing mein Muskelaufbautraining an. Über den Flur laufen, ein wenig Fahrradergometer fahren und dann, schon bald, die ersten Etagen im Treppenhaus hoch und runter laufen. Jeden Tag aufs Neue. Das war eine sehr schlimme und anstrengende Zeit für mich. Wie meine Mutter es ein paar SMS vorher schon geschrieben hatte, jeder Tag war knüppelhart.

Dennoch, am 17. Januar nahm ich zum ersten Mal wieder mit der Außenwelt Kontakt auf und rief Martina an. Sie erkannte mich erst gar nicht am Telefon. Ich sprach damals noch sehr abgehackt und machte ständig unnatürliche Atempausen zwischen den Wörtern. Ich weiß nicht mehr, was ich ihr sagte, aber sie hat danach direkt in ihr Tagebuch geschrieben:

Inka hat mich angerufen!

Oh, was war ich glücklich und aufgeregt. Ich habe gleich einen Rundruf gestartet und alle haben sich gefreut!

Inka, ich habe mich so sehr gefreut, deine Stimme zu hören! Nun wird alles gut, auch wenn du glaubst, das Schlimmste hast du noch vor dir – Inka, das hast du hinter dir!! Oh, was freu ich mich!

Und während ich mit Martina telefonierte, stand meine Mutter draußen auf dem Flur, sie war gerade vom Essen wiedergekommen, sah mir dabei zu, wie ich im Bett saß, das erste Mal wieder mit der Außenwelt Kontakt aufnahm und weinte. Vor Glück und Erleichterung.

22. Januar 2003, 09:20 Uhr

Es ist alles so super, dass ich gar nicht weiß, was ich schreiben soll. Inka läuft viel und es geht ihr alles nicht schnell genug! Heute gehen wir nach draußen!

An einem dieser Tage, an denen wir nach draußen in den Krankenhausgarten gingen, kamen auch meine Tante und mein Onkel zu Besuch, bei denen meine Mutter die ganze Zeit über in Hannover gewohnt hatte. Ich musste ihnen zeigen, wie toll ich schon über den Flur laufen konnte, wie ich draußen einen kleinen Hügel hochlief, nur um dann auch noch ein Stockwerk im Treppenhaus zu erklimmen. Und meine Tante hielt alles mit Kamera fest.

Damals war es sehr anstrengend für mich, Besuch zu bekommen. Und dann auch noch mit Kamera. Doch heute bin ich sehr froh über diese Erinnerung. Auch wenn es ein seltsames Gefühl ist, mir so viele Jahre später dabei zuzusehen, wie ich damals, dünn wie ein Stock, den Flur rauf- und runterlief. Es kommt mir so fern und so unwirklich vor, dass ich manchmal fast nicht glauben kann, dass wirklich ich das alles durchgestanden habe.

Eines Abends kam mich auch der Arzt besuchen, der meine Leber transplantiert hatte. Ich weiß noch, ich lag im Bett, hatte gerade mein Abendessen gegessen, machte mich bereit, ein wenig Fernsehen zu schauen, mich von meiner Mutter für die Nacht zu verabschieden, als Dr. N. zur Tür hereinkam.

Er erkundigte sich, wie es mir ginge, und hob dabei den Deckel des Tabletts ab, auf dem die Reste meines Abendessens lagen. Sofort wollte er wissen, warum ich nicht aufgegessen hätte. Und als ich sagte, dass das Essen in der MHH nicht sonderlich gut wäre, meinte er, ich sollte mir dann doch ganz einfach eine Pizza bestellen.

Pizza, an so was hatten meine Mutter und ich damals noch gar nicht gedacht. Dass ich so etwas Alltägliches wie Pizza überhaupt schon essen konnte, keinen Monat nach meiner Transplantation, kam uns damals seltsam vor. Pizza war etwas für Gesunde. Pizza war etwas für zu Hause, auf dem Sofa, vor dem Fernseher, etwas für Leute, die sonst keine Sorgen hatten. Ich hatte nicht das Gefühl, dass Pizza schon in mein Leben passte.

Als Nächstes sah Dr. N. auf seine Uhr und fragte mich, was ich denn um 18:00 Uhr schon im Bett machen würde? Warum ich nicht noch auf dem Flur rumlaufen würde?

Nach diesem Besuch war es mit jeglicher Ruhe, die ich zuvor noch genossen hatte, endgültig vorbei. Die Ängste meiner Mutter, mich eventuell zu überfordern, gehörten damit der Vergangenheit an.

27. Januar 2003, 11:19 Uhr

Inka ist gerade 5 Etagen rauf- und runtergelaufen (122 Stufen!). Entlassung demnächst!

Kurz vor meiner Entlassung jagte ich allen dann aber doch noch einen Schrecken ein. Es war abends, meine Mutter hatte mir schon das Tablett mit meinem Abendessen auf den Nachttisch gestellt und wollte sich von mir verabschieden. Sie zog sich gerade ihren Mantel an, als ich mich aus dem Bett lehnte, um mir meinen Nachttisch mit dem Essen heranzuziehen.

Leider war mein Arm um vielleicht einen Millimeter zu kurz. Ich verpasste den Nachttisch und kippte, beinahe in Zeitlupe, seitlich aus meinem Bett. Meine Mutter sah mich noch fallen, wollte noch zugreifen, doch da hatte ich den Boden schon erreicht. Ich fiel auf den Kopf und meine Schulter. Ich hatte damals noch nicht die Kraft, mich irgendwie abzufangen.

Als der Stationsarzt und eine Schwester zu mir ins Zimmer geeilt kamen, hatte ich mich schon wieder aufgerappelt und wusste, dass es noch einmal gut gegangen war. Ich hatte mir nichts gebrochen und auch meine Leberdrainage, deren Beutel sonst immer unter meinem Bett an einem Haken hing und damals nur durch Zufall lose auf meinem Bett lag, lag noch an Ort und Stelle. Ich hatte sie mir bei meinem Sturz nicht versehentlich aus dem Bauch gezogen.

Den gleichen Abend wurde ich noch geröngt, aus versicherungstechnischen Gründen und musste mir danach natürlich immer wieder dumme Kommentare meiner Ärzte anhören. Ob ich Gitter vor meinem Bett haben wolle, ob ich gut aus dem Bett gekommen sei und so weiter. Immerhin sorgte ich überall für Erheiterung.

Post bekam ich in diesen letzten Tagen in der MHH natürlich auch noch immer. Eine der Postkarten kam von meiner alten Schulfreundin und sie zeigte, wie wenig sich meine Freunde damals vorstellen konnten, wie es mir nach meiner Transplantation ging und was für einen langen Weg ich noch vor mir hatte, bevor ich überhaupt an Karneval feiern denken konnte:

Hallo Inka,

alles Gute und herzlichen Glückwunsch zu den neuen Organen. Ich hoffe, es läuft alles gut für dich. … Bin Karneval in Gützenrath, vielleicht können wir uns dann ja treffen? K. hat mir schon erzählt, dass du gar nicht mehr husten musst. … Bin schon sehr gespannt auf einen ausführlichen Bericht, wie alles war! Muss vorher allerdings noch eine grauenvolle BWL-Klausur hinter mich bringen: IGITT!

Viele Grüße, bis bald schon, M.

Doch die interessanteste Postkarte kam von einer Studienkollegin von mir, mit der ich während meines Studiums noch nicht mal viel Kontakt gehabt hatte. Sie schrieb damals:

Liebe Inka,

herzlichen Glückwunsch zu deiner überstandenen OP! Ich habe den Aushang in der Uni gesehen und mich riesig gefreut, etwas von dir zu hören! Letztes Jahr warst du mit einem Mal verschwunden und angeblich wusste niemand etwas über dich. Ich habe öfter mal gedacht, was du wohl machst, und wie es dir jetzt geht, und ich dachte mir schon, dass es wegen der Transplantation ist, weil wir ja darüber gesprochen hatten, als du das zweite Handy hattest, weißt du noch, in der Caféte? Alles, alles Liebe und Gute wünsch ich dir und wenn du magst, lass mal von dir hören.

Viele liebe Grüße, B.

Es dauerte ein paar Wochen, bis ich herausfand, dass sie mit dem Wort »Aushang« in ihrer Postkarte tatsächlich einen Aushang gemeint hatte. Meine Mitbewohnerin erzählte mir damals, dass am Schwarzen Brett in der Uni eines Tages tatsächlich ein Zettel hing, auf dem stand, dass Inka Rasch ihre Transplantation überstanden hätte und wer immer sich noch an mich erinnern könne und mir schreiben wolle, solle das unter folgender Adresse tun.

Wie es zu diesem Aushang gekommen war? Nun, eine weitere Studienkollegin von mir wohnte damals mit einer Mitbewohnerin zusammen, die eine Physiotherapieausbildung an der Schule machte, an der ich ein paar Mal die Krankheit Mukoviszidose vorgestellt hatte. Ihre Lehrerin, die mich damals gefragt hatte, ob ich bereit wäre, den Schülern die Krankheit näherzubringen, war eine gute Freundin meiner Mutter und daher natürlich auch über meine Transplantation informiert.

Sie erzählte wiederum ihren Schülern von meiner geglückten Transplantation und die Schülerin, die mit B. zusammenwohnte, erzählte es wiederum ihr. Und so kam der Aushang an der Uni zustande.

Ich war damals sehr gerührt, dass es sogar einen Aushang an der Uni über meine gelungene OP gegeben hatte. Und tatsächlich, neben B. schrieb mir damals noch eine weitere Studienkollegin eine Postkarte. Das war eine nette Überraschung.

In den Tagen bevor ich entlassen wurde, wurde dann auch endlich meine Leberdrainage gezogen. Ein Chirurg kam zu mir aufs Zimmer und zog, ohne mit der Wimper zu zucken, die circa 20 Zentimeter lange Drainage aus meinem Bauch. Ohne Betäubung, dafür aber ganz langsam, Stück für Stück. Ich kann gar nicht sagen, dass es sonderlich doll wehgetan hat, aber es war sehr unangenehm, zu spüren, wie mir ein langer Schlauch aus dem Bauchinneren gezogen wurde. Aber das sind Chirurgen. Sie sollten wirklich nur mit narkotisierten Patienten in Kontakt kommen.

31. Januar 2003, 09:38 Uhr (SMS von mir)

Noch sitze ich im verschneiten Hannover. Aber morgen fahren wir ins verschneite Dalheim. Endgültig! Kuss Inka

Doch bevor ich tatsächlich entlassen wurde, machte ich noch eine Erfahrung, die ich in den folgenden Jahren leider noch des Öfteren machen musste. Einer der Ärzte fragte mich eines Tages, ob ich bereit wäre, mit einer jungen Frau über meine Transplantationserfahrung zu sprechen, die noch auf ihre Lungen-Transplantation wartete. Sie lag auf der gleichen Station wie ich, ich hatte sie auch schon einige Male auf dem Flur gesehen, mich jedoch nie mit ihr unterhalten. Doch nun kam sie eines Abends zu mir aufs Zimmer und fragte mich die tausend Fragen, die ihr auf der Seele brannten. Schließlich hatte ich das, was noch vor ihr lag, schon hinter mich gebracht und wusste, wovon ich sprach.

Ich denke, das Gespräch mit mir hat ihr damals gutgetan, doch leider verstarb sie bei ihrer Transplantation an Herzversagen.

Es ist ein scheiß Gefühl zu helfen und dann doch verloren zu haben. Doch Tod gehört leider genauso zur Transplantation mit dazu, wie ein neues Leben zu bekommen. Und das immer wieder.

1. Februar 2003, 10:29 Uhr

Wir sind unbeschreiblich glücklich! Wir können nach Hause! Wir knutschen euch alle!

Lieber Ingo,

du wirst es nicht glauben, aber ich bin seit heute wieder zu Hause bei Uta und Wilhelm, inklusive neuer Organe! Es war eine sauschwere Zeit, aber irgendwie habe ich es doch geschafft. Nun, du weißt sicher, wovon ich rede, du warst ja oft genug ganz nah mit dabei. Danke dafür!

Aber ich muss dennoch sagen, es fühlt sich alles so ganz anders an, als ich es mir vorgestellt habe. Mein neues Leben hat angefangen, doch spüren kann ich es noch nicht. Irgendwie weiß ich momentan eh nicht so genau, was ich fühlen soll. Ich fühle mich nicht mehr krank, ich fühle mich noch nicht wieder gesund, ich fühle mich leer. Ich habe mir mein neues Leben so toll, bunt und aufregend vorgestellt und jetzt kann ich noch nicht mal mit Sicherheit sagen, ob es schon angefangen hat oder wo ich mich überhaupt gerade befinde.

Bin ich undankbar, wenn ich so denke? Wenn ich momentan noch nicht vor Dankbarkeit platzen könnte? Und unrealistisch, wenn ich mir für den Beginn meines neuen Lebens Konfettiparaden und jubelnde Menschenaufläufe in den Straßen gewünscht habe?

Okay, das musst du jetzt nicht beantworten, aber ja, so in etwa hatte ich es mir zumindest innerlich vorgestellt. Doch in mir sind keine Paraden und kein Jubel, nur Leere und eine Art von Verlorensein. Wie fange ich denn nun mein neues Leben an? Ich kann mir überhaupt nicht vorstellen, wieder zur Uni zu gehen, kann mir eigentlich im Moment gar nichts vorstellen. Es ist ein Gefühl, als ob ich mit einem Bein noch im Jenseits und mit dem anderen Bein schon wieder im Leben stehen würde und unter mir ein tiefer, leerer Graben gähnt. Ich kann mich selbst gar nicht mehr fühlen, weiß gar nicht mehr wirklich, wer Inka ist und wo Inka geblieben ist. Als ob ich erst wieder bei mir ankommen müsste. Aber wie?

Deine,

sich-überglücklich-aber-auch-verloren-fühlende,

Nichte

Kapitel 7

Es war ein äußerst seltsames Gefühl nach den fünf Wochen Krankenhaus und dem so erbitterten Kampf um mein Leben wieder nach Hause zu kommen. Gerade eben war ich noch sterbenskrank und nun – kurz danach – fing plötzlich mein neues Leben an. Monate lang war mein Überlebenskampf mein Lebensinhalt gewesen, und nun fiel dieser plötzlich weg und ließ ein großes, leeres, schwarzes Loch zurück.

Doch auch wenn ich mich oft noch in meinem neuen Leben verloren fühlte, konnte ich mich doch darüber freuen, endlich wieder zu Hause zu sein. Endlich konnte ich wieder in meinem eigenen Bett schlafen, es gab leckeres Essen, jeden Morgen ein Ei, frischen Kaffee, ich konnte wieder, ohne Ärzte oder Schwestern um Erlaubnis zu fragen, nach draußen gehen, kleine Spaziergänge mit meiner Mutter im Wald machen und ganz einfach das tun, was ich wollte. Und es gab endlich nicht mehr Frühstück um 6:00 Uhr und Abendessen um 18:00 Uhr, wie es im Krankenhaus üblich war, sondern um 9:00 und 19:00 Uhr, wie es bei uns zu Hause üblich war. Wie angenehm!

Dass ich nach meiner Transplantation direkt nach Hause konnte, war eigentlich ungewöhnlich. Die meisten Transplantierten gingen nach ihrer Transplantation direkt für ein paar Wochen zur Kur, um Muskeln aufzubauen und wieder auf die Beine gestellt zu werden. Doch da man sich auf solchen Kuren auch immer leicht Keime von anderen Patienten einfing und ich schon vor meiner Transplantation beinahe jeden Tag aus Eigeninitiative im Fitnessstudio verbracht hatte, boten mir die Ärzte an, mein Aufbautraining eigenständig von zu Hause aus zu machen, was ich natürlich äußerst dankbar annahm. Wenn möglich, wollte ich nie wieder etwas von Kuren zu hören bekommen.

Doch leider musste ich nach nur vier Tagen zu Hause feststellen, dass eine Transplantation stets einen Rattenschwanz an Komplikationen mit sich zog und man nicht einfach so, von heute auf morgen, wieder gesund war.

Man hatte mich vorher schon davor gewarnt, dass das erste Jahr nach der Transplantation von ständigen Krankenhausaufenthalten durchwachsen sein würde, doch natürlich hatte ich mir eingeredet, dass das vielleicht auf andere Transplantierte zutraf, aber doch nicht auf mich. Nun, ganz offensichtlich hatte ich mit meiner Überzeugung falsch gelegen.

Am Morgen des 4. Februar, wir waren gerade erst seit ein paar Tagen zu Hause, fühlte ich mich plötzlich nicht gut. Ich hatte keinen rechten Appetit, mir war schlecht und, das beunruhigte mich damals am meisten, ich hatte ständig wiederkehrende Muskelzuckungen im linken Arm.

Es war der gleiche Arm, der mir auch auf der Intensivstation schon Probleme bereitet hatte. Damals hatte ich den Würfelbecher mit der linken Hand nicht richtig umdrehen können. Dann hatte ich bemerkt, dass ich Schwierigkeiten hatte, mit meiner linken Hand auf einer Computertastatur zu tippen, und nun kamen noch diese unerklärlichen Muskelzuckungen hinzu. Irgendetwas stimmte nicht.

Doch damals versuchte ich mir, trotz ungutem Gefühl einzureden, dass die Zuckungen wieder verschwinden würden, wenn ich meinen Arm nur den Tag über schonen würde. Ich denke, ich wollte trotz meines unguten Gefühls ganz einfach nicht wahrhaben, dass schon wieder ein gesundheitliches Problem auf mich zukam.

Ich erzählte meinen Eltern nichts von den Zuckungen, blieb den ganzen Tag über in meinem Zimmer, schaute Fernsehen und bettete meinen Arm so ruhig und entlastend wie möglich auf ein Kissen. Doch die Muskelzuckungen wollten nicht verschwinden. Vielmehr breiteten sie sich langsam, Stunde für Stunde, meinen Arm nach oben hin wandernd, aus.

Am Abend war mir noch immer übel. Meine Mutter fuhr daraufhin zur Apotheke und kaufte mir ein Medikament gegen die Übelkeit. Es war ein recht starkes Medikament, das auch Krebspatienten bekamen, die gerade Chemo machten.

Doch auch das starke Chemo-Medikament konnte meine Übelkeit nicht vertreiben. Ich saß weiter wie ein Häufchen

Elend im Wohnzimmer auf dem Sofa und dann setzten plötzlich wieder meine Muskelzuckungen ein. Doch dieses Mal wanderten sie hoch bis in meine linke Augenbraue und das war der Punkt, an dem auch ich es mit der Angst zu tun bekam.

Ich erzählte meiner Mutter von den Zuckungen und sie rief sofort einen Krankenwagen, weil sie dachte, ich hätte eventuell eine allergische Reaktion auf das Chemo-Medikament, das ich gerade eingenommen hatte. Der Krankenwagen kam und wir fuhren wieder einmal ins nahe gelegene Krankenhaus.

Im Krankenhaus wurde ich, so weit ich mich erinnere, gleich auf ein Einzelzimmer geschoben und wartete dort, mit meiner Mutter zusammen, auf den diensthabenden Arzt.

Ich weiß noch, dass wir zu dem Zeitpunkt schon wieder relativ entspannt waren. Ich hatte seit den Zuckungen zu Hause keine mehr gehabt, es ging mir gut, ich hatte keine allergische Reaktion, was konnte also schon groß los sein, redeten wir uns ein.

Doch der diensthabende Arzt war keine Minute in meinem Zimmer, da fingen die Zuckungen wieder an. Doch dieses Mal fühlten sie sich anders an als zuvor. Es zuckte nicht nur in meinem Arm, es fühlte sich an, als ob sich alle Muskeln dabei verkrampfen würden.

Ich weiß noch, wie ich leicht panisch wurde, und sagte, dass es wehtäte und sich meine Muskeln verkrampfen würden. Meine Mutter riet mir noch, ich solle mich beruhigen, ruhig atmen und mich nicht aus lauter Panik noch mehr verkrampfen. Ich versuchte daraufhin tatsächlich, ruhiger zu werden und mich zu entspannen. Doch egal wie sehr ich mich entspannte, die Verkrampfungen wanderten immer weiter meinen Arm nach oben. Ich weiß noch, wie sich mein Nacken verkrampfte, ich den Kopf nach hinten bog und dann wurde alles schwarz um mich herum.

Ich hatte einen Krampfanfall. Mein Körper verbog sich, ich biss die Zähne zusammen, bekam Schaum vor dem Mund und lief blau an.

Beide, meine Mutter und der Arzt, waren zunächst nur geschockt. Meine Mutter, weil sie Angst um meine neue Lunge hatte, schließlich setzte meine Atmung während des Krampfanfalls aus, und der Arzt, weil er mit der Situation an sich ganz einfach überfordert war.

Erst als meine Mutter auf den Flur rauslief und nach Hilfe rief, kam auch der Arzt wieder zu sich. Mein Zimmer füllte sich, laut den Angaben meiner Mutter, innerhalb von Sekunden mit Schwestern und in Windeseile wurde ich auf die anliegende Intensivstation geschoben.

Als ich hinter den Türen der Intensivstation verschwunden war, musste meine Mutter sich erst mal setzen. Eine der Schwestern brachte ihr ein Glas Wasser und meine Mutter rief meinen Vater an, um ihm zu sagen, dass er kommen solle. Meinen Krampfanfall mit ansehen zu müssen, war selbst für meine katastrophenerprobte Mutter zu viel. Später wird sie sagen, dass dieser Anblick einen Nagel zu ihrem Sarg bedeutet hätte.

Mein Kampfanfall löste sich von selbst wieder. Ich hatte mir zum Glück nicht auf die Zunge gebissen und auch meine Lunge hatte keinen Schaden genommen. Keine zehn Minuten später konnte meine Mutter schon wieder zu mir. Ich saß in meinem Bett, guter Laune und machte schon wieder die ersten dummen Bemerkungen. Erinnern konnte ich mich an nichts. Aber auch wenn es mir erst mal wieder gut ging, musste ich auf der Intensivstation bleiben. Keiner konnte sagen, woher der Krampfanfall gekommen war und ob es wieder passieren würde. Bis auf Weiteres musste ich beobachtet werden.

Letztendlich blieb ich vier Tage im Krankenhaus. Einen weiteren Krampfanfall bekam ich nicht. Doch auch Hannover, das natürlich sofort kontaktiert worden ware konnte nicht sagen, woher der Krampfanfall gekommen war. Um Genaueres herauszufinden, würde ich in den folgenden Wochen ein EEG, das die elektrische Aktivität des Gehirns misst, und ein CT vom Kopf machen lassen müssen. Erst dann würde man Genaueres sagen und hoffentlich die Ursache für meinen Krampfanfall herausfinden können.

Aber, auch wenn noch gar nicht geklärt war, warum ich überhaupt gekrampft hatte, konnte es sich einer der Ärzte aus dem kleinen Krankenhaus, in dem ich gelegen hatte, nicht verkneifen, mir zu meiner Entlassung noch Antiepileptika andrehen zu wollen.

Ich war damals 23 Jahre alt, hatte in meinem ganzen Leben noch nie einen Krampfanfall gehabt, außer diesem einen kurz nach meiner Transplantation. Wie groß waren da die Chancen, dass ich tatsächlich Epilepsie hatte?

Ich entschied mich gegen die Einnahme von Antiepileptika ins Blaue hinein und fuhr am 8. Februar endlich wieder nach Hause. Zweiter Versuch.

Mein zweiter Anlauf, es zu Hause und ohne Krankenhausaufenthalt zu versuchen, klappte schon weitaus besser. Zwar musste ich jede Woche nach Hannover fahren, Kontrolltermin, doch ansonsten griff ich ganz langsam wieder mein Leben auf. Freunde kamen mich besuchen, jeden Tag machte ich mein Fitnessprogramm und wurde langsam, aber sicher wieder kräftiger. Auch fing ich ganz langsam wieder an, Tagebuch zu schreiben. Dieses Gefühl, mich verloren in meinem neuen Leben zu fühlen, mich noch nicht wieder wie Inka zu fühlen, war ganz langsam dem drängenden Bedürfnis gewichen, die vielen Gefühle, die ich in mir hatte, irgendwie auf Papier zu bringen. Doch egal, was ich versuchte, alle Gefühle schienen wie an einem Faden zu hängen und wollten sich einzeln nicht aufs Papier ziehen lassen. Ich beschränkte mich daraufhin auf eine Art von Gedichten und schrieb am 16. Februar 2003 Folgendes in mein Tagebuch:

Gibt es Gefühle, die es nicht gibt? Die wir nicht beschreiben und begreifen können? Erfahrungen und Gefühle, die einfach nicht für den Menschen gedacht waren? Denn wer hätte gedacht, dass wir jemals dazu fähig wären, dem Tod persönlich mehrere Leben abzuringen?

Und was sagt wohl der Tod dazu, dass ich durch ihn noch lebe? Ist das nicht schlecht fürs Image? Und das Leben? Freut es sich, dass ich noch bei ihm bin, nur weil der Tod seinen Job nicht hundertprozentig auf die Reihe gekriegt hat?

Denn eigentlich habe ich schon gegen den Tod gewonnen. Denn ich lebe über meine Zeit. Ein Teil von mir ist schon tot, doch der Rest ist noch voller Leben, durch den Tod. Dafür bin ich ihm dankbar und will versuchen zu akzeptieren, dass er jederzeit nach mir greifen kann.

Doch neben all der Unsicherheit in mir, die mich offensichtlich viel beschäftigte, machte ich auch langsam, aber sicher wieder kleine Schritte nach vorne. Ich ging zum Beispiel das erste Mal wieder aus, mit Silke. Wir wollten uns mit einer Freundin von Silke in einem Café treffen. Ganz gemütlich für den Anfang, nur zum Essen und zum Quatschen. Ich hatte mich damals sogar dazu entschieden, zum ersten Mal ohne Mundschutz rauszugehen.

Die erste Zeit nach meiner Transplantation sollte ich in der Öffentlichkeit eigentlich immer einen Mundschutz tragen, um mich vor möglichen Infektionen, wie Erkältungen, zu schützen. Wenn ich mit meiner Mutter einkaufen ging, tat ich das auch, doch das erste Mal ausgehen, das wollte ich richtig genießen und nicht von allen anderen Gästen dumm angestarrt werden, weil ich mit einem Mundschutz daherkam.

Und es war ein richtig schöner Abend. Es fühlte sich so normal und gesund an, abends mit Freundinnen auszugehen, etwas zu essen, zu quatschen und erst um 23:00 Uhr wieder nach Hause zu kommen. Schließlich war es ewig her, seit ich das letzte Mal ausgegangen war. Daher war es an diesem Abend ganz besonders schön!

Doch auch an diesem so wunderschönen Abend wurde mir klar, dass ich trotz gutem und gesundem Gefühl noch immer schwach und gerade erst seit knapp zwei Monaten transplantiert war. Und das bei einer so simplen und unspektakulären Tätigkeit, wie aus dem Auto auszusteigen.

Silke fuhr damals einen Golf und ich war tatsächlich, trotz Fitnesstraining, noch so schwach in den Beinen, dass ich Probleme hatte, aus dem Beifahrersitz zu kommen. Ich weiß noch, dass ich mich ein wenig an der Tür hochziehen musste, weil meine Beine noch zu schwach waren, um mich hochzustemmen.

Am 24. und 25. Februar hatte ich meine Termine für das CT und das EEG. Mein EEG war unauffällig, aber auf den CT-Bildern konnte man sehen, dass ich vorne rechts einen kleinen Schatten im Kopf hatte, der dort nicht hingehörte.

Ich weiß noch, wie meine Mutter und ich den Befund des Radiologen zu Hause durchlasen und uns dachten: Ach, so ein kleiner Schatten, gerade mal zwei Millimeter groß, das wird schon nichts Dramatisches sein. Manchmal will man der Wahrheit ganz einfach nicht ins Gesicht schauen und an dem Glauben festhalten, dass alles schon irgendwie okay sein würde.

Doch als wir dann am 3. März mit meinem CT-Befund in Hannover saßen und ihn meiner Leberärztin vorlegten, machte sie uns unmissverständlich klar, dass der Schatten in meinem Kopf, klein oder nicht, sehr wohl einen Grund zur Sorge darstellte. Er gehörte da nicht hin, hatte sehr wahrscheinlich etwas mit meinem Krampfanfall zu tun und es musste so schnell wie möglich geklärt werden, was es genau war, das da in meinem Kopf vor sich hin brütete. Und »so schnell wie möglich« hieß in diesem Fall, dass ich sofort in Hannover bleiben musste. Ich durfte noch nicht mal mehr für einen Tag nach Hause fahren und ein paar Klamotten packen.

Noch im Behandlungszimmer brach ich in Tränen aus und meine Ärztin wollte nicht recht verstehen, wieso ich mich so anstellte und nicht einsehen wollte, dass dem Problem in meinem Kopf sofort auf den Grund gegangen werden musste.

Ich weiß noch, wie ich damals etwas sauer über ihre Reaktion war, weil sie einfach nicht verstehen wollte, dass die Gründe für meine Tränen ganz woanders lagen als bei meiner Uneinsichtigkeit der Situation gegenüber. Ich fühlte mich damals ganz einfach nur traurig, müde und niedergeschlagen. Schon wieder Krankenhaus, schon wieder Untersuchungen, schon wieder ein womöglich lebensbedrohliches Problem, nahm das alles denn nie ein Ende? Und nun ging es auch noch um meinen Kopf. Meinen Kopf! Dass ich ein seltsames Etwas in meinem Gehirn sitzen hatte und es sich wohlmöglich noch ausbreitete, schnürte mir vor Angst beinahe die Kehle zu. Und da gab es nur ein Mittel dagegen und das hieß weinen.

Während mir ein Bett auf der neurologischen Station zugewiesen wurde, fuhr meine Mutter zurück nach Hause bzw. traf sich auf halbem Weg mit meinem Vater an einer Raststätte und nahm von ihm gepackte Taschen entgegen. Und wieder einmal lag eine unbestimmte Zeit Krankenhaus vor uns.

Die folgenden Tage in Hannover waren angefüllt mit Untersuchungen. Ich wurde von oben bis unten durchgecheckt. Zunächst wurde ein erneutes EEG gemacht. Doch auch in Hannover war es unauffällig. Welch Wunder. Im Anschluss daran kam das ENG, die Elektroneurografie, an die Reihe.

Mithilfe des ENG wird die Nervenleitfähigkeit gemessen. Dazu werden durch kleine elektrische Impulse die Nerven gereizt und dann ihre Leitfähigkeit gemessen. Ungelogen, es fühlt sich an wie Elektro-Folter, aber auch hier zeigten sich keine Auffälligkeiten.

Danach wurde ein Ultraschall von meinem Herzen angeordnet. Damit sollte ausgeschlossen werden, dass ich zusätzlich zu dem Schatten in meinem Kopf nicht auch noch ein Problem mit dem Herzen hatte und deswegen eventuell einen Krampfanfall gehabt hatte. Denn auch wenn ich etwas im Kopf sitzen hatte, was da nicht hingehörte, konnte deswegen ja nicht automatisch ausgeschlossen werden, dass mein Krampfanfall nicht doch von anderer Stelle ausgelöst wurde.

Leider musste der Ultraschall von meinem Herzen von innen, von der Speiseröhre aus, gemacht werden. Und dazu musste ich einen Schlauch schlucken.

Ich weiß noch, wie der zuständige Arzt mich damals dazu überredete, den Schlauch ohne Schlafmittel zu schlucken. Schließlich schluckten die ganzen Herztransplantierten ihren Schlauch auch immer ohne Schlafmittel, ganz locker flockig, ohne sich groß anzustellen. Auf meine Frage hin, ob der Arzt denn auch schon mal einen Schlauch ohne Schlafmittel geschluckt hätte, ob er überhaupt wüsste, wovon er redete, schüttelte er natürlich den Kopf. Ärzte erzählen den Patienten immer gerne, wie schmerzfrei, entspannt und undramatisch die folgende Untersuchung ist, ohne überhaupt zu wissen, wovon sie reden. Das kannte ich schon. Doch das ausschlaggebende Argument war letztendlich das, dass ich, wenn ich die Untersuchung ohne Schlafmittel würde machen lassen, danach sofort wieder würde essen dürfen. Wäre ich nur nicht so verfressen gewesen.

Die Untersuchung an sich dauerte nicht lange. Mit Sicherheit nicht länger als vier Minuten. Aber es waren mit die längsten vier Minuten meines Lebens. Auch wenn die vielen Herztransplantierten Schläuche ohne Probleme zu schlucken schienen, für mich fühlte es sich damals genauso scheiße an, wie es sich anhörte. Die ganze Zeit über musste ich würgen, der Speichel lief mir aus dem Mund und am liebsten hätte ich mir den Schlauch eigenhändig wieder aus dem Hals gerissen. Es war eine absolut unnötige Erfahrung!

Mein Herz war letztendlich in Ordnung, das war das Wichtigste. Doch eins kann ich heute mit absoluter Sicherheit sagen: Nie wieder werde ich einen Schlauch ohne Schlafmittel schlucken! Und ich wünschte, ich könnte sagen, dass ich danach ebenso nie wieder auf Ärzte hörte, die mir in schillernden Farben erzählten, wie easy der folgende Eingriff angeblich sei. Ich wünschte ...

Nach dem Ultraschall wurde noch ein MRT, eine Magnetresonanztomografie, von meinem Kopf gemacht und dann endlich kamen die Ärzte dem Rätsel in meinem Kopf auf die Spur. Es stellte sich heraus, dass ich einen Pilz im Kopf hatte. Eine Champignonzucht, wie meine Schwester später feststellte.

Der Pilz war sehr wahrscheinlich aus meiner alten Lunge gekommen. Während meiner Transplantation war er in meinen Blutkreislauf und damit in meinen Kopf gelangt, sehr wahrscheinlich während ich an der Herz-Lungen-Maschine angeschlossen war.

Das Problem der Herz-Lungen-Maschine besteht darin, dass sie die Blut-Hirn-Schranke außer Kraft setzt. Die Blut-Hirn-Schranke stellte eine physiologische Barriere zwischen dem Blutkreislauf und dem Zentralnervensystem dar und schützt das Gehirn vor im Blut zirkulierenden Krankheitserregern. Wird die Blut-Hirn-Schranke dagegen umgangen, zum Beispiel während der Benutzung einer Herz-Lungen-Maschine, können Krankheitserreger in das Gehirn gelangen und sich dort einnisten. Und genau das war bei mir passiert.

Ich glaube, die Ärzte waren damals weit mehr über die Diagnose des Pilzes in meinem Kopf entsetzt als meine Mutter und ich. Ganz naiv dachten wir, dass es gegen einen Pilz im Kopf ja wohl Medikamente geben würde. Ein paar Pillen und alles wäre wieder in Ordnung. Wir wussten damals nicht, dass die meisten Patienten eine derartige Infektion nicht überlebten und dass es vor ein paar Monaten noch nicht mal ein geeignetes Medikament gegeben hatte. Erst Monate zuvor war ein neues Medikament aus den USA gekommen, das bei derartigen Infektionen helfen sollte.

Und hier war die Antwort auf meine mich so lange quälende Frage: Warum gerade ich so lange auf meine Organe hatte warten müssen. Wäre ich drei Monate früher transplantiert worden und hätte dann einen Pilz in den Kopf bekommen, hätte ich nicht überlebt. Denn dann hätte es schlicht kein Medikament gegeben, mit dem die Ärzte mir hätten helfen können.

Zum Glück gab es Anfang 2003 schon ein Mittel gegen meine Pilzinfektion, mit dessen Einnahme ich noch am gleichen Tag anfing. Nur leider handelte es sich bei dem Medikament nicht um Pillen, sondern wieder einmal um Infusionen. Ab jetzt würde ich jeden Tag zweimal zwei Tröpfe gegen die Pilzinfektion bekommen müssen. Ja, da war sie wieder, die i.v.-Therapie. Doch dieses Mal konnte mir keiner der Ärzte sagen, für wie lange ich die Infusionen bekommen würde. Wir mussten erst abwarten, ob mein Pilz auf die Medikamente sensibel reagierte, und dann schauen, wie man weiter verfuhr. Keiner wusste so recht, was zu erwarten war. Keiner wollte eine Prognose abgeben. Und daher kam es, dass ich noch so lange im Krankenhaus bleiben musste, bis klar war, dass die Therapie auch wirklich anschlug. Dass sich die Aktivität des Pilzes in meinem Kopf verlangsamte und dass wir auf dem richtigen Weg waren.

Die folgenden Tage im Krankenhaus lassen sich nur mit einem Wort zusammenfassen: Langeweile. Jeden Morgen und jeden Abend bekam ich meine Infusionen, ging einmal am Tag zum Fitnesstraining und die restlichen Stunden des Tages versuchte ich mit meiner Mutter zusammen totzuschlagen. Meist saßen wir den Nachmittag über unten in der Einkaufsstraße, tranken Kaffee, aßen hin und wieder ein Stück Kuchen und schauten uns die vorbeigehenden Leute an. Mehr gab es für uns nicht zu tun. Doch an einem dieser Tage trafen wir durch einen glücklichen Zufall zwei alte Bekannte wieder. K. und ihre Mutter A., die wir noch von früher her kannten. Schon damals, als wir uns auf einer Präsentation für ein Buch über Mukoviszidose kennengelernt hatten, hatten wir uns auf Anhieb gut verstanden und als wir uns nun in Hannover wiedertrafen, war es ganz genauso.

K. wartete damals auf ihre Lungentransplantation. Sie hatte ebenfalls Mukoviszidose und es ging ihr damals schon so schlecht, dass sie high urgency gelistet war und daher im Krankenhaus ihre Wartezeit absaß. Und genauso wie bei uns, wurde K. ebenso auf Schritt und Tritt von ihrer Mutter begleitet.

Natürlich setzten wir uns damals sofort zusammen an einen Tisch und tauschten uns aus. Vor allem K. wollte ganz genau wissen, wie meine Transplantation verlaufen war. Wie es für mich gewesen war und auf was sie sich alles gefasst machen musste.

Als ich abends wieder allein in meinem Zimmer saß und lustlos durch das Fernsehprogramm switchte, holte ich mir Stift und Papier und schrieb mal wieder einen Brief an Ingo:

Lieber Ingo,

ich glaube, ganz langsam fang ich nun doch an, mein neues Leben zu spüren. Ich habe heute eine alte Bekannte getroffen, die ihre Transplantation noch vor sich hat, und da habe ich zum ersten Mal gespürt, wie gut es mir im Grunde schon wieder geht. Erst im Vergleich zu ihr ist mir klar geworden, dass sich mein Leben, auch wenn ich es zu Beginn noch nicht wirklich spüren konnte, doch vollkommen verändert hat. Plötzlich wird mir klar, dass ich den ganzen Tag durch das Krankenhaus laufe, ohne husten zu müssen, dass ich nicht mehr ständig müde bin, keine Kopfschmerzen mehr habe und tatsächlich ein ganz neues Leben vor mir sehe.

Ist das wirklich der Beginn meines neuen, gesunden Lebens, meiner zweiten Chance? Ich habe fast Angst, mich das laut zu fragen. Es ist nicht ganz einfach, sich mit dem neuen Leben, das man geschenkt bekommen hat, zu arrangieren. Seltsam, nicht? Als ich noch um mein Leben kämpfen musste, war alles ganz klar. Was danach kommen sollte. Wie mein weiteres Leben aussehen würde. Doch nun, wo ich nicht mehr kämpfen muss, weiß ich nicht so recht, was ich mit mir anfangen soll.

Dennoch, allen Zweifeln zum Trotz, heute hatte ich das erste Mal das Gefühl, mein neues Leben spüren zu können. Mich wieder fühlen zu können. Inka wieder fühlen zu können. Ganz langsam scheine ich wieder eine Richtung zu bekommen, finde wieder zu mir, bekomme wieder Bodenhaftung. Ganz langsam komme ich im neuen Leben an.

Dennoch hoffe ich, dass du mich noch ein Stück weit begleitest. Ein neues Leben vor sich zu haben, kann genauso beängstigend sein, wie gegen den Tod kämpfen zu müssen. Manchmal vielleicht sogar noch mehr.

Deine,

noch-nicht-mitten-doch-zumindest-schon-wieder-ein-wenig-im-Leben-stehende, Nichte

Und passend zu meinem 24. Geburtstag bekam ich Antwort. Einen Brief von meinem Lieblingsonkel Ingo:

Liebe Inka,

wie wunderschön ist es, von dir nun Briefe zu bekommen, in denen du erzählst, dass du nicht mehr mit dem Tod, sondern mit deinem neuen Leben haderst. Ein neues Leben, ist es wirklich so schwierig, es ganz einfach nur anzunehmen? Ich kann es mir irgendwie nur schwer vorstellen und bilde mir ein, ich hätte sofort gewusst, was ich mit einem neuen Leben angefangen hätte.

Doch auch wenn du dich jetzt in einem Lebensabschnitt befindest, mit dem ich mich nicht wirklich auskenne, glaube ich doch zu verstehen, was du meinst, wenn du schreibst, dass du langsam wieder Bodenhaftung bekommst, langsam wieder zu dir selbst findest.

Als du noch um dein Leben kämpfen musstest, hast du dich stets schon auf der Kante meiner Wolke sitzen sehen. Hast mich immer wieder gefragt, ob der Platz neben mir noch frei wäre. Da verstehe ich, dass es dir nun schwerfällt, innerhalb von weniger als drei Monaten wieder mit beiden Beinen auf der Erde zu stehen. Dass es nicht einfach ist, den Gedanken an den Tod loszulassen und wieder ganz und gar im Leben anzukommen. Und natürlich musst du nun erst wieder Stück für Stück erkunden, wer du eigentlich bist und wie sich das Leben anfühlt, welche Möglichkeiten es einem bietet, wenn man nicht mehr ständig den Tod im Nacken sitzen hat.

Ob ich dir dabei helfen kann, weiß ich nicht. Ob ich es versuchen werde? Was für eine Frage. Wir halten zusammen. Für immer.

Alles Gute zu deinem Geburtstag, Ingo

In den folgenden Tagen gingen meine Mutter und ich, die Zeit totschlagend, die Krankenhausflure auf und ab, tranken Kaffee in der Einkaufsstraße, spielten Rommé oder trafen uns immer mal wieder mit K. und ihrer Mutter. Dennoch, es war öde. Super öde. Denn es gab ganz einfach nichts zu tun im Krankenhaus. Und dennoch, inmitten all der Öde machten wir eine Bekanntschaft, die umso unglaublicher und beeindruckender war und uns noch lange Zeit beschäftigen sollte:

Es passierte an einem Vormittag, ich war gerade bei meinem Fitnesstraining, als meine Mutter sich draußen im Krankenhausgarten auf eine der Bänke setzte. Es waren die ersten warmen Tage und der Krankenhausgarten war recht gut besucht. Es gab viel zu sehen, viele Menschen, Patienten und ihre Besucher und meine Mutter blieb nicht lange allein. Eine junge Frau setzte sich zu ihr und erklärte, dass sie wüsste, dass meine Mutter die Mutter der Leber-Lungen-Transplantierten sei. Und sie wollte wissen, ob sie meine Mutter ein wenig über meine Transplantation ausfragen könne, weil sie selbst gerade auf eine neue Lunge warte. Natürlich war meine Mutter einverstanden.

Und während meine Mutter von meiner Transplantation erzählte, kam eine weitere Frau mit einem Kinderwagen vorbei und fragte, ob sie sich ebenfalls mit auf die Bank setzen könnte.

Meine Mutter und die junge Frau rutschten ein Stück zur Seite, machten etwas Platz und nahmen ihr Gespräch wieder auf. Doch als meine Mutter dann das Datum meiner Transplantation erwähnte, schaltete sich plötzlich die Frau mit dem Kinderwagen in das Gespräch ein.

Zunächst entschuldigte sie sich dafür, mitgehört zu haben, wollte nun aber doch genau wissen, welche Organe ich denn am 28. Dezember 2002 transplantiert bekommen hätte. Und als meine Mutter »Leber und Lunge« sagte, zeigte sie auf ihr Baby und erklärte, dass ihr kleines Mädchen einen Teil meiner transplantierten Leber transplantiert bekommen hätte. Ihre Tochter und ich hatten doch tatsächlich die gleiche Leber bekommen.

Die Ärzte hatten der Mutter nach der Transplantation nur erzählt, dass der Rest der Leber und die Lunge des Spenders eine junge Frau bekommen hätte, und das konnte nur ich gewesen sein. Sicherlich hatten die Ärzte damals nicht damit gerechnet, dass unsere Mütter sich im Krankenhausgarten über den Weg laufen würden.

Als ich von meinem Fitnesstraining wiederkam, stellte meine Mutter mich beiden vor und erzählte die unglaubliche Geschichte, die sie zusammengeführt hatte. Ich weiß noch, wie ich damals feststellte, dass die kleine M. und ich nun verwandt wären, schließlich hatten wir ein und dieselbe Leber im Bauch, und dass wir auf jeden Fall in Kontakt bleiben müssten.

M. war damals gerade ein Jahr alt geworden. Sie hat ein paar Tage vor mir Geburtstag. Heute schreiben M. und ich uns regelmäßig gegenseitig Briefe. Von Leberschwester zu Leberschwester. Wie unglaublich das Leben doch manchmal sein kann.

Noch ein kleines Highlight während der Einöde meines Hannover-Aufenthalts war ein Treffen von Transplantierten, das eine der Stationen organisiert hatte. Die sechs oder sieben Transplantierten, die damals in Hannover im Krankenhaus lagen, waren zu einer Gesprächsrunde eingeladen worden, um sich auszutauschen und Kontakte zu knüpfen. Ich fand es eine interessante Idee und war sofort bereit, mitzumachen.

Doch letztendlich muss ich sagen, dass zumindest mir persönlich das Treffen mit den anderen Transplantierten nicht viel geholfen hat, meinen Weg zurück ins Leben zu finden. Ich kann heute zwar nicht mehr genau sagen, woran es gelegen hat, dass ich keine Unterstützung aus dieser Gesprächsrunde ziehen konnte, aber vielleicht lag es daran, dass ich meine Transplantation mit anderen Augen betrachtete als die restlichen Teilnehmer der Gesprächsrunde:

Irgendwann kam die Frage auf, inwieweit jeder sein neues Organ, oder in meinem Fall die neuen Organe, angenommen hätte. Ob sich die transplantierte Lunge noch fremd in der Brust anfühlen würde oder schon dazugehörig.

Viele Transplantierte haben zu Beginn noch Probleme, sich mit dem fremden Organ, mit dem sie nun atmen, anzufreunden. Schließlich musste man sich auf seine Lunge verlassen können, ihr vertrauen, dass sie ganz einfach atmete, jeden Tag und jede Nacht, und das war manchmal nicht ganz so einfach, wenn man sich vor Augen führte, dass die Lunge, mit der man atmete, eigentlich gar nicht die eigene war. Die Frage an sich war also nicht verkehrt. Ich allerdings wunderte mich sehr über die Antworten, die auf diese Fragestellung hin gegeben wurden.

Jeder in der Runde sagte voller Überzeugung, dass er seine Lunge schon voll und ganz als seine eigene ansehen würde, als sein Organ und nicht mehr als das Organ des unbekannten Spenders. Die Lunge würde nun zu ihm gehören, voll und ganz.

Vielleicht beschrieben die anderen Transplantierten ihr Verhältnis zu ihrer neuen Lunge damals als eine Art Eigentum, weil es ganz einfach von einem gut mitarbeitenden und erfolgreich Transplantierten so erwartet wurde. Es wurde als Erfolg angesehen, wenn der Patient schon so weit war, dass er ein Organ als sein eigenes ansehen konnte und nicht mehr das Gefühl hatte, mit einer fremden Lunge zu atmen. Als Erfolg und als gute Mitarbeit.

Aber dennoch konnte ich mich dieser Meinung nicht so recht anschließen. Ich hatte nie das Gefühl gehabt, dass meine neuen Organe nun MEINE wären. Ich erklärte der Runde, dass ich meine Organe eher als eine Art Leihgabe ansähe. Als etwas, das ich benutzen durfte, aber nach meinem Tod wieder zurückgeben würde.

Keiner wollte sich damals meiner Meinung anschließen oder verstehen, wie ich meine neuen Organe als Leihgabe bezeichnen konnte. Doch für mich fühlte es sich ganz einfach falsch an, etwas als mein Eigentum zu bezeichnen, was mir rechtmäßig gar nicht gehörte. Ich wollte meinem Spender nicht die Organe wegnehmen. Ich war ganz einfach nur dankbar, dass ich sie so lange benutzen durfte, wie sie noch funktionierten, und ging davon aus, dass ich, wenn ich sterben würde, meine neuen Organe zurückgeben und meine alten zurückbekommen würde. Das war und ist auch heute noch meine Philosophie. Aber über Glauben lässt sich ja bekanntlich nicht streiten.

Einer aus der Runde der Transplantierten, daran kann ich mich auch noch gut erinnern, lag deswegen im Krankenhaus, weil er sich beim Skaten ein Bein gebrochen hatte. Ich glaube, es war beim Skaten, aber vielleicht war es auch Skifahren gewesen. Ganz sicher bin ich mir nicht mehr. Aber wie auch immer er sein Bein gebrochen hatte, sonderbar war, dass jeder Arzt und jeder Transplantierte geschockt darüber war, dass jemand mit einer transplantierten Lunge überhaupt Skaten oder Skifahren ging. In den Augen aller anderen war das eine viel zu gefährliche Aktivität für Lungentransplantierte.

Bis heute verstehe ich nicht warum. Ich meine, was interessierte die transplantierte Lunge ein gebrochenes Bein? Was hat meine Lungenleistung mit meinem Bein zu tun?

Doch damals predigten die Ärzte, dass man nach seiner Transplantation am besten nur noch auf dem Sofa sitzen sollte, und das am besten noch mit Mundschutz. Okay, ich übertreibe ein wenig, aber von Extremsportarten wie Skifahren, Skaten, Reiten oder Klettern wurde strikt abgeraten. Alles viel zu gefährlich.

Ich hoffe wirklich für alle, die in den letzten Jahren transplantiert worden sind, dass sich diese Einstellung der Ärzte in den vergangenen Jahren geändert hat. Natürlich sollte man sein Leben nicht unnötig aufs Spiel setzen, auch als gesunder Mensch nicht, aber man sollte doch, gerade nach einer erfolgreichen Transplantation, auch sein Leben leben dürfen. Wer lebt, geht nun mal das Risiko ein, zu sterben. Ich kann morgen die Treppe runterfallen und mir mein Genick brechen oder vom Pferd fallen und nie wieder aufsteigen. Aber deswegen kann ich mich doch nicht vor meinem Leben verstecken, auch und gerade als Transplantierter nicht.

Ich habe nach meiner Transplantation viele Dinge gemacht, von denen mir Ärzte abgeraten hätten, hätte ich ihnen davon erzählt. Ich habe eine Zeit lang Reitunterricht genommen, habe zwischendurch geboxt, Breakdance gemacht, war mit Delfinen und Sauerstofftank tauchen, habe an einem Matschlauf teilgenommen und gehe heute ab und an Snowboarden. Ob ich deswegen leichtsinnig mit meinem Leben umgehe, ich denke nicht. Ich lebe schlicht und ergreifend ein ganz normales Leben und bisher hat es sich stets als die richtige Entscheidung erwiesen. Denn genau deswegen habe ich mich letztendlich transplantieren lassen, um so zu leben, wie ich es mir immer gewünscht habe. Wenn ich den Rest meines Lebens auf dem Sofa hätte verbringen wollen, hätte ich keine neuen Organe gebraucht.

Nach einer Woche Anti-Pilz-Therapie und dem darauffolgenden MRT war klar, dass das Medikament, das ich gegen meinen Pilz im Kopf einnahm, tatsächlich anschlug. Die Aktivität meines Pilzes war zurückgegangen und es sah so aus, als ob er sich nicht weiter ausbreiten, sondern langsam zurückbilden würde. Doch bevor ich mit diesen guten Nachrichten endlich entlassen werden konnte, musste ich mir noch einen sogenannten dauerhaften Zugang, einen Portkatheder, kurz Port, legen lassen.

Der Port wurde operativ gelegt, direkt unter die Haut, unterhalb des Schlüsselbeins. Der Port an sich wurde dabei auf dem Brustmuskel fixiert und der Katheder, durch den später die Infusion in die Blutbahn gelangen würde, wurde in das große Blutgefäß an der Außenseite des Oberarms geschoben. Später würde der Port von außen nur noch als kleine Erhebung unter der Haut sichtbar sein und konnte bei guter Pflege grundsätzlich über Jahre unter der Haut liegen und benutzt werden. Es war eine ziemlich geniale Erfindung für Patienten wie mich, die über eine unbestimmte Zeit hinweg Infusionen benötigten. Zum einen musste man sich nicht ständig einen Zugang in den Arm legen lassen und zum anderen konnte man den Port eigenständig von zu Hause aus benutzen. Alle drei Tage würde ich den Port von außen mit einer speziellen Nadel selbstständig anstechen, die Nadel mithilfe eines speziellen Pflasters auf meiner Schulter fixieren und ganz einfach zweimal am Tag meine Infusion anstöpseln. Bis ich nach drei Tagen wieder die Nadel würde wechseln müssen. Es war wirklich einfach, wenn der Port nicht erst noch hätte gelegt werden müssen, was sich als halbe Katastrophe herausstellte.

Es fing schon damit an, dass ich mich auch hier von dem zuständigen Chirurgen dazu überreden ließ, mir den Port unter örtlicher Betäubung legen zu lassen. Es sollte ein kleiner Eingriff werden, nicht länger als 30 Minuten dauern, alles kein Problem sein. Erst später erfuhr ich von einer befreundeten Chirurgin, dass sie persönlich niemals einen Port unter örtlicher Betäubung legte. Aus gutem Grund, wie ich feststellen musste, doch damals stand mir diese Information leider nicht zu Verfügung.

Meine Mutter brachte mich damals, so wie sonst auch immer, bis zum OP und wollte die 30 Minuten, die der kleine Eingriff dauern würde, vor dem OP auf mich warten. Schließlich war es eine kleine OP, kaum der Rede wert und wie gesagt nichts Aufregendes.

Doch im OP ging es schon gleich chaotisch los. Zunächst lag ich nicht im richtigen OP. Der OP, in dem der Port ursprünglich eingebaut werden sollte, war besetzt und daher hatte sich der Chirurg dazu entschieden, meinen Port im Notfall-OP einzubauen. Doch der Notfall-OP war anders ausgestattet und viele Instrumente, die zu meinem Porteinbau benötigt wurden, mussten erst extra aus dem anderen OP hergeholt werden. Doch Chirurg und OP-Schwestern waren zuversichtlich, dass sie alle benötigten Instrumente für den kleinen Eingriff beisammenhatten. Zu dem Zeitpunkt war ich das auch noch.

Als endlich alles herbeigeschafft war, fing der Chirurg oder die OP-Schwester, da bin ich mir nicht mehr sicher, damit an, meine Schulter zu desinfizieren und das Operationsfeld abzudecken. Ein grünes OP-Tuch wurde quer über meinen Brustkorb geklebt, es deckte alles unterhalb meiner Schulter ab, und ein weiteres Tuch wurde über meinen Hals geklebt und deckte damit alles oberhalb meiner Schulter und damit auch mein Gesicht ab. Es war etwas unangenehm, ein Tuch über dem Gesicht liegen zu haben, doch eine der Schwestern sorgte zumindest zu Beginn der Operation noch stets dafür, dass sich immer ein wenig Luft zwischen meinem Gesicht und dem Tuch befand und mir das Tuch nicht direkt auf dem Gesicht lag.

Als der Chirurg nach den ganzen Vorbereitungen anfing, die örtliche Betäubung zu setzen, war auch er noch recht entspannt. Während wir warteten, dass die Betäubung wirkte, fragte er mich nach meinem Lieblingsbuch, was ich beruflich machen würde, versuchte mich ganz einfach ein wenig abzulenken. Doch als die örtliche Betäubung nicht so wirkte, wie er sich das vorgestellt hatte und immer wieder nachgespritzt werden musste, wurde er ungemütlich. Er ließ sich sogar zu der sehr vertrauensvoll wirkenden Aussage hinreißen, dass er gleich nicht mehr nachspritzen und einfach so operieren würde, egal, ob ich noch was spüren würde oder nicht.

Wie gut sich das für denjenigen anfühlt, der gerade mit aufgeschnittener Schulter auf dem OP-Tisch liegt, muss ich sicher nicht näher erläutern. Danach fragte er mich auf jeden Fall nicht mehr nach meinen Lieblingsbeschäftigungen, vielmehr breitete sich plötzlich eine angespannte Stille im OP aus. Keiner wagte mehr etwas zu sagen. Es wurde schweigend gearbeitet und ich hoffte ganz einfach nur innständig, dass es schnell vorbei sein würde.

Doch als mein Chirurg dann versuchte, den Katheder in das große Blutgefäß zu schieben, legte er erst richtig los:

»Das klappt hier nie.«

»Der Scheiß ist viel zu klein.«

»Ich brauche viel feinere Instrumente, damit kriege ich den Katheder da nie reingeschoben.«

Und dann rief auch noch jemand im OP an und wollte wissen, wann dieser voraussichtlich wieder frei sein würde. Und wieder fand mein Chirurg die richtigen Worte:

»Keine Ahnung, wann ich hier fertig bin. So wie das aussieht, kann das hier noch ewig dauern.«

Derweil wurde auch meine Mutter draußen auf ihrem Stuhl schon leicht nervös. Mittlerweile war schon eine Stunde vergangen und ich war noch immer im OP. Natürlich hatte sie Bedenken, dass es zu Komplikationen gekommen war.

Und während mein Chirurg weiter über meine kleinen Blutgefäße fluchte, kam auch noch Verstärkung in Form eines zweiten Chirurgen herbei. Und zusammen entschieden die beiden dann, dass sie, um den Katheder in mein Gefäß zu bekommen, das Gefäß punktieren mussten.

Ich war vor der Operation schon über diese Möglichkeit informiert worden und wusste daher zumindest annähernd darüber Bescheid, was hinter dem Tuch über meinem Gesicht gerade vor sich ging.

Die beiden Chirurgen machten sich also ans Werk und plötzlich trat eine unvorhergesehene Blutung auf. Die beiden hatten die falsche Vene punktiert oder eine der Venen leicht verletzt, genau kann ich es nicht mehr sagen. Ich weiß nur noch, wie einer der beiden plötzlich extremen Druck auf meine Schulter ausübte und mich wissen ließ, er müsste nur eine kleine Blutung stillen.

Es war keine lebensbedrohliche Situation, aber dennoch kam ich mir immer mehr und mehr so vor, als ob man aus Versehen Medizinstudenten aus dem ersten Semester meine Port-OP hätte machen lassen. Und wahrscheinlich hätten selbst die es noch besser hinbekommen.

Die Blutung hörte nach einer Minute wieder auf und da spürte ich plötzlich, dass auch meine Lunge blutete. Es blubberte in meinem Hals und ich konnte Blut in meinem Mund schmecken. Außerdem wusste ich aus Erfahrung nur allzu gut, wie sich Lungenbluten anfühlte.

Sofort ließ ich die beiden Chirurgen wissen, dass ich aus der Lunge blutete, und wurde allmählich panisch. Ich hatte eh schon den Eindruck, dass die beiden besser Automechaniker geworden wären und nun hatten sie auch noch meine Lunge verletzt. Meine neue, transplantierte Lunge! Natürlich flippte ich da aus.

Und als dann der Chirurg auch noch behauptete, dass ich mich irrte, es meiner Lunge gut gehe, war es vollends vorbei mit meiner Selbstbeherrschung. Ich weiß noch, wie ich plötzlich unbeschreibliche Angst bekam, dass die beiden einen Fehler, den sie gemacht hatten, schlicht übersahen. Dass sie eventuell meine Lunge schwer verletzt hatten, es aber in ihrer Borniertheit der Situation gegenüber nicht erkennen wollten. Sofort schossen mir die Tränen in die Augen. Vor lauter Stress, lauter Angst und Hilflosigkeit. Ich konnte ja noch nicht mal aufstehen und gehen. Nicht mit aufgeschnittener Schulter. Und dennoch war mir sofort klar, dass ich auf keinen Fall weinen durfte. Wenn ich anfing zu weinen, würde ich anfangen zu zittern, mich bewegen, und dann würden die beiden Chirurgen nie den Port in meine Schulter bekommen.

Ich konzentrierte mich also auf meinen Atem, doch mein Körper wollte sich nicht so einfach wieder beruhigen lassen. Ich schwitzte wie verrückt, mir war schlecht, ich hatte Angst, mich übergeben zu müssen oder, noch viel schlimmer, zu kollabieren. Es war der absolute Horror!

Und das Schlimmste an der ganzen Situation war, dass es gar nicht erst dazu hätte kommen müssen, wenn mir der Chirurg ganz einfach nur die Wahrheit gesagt hätte. Denn natürlich hatte er bei der Punktion leicht die obere Spitze meines Lungenflügels angeritzt, doch das war absolut kein Grund zur Panik. Es blutete zwar ein wenig, doch das war alles. Meiner Lunge ging es gut, nur leider hatte man beschlossen, mich darüber im Unklaren zu lassen.

Es dauerte zu meinem Glück nicht mehr lange und der Port war gelegt. Nun musste nur noch ein Röntgenbild vom Port gemacht werden, um zu kontrollieren, ob er richtig lag, und dann konnte ich endlich zugenäht und aus dem OP entlassen werden.

Doch selbst das Röntgenbild bekamen sie im OP nicht ohne Zwischenfall hin. Während ich auf meinem OP-Tisch liegend in die richtige Position für das Röntgenbild gefahren wurde, sah ich, wie etwas das Tuch, das noch immer über meinem Gesicht lag, eindrückte und somit auf Kollisionskurs mit meinem Gesicht stand. Wahrscheinlich war es der Arm der OP-Lampe, der noch nicht zur Seite geschoben worden war und drohte, mein Gesicht zu verbeulen.

Ich schrie wie verrückt, hatte die absolute Panik und bekam meinen nächsten beinahe Heulkrampf.

Der Arm der OP-Lampe oder was auch immer es war, wurde weggeschoben, das Röntgenbild gemacht und ich endlich wieder zugenäht.

Als meine Schulter wieder zugenäht war, riss der Chirurg mit einem Ruck die auf meiner Brust festgeklebte Abdeckung ab, dass ich dachte, er würde mir auch gleich die Brustwarzen mit abreißen, und ich war entlassen.

Meiner Mutter fielen tausend Steine vom Herzen, als ich nach zwei Stunden, zwar nass geschwitzt und weiß wie die Wand, aber ansonsten gesund, wieder aus dem OP geschoben wurde. Erst als ich wieder auf meinem Zimmer lag, fing ich an zu weinen.

Natürlich erzählten wir damals der Stationsärztin von meinem Horrortrip und sie war entsetzt über das unprofessionelle Verhalten meines Chirurgen. Aber leider weiß ich nicht, ob sie den Chirurgen zur Rede stellte, und leider suchte auch ich danach nie selbst das Gespräch mit ihm. Im Nachhinein hätte ich ihn gerne persönlich wissen lassen, dass er meiner Meinung nach seine Berufung gänzlich verfehlt hätte, ausgeschmückt mit ein paar Kraftausdrücken.

Im Nachhinein stellte sich ebenfalls heraus, dass mein Chirurg, zusätzlich zu allem anderen, auch noch vergessen hatte, in den OP-Bericht zu schreiben, welche Art von Port er mir überhaupt eingebaut hatte. Und das war eine recht wichtige Information, denn für jeden Port gab es speziell passende Nadeln. Wusste ich nicht, welchen Port ich in der Schulter liegen hatte, konnte ich ihn auch nicht anstechen bzw. benutzen. Und auch die Erklärung, wie ich einen Port überhaupt zu benutzen hatte, war mir vorenthalten worden. Meine Stationsärztin, die sich als Ärztin auf der neurologischen Station genauso wenig wie ich mit der Benutzung eines Ports auskannte, schickte mich einen Nachmittag auf die Krebsstation, damit mir ein Arzt dort erklären konnte, wie ich meinen Port zu benutzen hatte. Doch letztendlich war es dann mein Hausarzt, der meinen Port zum ersten Mal anstach und mir erklärte, wie ich ihn zu pflegen und zu benutzen hätte. Die ganze Aktion war also ein voller Erfolg gewesen und machte deutlich, warum viele die Abkürzung MHH, Medizinische Hochschule Hannover, mit »Manchmal Haut's Hin« übersetzten.

Kurz bevor ich am 24. März endlich aus dem Krankenhaus entlassen wurde, bekam auch K. endlich ihre neue Lunge transplantiert. Ihre Transplantation verlief so gut, dass sie am darauffolgenden Tag schon wieder extubiert werden und alleine atmen konnte. Damals sah alles nach einem Happy End aus.

Doch als wir zwei Wochen später wieder für drei Tage in Hannover waren, die Aktivität meines Pilzes musste durch regelmäßige MRTs kontrolliert werden, mussten wir leider von K.s Mutter erfahren, dass es ihr gar nicht gut ging. Auch wenn zu Beginn alles nach einem vollen Erfolg ausgesehen hatte, hatte sie in den letzten zwei Wochen fast täglich abgebaut. So sehr, dass die Ärzte nun nicht mehr wussten, wie sie ihr noch helfen sollten. Einziger Trost war nur der, dass K. von all dem sehr wahrscheinlich nichts mehr mitbekam. Sie war wieder intubiert worden und bekam Schlafmittel.

Meine Mutter traf sich sofort mit ihrer Mutter, kaum dass wir Hannover erreicht hatten, und stimmte ihr nach langen Gesprächen zu, dass es wohl das Beste für K. wäre, sie gehen zu lassen. Ich weiß nicht mehr warum, doch ihre Mutter bat daraufhin meine Mutter, sie und ihren Mann bei der schweren Aufgabe, die ihnen bevorstand, zu begleiten.

Als alle drei auf der Intensivstation ankamen und neben K.s Bett standen, musste meine Mutter mit Schrecken feststellen, dass K. in dem gleichen Zimmer lag, in dem ich nur Monate zuvor gelegen hatte. Die Ärzte hatten damals schon damit angefangen, die ersten Geräte abzuschalten und ließen nun K.s Eltern und meine Mutter alleine und in aller Ruhe von ihr Abschied nehmen.

Wenige Minuten später verstarb K.

Als K.s Eltern und meine Mutter die Intensivstation wieder verließen, hatten sich Ärzte und Schwestern draußen vor ihrem Zimmer versammelt. Sie bedankten sich bei K.s Eltern, dass sie ihre Tochter die letzten Tage hatten begleiten dürfen.

Meine Mutter saß danach noch einige Zeit mit den Eltern unten in der Einkaufsstraße, versuchte irgendwie zu helfen, zuzuhören und da zu sein. Leider gab es nichts mehr, was sie hätte tun können.

Als meine Mutter nach Stunden wieder zu mir aufs Zimmer kam, saßen wir ebenfalls noch eine ganze Zeit lang zusammen und redeten. Sie erzählte mir, wie behutsam die Ärzte und Schwestern auf der Intensivstation mit K.s Eltern umgegangen waren, dass es sich trotz Intensivstation nach einem sehr würdevollen Abschied angefühlt hätte. Und natürlich wurde uns angesichts dessen einmal mehr bewusst, wie viel Glück ich gehabt hatte. Ganz einfach nur unbeschreibliches Glück!

Am nächsten Tag half meine Mutter noch K.s Eltern dabei, deren Sachen, die sich in den vergangenen Wochen im Krankenhaus angesammelt hatten, einzupacken, und dann verabschiedete sie sich von ihnen. Die Eltern wollten nach Hause fahren, ohne K., denn diese würde erst in ein paar Tagen zu ihrer Beerdigung nach Hause gebracht werden. Es war ein sehr trauriger Tag.

Mein MRT, das, obwohl die Welt stillzustehen schien, natürlich dennoch stattfand, sah gut aus. Der Pilz ging immer weiter zurück. Einziger Zwischenfall: Ich weigerte mich, für das Kontrastmittel, das ich für das MRT gespritzt bekam, meinen Port herzugeben. Natürlich wollte der Arzt, der das MRT machte, gerne meinen Port benutzen und nicht erst einen Zugang bei mir legen müssen. Doch Kontrastmittel konnte den Port verkleben, wenn er nicht sofort danach mit Kochsalzlösung gespült wurde. Und ich hatte schon von mehr als einem Patienten gehört, der seinen Port an Kontrastmittel verloren hatte. Und das Risiko, dass mein Port, der unter so schrecklichen Umständen eingebaut worden war, durch Kontrastmittel verklebte, wollte ich unter keinen Umständen eingehen. Wie gesagt, es gab Diskussionen, was wiederum zur Folge hatte, dass ich bei den darauffolgenden Untersuchungen in den nächsten Monaten stets verneinte, überhaupt einen Port zu besitzen.

Am 12. April war K.s Beerdigung. Ich fuhr mit meiner Mutter und meiner Schwester zusammen hin. An die Predigt kann ich mich kaum erinnern, dafür umso besser an das Lied, das der Chor, in dem K. früher mitgesungen hatte, vortrug. Es war so unendlich traurig, dass viele von K.s ehemaligen Chormitgliedern Probleme hatten, das Lied überhaupt bis zu Ende zu singen. Es war ein unglaublich schöner und trauriger Abschied zugleich.

Jahre später war ich auf einer Hochzeit eingeladen, auf der ein Gospelchor als Teil der Trauungszeremonie ein Lied vortrug. Ich hatte schon lange nicht mehr an K. gedacht, doch als der Chor anfing zu singen, musste ich weinend aus der Kirche laufen. Wie tief Trauer manchmal sitzt, ohne dass es einem bewusst wird.

Als die Beerdigung zu Ende war und wir langsam vom Grab zu dem kleinen Café gingen, in dem es noch Kuchen geben würde, lagen meine Mutter, meine Schwester und ich uns weinend in den Armen. Es war nicht nur die Trauer um K., sondern auch die plötzliche Erkenntnis darüber, dass auch ich bei meiner Transplantation hätte sterben können. Dass dies auch meine Beerdigung hätte sein können.

Meine Mutter hat heute noch ein wenig Kontakt zu K.s

Mutter. Doch so traurig es sich anhört, es ist nicht einfach, sich nicht schuldig zu fühlen, weil das eigene Kind überlebt und K. es nicht geschafft hat. Man kann leider nicht darüber hinwegsehen, dass nur der eine das bekommen hat, was der andere genauso von ganzem Herzen verdient hätte.

Kapitel 8

Der Mai kam und mein Leben formte sich neu. Zunächst brachte meine Schwester mir Fenja, meinen Hund, wieder. Ein Jahr war ich ohne Hund gewesen und war nun überglücklich, ihn endlich wieder bei mir zu haben.

Leider musste ich damals die Freude, meinen Hund wieder bei mir zu haben, vor den Ärzten in Hannover geheim halten. Haustiere waren bei Lungentransplantierten nicht gerne gesehen. In Hannover gingen die Ärzte davon aus, dass Tiere Dreck bedeuteten und Dreck wiederum ein erhöhtes Risiko, an Pilzinfektionen zu erkranken, mit sich brachte. Dass ein Tier, allen voran ein Hund, aber auch Bewegung, Muskelaufbau und lange Spaziergänge an der frischen Luft mit sich brachte, daran dachten sie nicht. Ich kann heute mit Sicherheit sagen, dass mein Hund einen großen Anteil an meiner Genesung und meiner so außerordentlichen Gesundheit hat. Gerade weil ich einen Hund hatte, fing ich wieder mit dem Laufen an, war bei jedem Wetter draußen, was mich wiederum abhärtete, und bekam zusätzlich noch eine gute Einstellung dazu, ob und wie gesundheitsgefährdend Dreck wirklich sein konnte. Denn was half es mir bei meiner Genesung, ständig Angst vor etwas so allzeit Präsentem wie Dreck zu haben? Ich wollte nicht in ständiger Angst vor einer Infektion leben. Ich wollte nicht mehr mit einem Krankheitsbewusstsein leben. Mir ständig einreden, dass dies und jenes schlecht für mich sein könnte, dass ich ab jetzt vor jedem Keim Angst haben musste, nur weil meine Immunabwehr herabgesetzt war. Ich wollte viel mehr mit einem Gesundheitsbewusstsein leben. Wieder Vertrauen in meinen Körper finden und dem Leben nicht nur mit Angst begegnen. Und ganz genau aus diesem Grund fing ich Anfang Mai auch wieder mit Reitunterricht an. Und das, obwohl man im Reitstall eins ganz sicher findet: Dreck.

Und angetrieben von dem Gefühl, mein Leben allmählich wieder in den Griff zu bekommen, den Boden wieder unter den Füßen zu fühlen, setzte ich mich Anfang Mai an meinen

Schreibtisch und schrieb einen Dankesbrief, der schon lange überfällig war. Und zwar den Dankesbrief an die Hinterbliebenen meines Spenders.

Leider musste ich meinen Brief anonym schreiben. Hinterbliebene des Organspenders und der Organempfänger dürfen sich in Deutschland nicht persönlich kennenlernen. Ich musste meinen Brief erst an das Transplantationsbüro in Hannover schicken, dort würde er gelesen und wenn nötig anonymisiert und dann von dort an die Hinterbliebenen weitergeleitet werden.

In Amerika gibt es diese Regelung nicht. Wenn sich in Amerika sowohl die Spenderfamilie als auch der Organempfänger gerne kennenlernen möchten, ist dies möglich. Und seitdem ich in den USA einige Transplantierte kennengelernt habe, die ihre Spenderfamilie getroffen haben, muss ich sagen, dass ich mir diese Regelung auch in Deutschland wünschen würde. Der Kreis würde sich ganz einfach schließen, wenn man erfahren könnte, wer derjenige war, der einem das Leben gerettet hat. Doch in Deutschland blieb mir leider nur die Möglichkeit eines anonymen Briefes:

7. Mai 2003

Liebe Eltern,

ich richte diesen Brief an Sie, da ich nicht weiß, ob es eine Freundin, Frau, Kinder, Freunde usw. gibt, an die der Brief auch richtig gerichtet wäre. Daher:

Liebe Eltern,

zunächst einmal hoffe ich, dass ich Ihnen mit diesem Brief nicht zu nahe trete. Aber es ist mir ein Bedürfnis, Ihnen zu schreiben, weil ich durch den tragischen Unfall Ihres Sohnes ein neues Leben bekommen habe. Sie oder Ihr Sohn haben sich zur Organspende entschlossen und dadurch kann ich heute ohne Sauerstoffgerät durch die Gegend laufen und habe wieder eine Zukunft. Ich kann Ihnen gar nicht sagen, wie dankbar ich Ihnen und Ihrem Sohn für diese Entscheidung bin. Doch irgendwie komme ich mir auch ein wenig unsicher vor, weil ich durch dieses Unglück so viel Grund zur Freude habe. Aber vielleicht hilft es Ihnen ein wenig bei Ihrer Trauer, zu wissen, dass es dort irgendwo einen Menschen gibt, der durch dieses Unglück wieder leben kann. Und das tue ich, sehr bewusst. Denn ich bin mir immer darüber bewusst, dass ich nur durch ein schreckliches Unglück und die Organspende Ihres Sohnes genau das tun kann, was ich tue, nämlich leben. Ich möchte Ihnen sagen, dass ich mein von Ihrem Sohn geschenktes Leben immer als etwas ganz besonders Kostbares ansehen und auch so behandeln werde. Auch wenn ich ihn nicht gekannt habe, denke ich, dass er sich darüber freuen würde, wenn wenigstens ich etwas Lebendiges aus seinem Tod machen kann. Und das werde ich tun. Ich werde sein geschenktes Leben so sehr leben, wie es nur geht, damit sich die Organspende wirklich gelohnt hat. Übrigens können durch die Spende Ihres Sohnes noch zwei weitere Menschen leben. Ein älterer Mann und ein gut ein Jahr altes Baby.

Das zumindest wollte ich Ihnen gesagt haben. Und eigentlich wäre da noch so viel mehr, aber ich weiß gar nicht, wie ich diese Dankbarkeit, die ich für die Organspende empfinde, und auch die Trauer über Ihren Verlust zum Ausdruck bringen soll. Es ist schwer zu begreifen, wie sehr Leben und Tod zusammenhängen und dabei fast Rollentausch betreiben.

Ich hoffe also, dass Sie sich über meinen Brief freuen können und vielleicht ein wenig Kraft aus ihm schöpfen.

Mit unbeschreiblich dankbaren Grüßen von einer 24-jährigen Frau ...

Ich schreibe auch heute noch, ungefähr im Abstand von einem Jahr, immer mal wieder einen Brief an die Hinterbliebenen meines Spenders. Ich lasse sie wissen, dass es mir gut geht, was ich gerade mache und dass ich trotz der vergangenen Jahre ihren Sohn nicht vergessen habe. Und dass ich jedes Jahr am

28. Dezember eine Kerze für ihn anzünde. Genauso wie meine Eltern.

Doch leider habe ich bis heute keine Antwort zurückbekommen und kann daher nur hoffen, dass die große Dankbarkeit, die ich in meinen Briefen zum Ausdruck zu bringen versuche, auch wirklich ankommt.

Ich spürte wieder das Leben in mir, während meine Besuche in Hannover für Kontrolltermine endlich abnahmen. Mittlerweile musste ich nur noch einmal im Monat nach Hannover. Meist um meine Lungenleistung und mein Allgemeinbefinden kontrollieren zu lassen und manchmal zum MRT-Termin.

Aber auch wenn wir nur noch einmal im Monat für ein paar Stunden in Hannover waren, gab es immer wieder Neues aus dem Krankenhausalltag zu berichten. Man musste nicht auf dem OP-Tisch liegen und einen Port eingebaut bekommen, um seltsame Dinge in der MHH zu erleben:

Es fing damit an, dass bei jedem Ambulanztermin meine Blutgase gemessen wurden. Dabei wurde festgestellt, wie gut mein Blut mit Sauerstoff angereichert war beziehungsweise wie gut mich meine Lunge mit Sauerstoff versorgte. Dazu wurde mein Ohrläppchen mit einer die Durchblutung fördernden Creme eingecremt, ich musste zehn Minuten warten, und dann wurde mir Blut aus dem Ohrläppchen abgenommen, aus dem wiederum die Blutgase ermittelt wurden. Es war keine große Angelegenheit.

Viel erwähnenswerter war die Schwester, die diese Untersuchung stets bei mir durchführte. Jedes Mal nachdem sie mein Ohr mit der Creme eingecremt hatte, blaffte sie uns an: »Jetzt nicht reden, nicht essen!« Ich sollte nicht reden und nicht essen, damit sich der Sauerstoffgehalt in meinem Blut dadurch nicht veränderte. In keinem anderen Krankenhaus, nicht in Deutschland, nicht in Österreich und auch nicht in den USA, kümmern sich die Schwestern darum, ob man bei der Blutgasanalyse spricht, isst oder Arien singt. Nur in Hannover.

Aber wie auch immer, meine Mutter und ich nickten jedes Mal brav, wenn wir die Anweisung »Nicht reden, nicht essen!« bekamen, und unterhielten uns die folgenden zehn Minuten nur im Flüsterton. Meine Blutgasanalyse war immer einwandfrei.

Nachdem wir dann mit dem Arzt kurz gesprochen hatten, mussten wir stets runter zum Röntgen gehen. Und auch hier begegnete mir immer wieder ein und dieselbe Frage: »Haben Sie eine große Lunge bekommen oder ist Ihre transplantierte Lunge eher klein?«

Die Röntgenassistentinnen wollten damit wissen, wie weit sie das Röntgenbild einstellen mussten. Aber mal ehrlich, woher sollte ich wissen, wie groß meine Lunge war?

Ich antwortete stets, dass ich keine Ahnung hätte, denn ich hätte während der Transplantation geschlafen. Doch hier traf man selten auf Humor.

Nach dem Röntgen ging es dann zur Lungenfunktion (mein FEV1-Wert lag damals bei 2,36 Litern, Tendenz steigend) und dann saßen wir wieder in unserem Zimmer und warteten erneut auf den Arzt.

Die Arztgespräche verliefen eigentlich immer gleich. Ich wurde nach meinem allgemeinen Befinden gefragt, wie viele Stufen ich hochlaufen konnte (diese Frage konnte ich nie wirklich beantworten, weil ich nie so lange Stufen hochgelaufen war, bis ich nicht mehr konnte) und ob ich seit meinem letzten Besuch einen Infekt oder Husten gehabt hätte. Und dann wurde anhand meines Berichts und meiner Untersuchungsergebnisse entschieden, ob eine Bronchoskopie gemacht werden musste oder nicht. Ob mit einem Schlauch in meine Lunge gesehen werden musste oder ob ich entlassen war.

Bei einer Bronchoskopie konnten sich die Ärzte nicht nur die Lunge von innen ansehen, sondern auch kleine Gewebeproben entnehmen und kontrollieren, ob mit der Lunge wirklich alles in Ordnung war oder man eventuell einen Infekt oder gar eine Abstoßung übersah. Erst wenn klar war, dass keine Bronchoskopie gemacht werden musste, durften wir wieder nach Hause fahren beziehungsweise frühstücken gehen, da man für die Bronchoskopie immer nüchtern sein musste.

Ich weiß noch, wie ich einen Ambulanztermin mit meiner Schwester zusammen wahrnahm. Meine Lungenfunktion war super, mein Röntgenbild unauffällig und wir uns sicher, dass ich keine Bronchoskopie brauchen würde. Doch als unsere Ärztin zum Gespräch hereinkam, deutete sie an, dass sie eventuell doch noch eine Bronchoskopie würde machen wollen, und natürlich war ich damit nicht einverstanden. Ich sagte ihr, dass ich nicht der Ansicht wäre, dass eine Bronchoskopie vonnöten wäre, und daher nicht einwilligen würde.

»Ob hier eine Bronchoskopie gemacht wird oder nicht, entscheide immer noch ich!«, war ihre Antwort.

Ich frage mich wirklich, ob es der weiße Kittel mit sich bringt, dass Ärzte immer der Ansicht sind, allein über ihren Patienten bestimmen zu können. Doch auch wenn es die Ärzte gerne hätten, ich gebe meine Selbstverantwortung nicht im Eingangsbereich des Krankenhauses ab. Und ob mir jemand einen Schlauch in die Lunge schiebt oder nicht, entscheide doch immer noch ich. Ich lasse mich gerne von einem Arzt beraten, mir Pro und Kontra aufzeigen, jedoch nicht über meinen Kopf hinweg bestimmen.

Natürlich wurde keine Bronchoskopie bei mir gemacht.

Die Zeit verging, und da ich schon recht lange und mit stets stabiler Lungenleistung transplantiert war, beschlossen meine Mutter und ich irgendwann, dass wir uns nicht mehr daran halten wollten, dass ich morgens vor meinem Ambulanztermin nichts frühstücken sollte und so lange nüchtern bleiben, bis klar war, dass keine Bronchoskopie stattfinden würde. Jeden Tag kontrollierte ich eigenhändig meinen FEV1-Wert anhand eines Asthmamonitors und konnte daher gut einschätzen, ob meine Lungenfunktion in Ordnung war oder nicht. Und wäre doch eine Bronchoskopie gemacht worden, hätte ich eben bis zum Nachmittag warten müssen, bis wann das Frühstück in meinem Magen verdaut wäre. Schlussfolgerung war: Ich würde vor meinem Ambulanztermin meine Medikamente einnehmen, ein kleines Brötchen essen, man musste es ja nicht gleich übertreiben, und hoffen, dass es nie einer meiner Ärzte herausfinden würde. Und da wir uns mit unseren geschmierten Brötchen natürlich nicht oben in die Ambulanz setzen konnten, beschlossen wir, uns frühmorgens unten in die leere Einkaufsstraße zu setzen, dort unser Brötchen zu essen und dann nach oben zu den Ärzten zu gehen.

Viele Male aßen wir vor meinem Ambulanztermin in der Einkaufsstraße unsere Brötchen und nie wurden wir entdeckt. Bis an einem Morgen, wir hatten gerade die Backen voll, mein Arzt, der Oberarzt der Ambulanzstation, an uns vorbei den Flur entlangging. Er kam gerade zur Arbeit, hatte noch seinen Mantel an und meine Mutter und ich starrten ihm mit angehaltenem Atem nach, während er keine fünf Meter an uns vorbeieilte und dann, wie es der Teufel so wollte, genau auf unserer Höhe stehen blieb. Er sah aus, als hätte er etwas vergessen, denn er drehte sich unschlüssig noch einmal in die Richtung, aus der er gekommen war.

Uns war natürlich klar, dass wir, falls er uns sehen sollte, Frühstück essend, den Anschiss unseres Lebens bekommen würden.

Dennoch konnten meine Mutter und ich uns kaum das Lachen verkneifen. Ich wäre fast geplatzt, hielt mir verzweifelt die Hand vor den Mund und versuchte, so leise wie möglich zu sein, um nur ja nicht seine Aufmerksamkeit auf uns zu lenken.

Und gerade als ich dachte, dass ich mich nicht länger beherrschen könnte, drehte er sich wieder um und verschwand in Richtung der Fahrstühle. Erst als sich die Fahrstuhltüren hinter ihm geschlossen hatten, lachten wir uns beinahe tot. Selten hatten wir so viel Spaß in Hannover.

Bei den folgenden Ambulanzterminen aßen wir unser Brötchen immer am anderen Ende der Einkaufsstraße. Sicher war sicher.

Was neben der Lungenfunktion in Hannover auch jedes Mal bestimmt wurde, war mein Cyclosporin-Spiegel, der sogenannte Cyclo-Wert.

Der Cyclo-Wert misst die Konzentration des die Immunabwehr hemmenden Medikaments im Blut. Ist die Konzentration zu hoch, muss die Dosis des Medikaments gesenkt werden beziehungsweise bei zu niedriger Konzentration erhöht werden.

Die Einstellung dieses Medikaments war vor allem in den ersten Monaten nach meiner Transplantation schwierig. Die Cyclo-Konzentration in meinem Blut schwankte fast ständig und ständig musste ich meine Medikamentendosis neu anpassen. Daher musste ich mir zusätzlich zu den Blutkontrollen in Hannover auch noch jede Woche bei meinem Hausarzt Blut abnehmen lassen und dieses zur Cyclo-Bestimmung nach Hannover schicken. Zwei Tage später rief mich dann ein Arzt an und gab mir die neue Dosierung meines Medikaments durch. Das war zumindest die Theorie. In der Praxis sah alles etwas anders aus. Leider klappte es mit dem Anrufen bei zu hohem oder zu niedrigem Cyclo-Wert nicht immer. Die Ärzte waren überlastet und fanden nicht die Zeit, jeden Tag mehrere Patienten anzurufen und ihnen ihre neue Medikamentendosis durchzugeben.

Wir bekamen zu unserem Glück über einen Bekannten die Telefonnummer des Labors in Hannover heraus, das meinen Cyclo-Wert bestimmte, und riefen dort jede Woche selbst an, um meinen Cyclo-Wert zu erfragen. Und mehr als einmal passierte es, dass wir am darauffolgenden Tag keinen Anruf von Hannover bekamen, obwohl mein Cyclo-Wert nicht so war, wie er sein sollte.

Zum besseren Verständnis: Das Medikament Cyclosporin ist im Grunde genommen ein hoch giftiges Medikament. Es kann bei zu hoher Dosis schwere Nierenschäden und bei zu niedriger Dosierung eine Abstoßreaktion der transplantierten Organe hervorrufen. Eine sehr akkurate Einstellung ist daher äußerst wichtig. Doch da Hannover es nicht schaffte, sich zuverlässig um meine Cyclo-Einstellung zu kümmern, beschlossen wir im Familienkreis, diese selbst in die Hand zu nehmen. Was blieb uns anderes übrig? In Hannover anrufen und einen Arzt persönlich nach der neuen Medikamenteneinnahme fragen, funktionierte leider auch nicht. Man bekam nie jemanden ans Telefon.

Und dann, zu alldem, machte einer der Ärzte in Hannover auch noch den Fehler und gab mir, als er doch mal aufgrund eines falschen Cyclo-Wertes bei mir anrief, eine absolut falsche, neue Dosierung durch. Der besagte Arzt hatte damals weder meine Akte gelesen, noch kannte er mich und wusste daher auch nicht, dass ich anstatt des üblichen Cyclo-Wertes von 200 bei neu Transplantierten, nur einen Wert von 100 haben sollte. Als der Pilz in meinem Kopf diagnostiziert worden war, hatten die Ärzte beschlossen, meine eigene Immunabwehr wieder etwas hochzufahren und meinem Körper damit die Chance zu geben, eigenständig gegen den Pilz anzugehen. Daher mein eher niedriger Cyclo-Wert.

Als also jener Arzt mich wegen meines Cyclo-Wertes anrief, lag dieser bei 100. Also genau da, wo er sein sollte, doch dem Verständnis des Arztes nach war er viel zu niedrig. Er gab mir per Telefon die Anweisung durch, meine Medikamentendosis zu verdoppeln!

Ich sagte damals einfach nur »Ja« am Telefon, um unnötigen Diskussionen aus dem Weg zu gehen, und nahm mein Medikament so ein wie zuvor. Und so hielt ich es auch mit allen weiteren Anrufen von Ärzten, die mir meine neue Medikamentendosis durchgeben wollten. Ich sagte »Ja« und entschied dann eigenständig.

Ich habe Hannover nie erzählt, dass ich mich immer eigenständig um meinen Cyclo-Wert gekümmert habe. Vielleicht hätte ich es erzählen sollen und damit auf die extremen Lücken in der Nachsorge hinweisen sollen, doch ich wollte damals nicht als eine Patientin angesehen werden, die ihre Nachsorge und ihre Gesundheit nach der Transplantation nicht ernst nahm. Schließlich nahm ich meine Nachsorge und meine Gesundheit ernst, sehr ernst sogar. Und deswegen verließ ich mich in diesem Fall auch lieber auf mich als auf das leider recht unzuverlässige Hannover. Vertrauen ist gut, Kontrolle ist besser, vor allem, wenn es um das eigene Leben geht.

So sahen also meine Ambulanztermine aus. Doch auch wenn mein Leben damals immer wieder von Besuchen in Hannover unterbrochen wurde, beschloss ich am 10. Juni 2003, endlich einen Schritt weiterzugehen. Am 10. Juni sah ich mir die Uni in Düsseldorf an. Ich wollte endlich mein Psychologie-Studium wieder aufnehmen und abschließen. Endlich wieder ein Stück weiterkommen. Allerdings wollte ich nicht mehr im fernen Oldenburg, sondern in sicherer Nähe zu meinen Eltern studieren und wohnen. Und das bedeutete für mich damals Düsseldorf. Ich wollte mich pünktlich zum Wintersemester 2003 einschreiben, doch meine Anmeldung wurde wegen Mangel an Studienplätzen im 5. Semester, in dem ich einsteigen wollte, abgelehnt.

Ich war ziemlich enttäuscht, als ich den Ablehnungsbescheid bekam. Ich wollte endlich mein Leben wieder in die Hand nehmen und nun gab man mir nicht die Chance dazu. Mein Vater riet mir daraufhin, Einspruch gegen den Ablehnungsbescheid zu erheben, den Verantwortlichen zu erklären, warum gerade ich einen Studienplatz verdient hätte. Und das tat ich dann auch.

Ich schrieb einen Brief, in dem ich erläuterte, warum es von so großer Bedeutung für mich war, mein Studium endlich wieder aufzugreifen, und drückte dabei natürlich mächtig auf die Tränendrüse. Endlich konnte ich meine Erkrankung und vor allem meine Transplantation einmal dazu nutzen, einen Vorteil für mich herauszuschlagen.

Doch der Brief allein war mir damals noch nicht genug. Ich wollte ihn persönlich abgeben, mein Anliegen persönlich vortragen und den Namen der Person kennen, die sich um meine Belange kümmern würde. Ich wollte zeigen, wie wichtig mir die Wiederaufnahme meines Studiums war, denn einen Brief schreiben konnte schließlich jeder.

Ich fuhr also wieder einmal nach Düsseldorf, ging zur Studienberatung und musste zu meinem Erschrecken feststellen, dass es dort brechend voll war. Auf dem kleinen Flur des Studentenamts standen überall Studenten herum, es gab keine freien Sitzplätze mehr, es war stickig und ich war mir plötzlich nicht sicher, ob ich die ewig lange Wartezeit, nach der es aussah, auch wirklich stehend würde hinter mich bringen können.

Ich überlegte kurz, ob ich einen der Studienberater um eine bevorzugte Behandlung bitten sollte, schließlich war ich transplantiert, doch das wollte ich vor den Augen all der anderen wartenden Studenten dann doch nicht tun. Ich wollte nicht bei meinen Kommilitonen schon als »die Kranke« abgestempelt werden, noch bevor ich überhaupt mit dem Studium angefangen hatte. Das wäre mir peinlich gewesen.

Ich kann mich nicht mehr erinnern, wie ich auf die Idee kam, aber angesichts der zu erwartenden langen Wartezeit beschloss ich kurzerhand, einfach die paar Stockwerke nach oben zu fahren und gleich beim Studiendezernenten vorstellig zu werden. Ich wollte nicht aufgeben, bevor ich einen Studienplatz zugesichert bekommen hatte. Egal wie.

Als ich oben aus dem Fahrstuhl stieg, bot sich mir schon ein ganz anderes Bild. Der Flur war leer, es war kühl und hier und da standen bequeme Ledersessel herum. Ohne lange zu überlegen, was ich hier eigentlich gerade tat, ging ich zur Tür des Studiendezernenten und klopfte. Und natürlich rief mich seine Sekretärin herein. Dass ich mich erst noch an einer Sekretärin vorbeischummeln musste, damit hatte ich nicht gerechnet.

Ich erklärte ihr, dass ich einen Ablehnungsbescheid bekommen hatte und nun dagegen Einspruch erheben wollte. Und natürlich ließ sie mich wissen, dass ich damit nach unten in die Studienberatung gehen müsse.

Und dann tat ich etwas, was eigentlich gar nicht meinem Naturell entspricht: Ich log. Ich ließ die Sekretärin wissen, dass ich ein besonderer Fall wäre und ich von unten nach oben geschickt worden wäre, um mit dem Studiendezernenten persönlich zu sprechen.

Natürlich wollte sie wissen, wer mich nach oben geschickt hatte, und ich behauptete, dass ich mich an den Namen der Dame nicht mehr erinnern könnte. Aber es wäre gestern gewesen.

Zu meinem Unbehagen rief die Sekretärin daraufhin unten in der Studienberatung an und fragte nach, wer mich nach oben geschickt haben könnte. Doch zu meinem Glück war eine der Mitarbeiterinnen an diesem Tag nicht im Büro und so stimmte ich der Sekretärin zu, dass es genau diese Mitarbeiterin gewesen sein musste, die mich den Tag zuvor nach oben geschickt hätte. Genau die, die heute leider nicht da war, um meine Geschichte zu bestätigen.

Die Sekretärin meldete mich daraufhin beim Studiendezernenten an, ich ging zu ihm rein und trug mein Anliegen vor.

Natürlich drückte ich auch hier wieder auf die Tränendrüse und es half. Der Studiendezernent versprach mir, sich um meinen Fall persönlich zu kümmern, und ein paar Wochen später bekam ich den Brief, dass ich offiziell ins dritte Semester eingeschrieben werden würde, aber wie geplant im fünften Semester mein Studium wieder aufgreifen könnte, im Wintersemester 2003. Ich war super glücklich!

Kurz nach meinem positiven Bescheid, dass ich nun doch wieder eingeschriebene Studentin war, machte ich mich mit meinem Vater daran, nach einer passenden Wohnung für mich in Düsseldorf zu suchen. Endlich wieder eine eigene Wohnung!

Am 8. Oktober zog ich bei meinen Eltern aus und in Düsseldorf ein. Und es war ein schönes Gefühl, nach so vielen Monaten wieder ein Stück Selbstständigkeit zu besitzen und zurück im Leben zu sein. Endlich wieder ein Leben, ohne meinen Eltern über alles Rechenschaft ablegen zu müssen. Und es war schön, endlich meine Sachen aus Oldenburg wieder um mich zu haben, die ich seit dem Einzug bei meinen Eltern Anfang 2002 nicht mehr gesehen hatte.

Mein Umzug nach Düsseldorf fiel damals auf einen Mittwoch und am Donnerstag machte ich mich bereits wieder auf den Weg, um Martina in Bremen zu besuchen. Die Uni sollte erst in der darauffolgenden Woche anfangen. Als ich bei Martina ankam, entzündete sich plötzlich mein Port. Erst wurde meine Schulter dick und ich glaubte, noch alles im Griff zu haben, doch dann bekam ich plötzlich hohes Fieber. Wieder einmal fuhr ich mit dem Krankenwagen ins Krankenhaus, diesmal allerdings nach Bremen. Und am nächsten Morgen stand fest, dass ich nach Hannover gebracht werden musste. Es sah ganz danach aus, dass mein Port entfernt werden musste, und das wollte Hannover lieber selbst machen. Falls es Komplikationen in Bezug auf meine Transplantation geben sollte, war ich in Hannover besser aufgehoben. Natürlich machte meine Mutter sich ebenfalls sofort auf den Weg.

Als wir in Hannover ankamen, war es schon Abend. Ich wurde auf ein Vierbettzimmer geschoben und mein Leber-Transplantationsarzt kam noch vorbei, um Hallo zu sagen und mich wissen zu lassen, dass sie morgen früh sofort den Port entfernen würden. Hatte sich ein Port erst einmal entzündet, konnte man leider nichts anderes mehr tun, als ihn zu entfernen. Ob mir ein neuer Port für meine Pilzinfusionen gelegt werden würde, stand zu dem Zeitpunkt noch nicht fest.

Die Entfernung des Ports wurde zu meiner großen Erleichterung am nächsten Tag unter Vollnarkose gemacht. Da der Port schon so stark entzündet war und eine örtliche Betäubung nicht mehr wirken würde, hatten die Ärzte keine andere Wahl. Zum ersten Mal interessierte es mich nicht, dass ich nach der OP nicht gleich wieder würde essen können. Und zu meiner noch viel größeren Erleichterung beschlossen die Ärzte, mir keinen neuen Port mehr einzubauen. Meine Infusionstherapie wurde mit dem Portausbau beendet und ich musste ab jetzt nur noch jeden Tag eine Pille gegen meinen Pilz einnehmen. Wie wundervoll, ich war die scheiß Tröpfe endlich los, nach einem halben Jahr!

Nachdem der Port raus war, mussten wir noch bis zum 22. Oktober in der MHH bleiben, weil durch das Absetzen der

Tröpfe mein Cyclo-Wert wieder einmal außer Kontrolle geraten war und erst wieder richtig eingestellt werden musste. Einziger Lichtblick: Während unseres Aufenthalts lernten wir Steffi und ihre Mutter kennen. Steffi hatte auch Mukoviszidose, wartete in Hannover auf eine neue Lunge und wurde, genau wie ich, von ihrer Mutter rund um die Uhr betreut. Es war immer das gleiche Bild. Und wieder einmal erzählte ich, wie es mir vor, während und nach meiner Transplantation ergangen war. Wir tauschten Nummern aus und blieben auch nach Steffis geglückter Transplantation in Kontakt. Über die Zeit hinweg wurden wir richtig gute Freunde, telefonierten in den folgenden Jahren oft über Stunden, erzählten uns gegenseitig Krankenhausgeschichten und lästerten über die Ärzte, die wir beide kannten. Doch dann bekam Steffi im Jahr 2007 eine chronische Abstoßung und musste erneut auf die Warteliste für eine neue Lunge gesetzt werden. Leider schaffte sie es nicht bis zu ihrer zweiten Transplantation. Sie verstarb am 6. Dezember 2008. Am 8. Dezember wollte ich sie eigentlich noch anrufen, mal wieder mit ihr quatschen, unmittelbar davor rief mein Vater bei mir an und erzählte mir, dass gerade Steffis Mutter angerufen und erzählt hätte, dass Steffi zwei Tagen zuvor gestorben war.

Ich habe viel Zeit gebraucht, um darüber hinwegzukommen, dass ich dieses letzte Telefonat nicht mehr mit ihr führen konnte. Auch wenn sie damals schon sehr krank war und es ihr nicht gut ging, fühlte es sich für mich doch so an, als wäre sie ganz unerwartet verstorben, ohne mir die Möglichkeit eines Abschieds zu geben. Ich schrieb Steffi damals einen Brief und nahm auf diesem Wege von ihr Abschied. Zu ihrer Beerdigung konnte ich leider nicht gehen.

Zurück zu dem Tag, an dem ich, nach dem Ausbau meines Ports, endlich wieder aus der MHH entlassen wurde. Es war der 22. Oktober 2003: Ich fuhr damals mit meiner Mutter zusammen nach Hause und blieb im Anschluss noch zwei Tage bei meinen Eltern. Am folgenden Freitag, dem 24. Oktober, wollte ich kurz bei meinem Hausarzt vorbeifahren, meine Portnarbe kontrollieren lassen, um anschließend weiter nach Düsseldorf zu fahren, zurück in meine neue Wohnung, die ich noch gar nicht richtig eingeweiht hatte. Am Montag würde ich meinen ersten Uni-Tag hinter mich bringen. Endlich ging es wieder vorwärts in meinem Leben.

Dann kam doch wieder alles ganz anders als geplant. Auf der Autofahrt zu meinem Hausarzt bekam ich plötzlich starke krampfartige Bauchschmerzen. So sehr, dass ich, als ich bei ihm in der Praxis ankam, gar nicht mehr auf meine Portnarbe zu sprechen kam, sondern nur noch von meinen schlimmen Bauchschmerzen erzählte.

Sofort wurde ich in eines der Behandlungszimmer gesetzt, mein Hausarzt tastete meinen Bauch ab, kontrollierte, ob ich noch Darmgeräusche hätte, und machte einen Ultraschall.

Ich weiß noch, wie er mich während des Ultraschalls mit todernster Miene wissen ließ, dass die Hannoveraner Ärzte seiner Ansicht nach meine Leber falsch herum eingebaut hätten. Er druckte sogar zwei Ultraschallbilder aus, die er von meiner Leber gemacht hatte, und drückte sie mir als Beweis in die Hand. Wohl, um mich ein wenig von meinen Schmerzen abzulenken und aufzumuntern.

Die Bilder habe ich heute noch, doch dass sie mich damals aufgemuntert hätten, kann ich nicht behaupten. Meine kolikartigen Bauchschmerzen waren so schlimm, dass ich jedes Mal, wenn wieder ein Schmerzschub kam, in Schweiß gebadet dalag. Mein Hausarzt war sich damals schon ziemlich sicher, dass ich einen Darmverschluss hatte, und rief mit dieser Verdachtsdiagnose in Hannover an.

Ein Darmverschluss stellt eine lebensbedrohliche Situation dar und muss normalerweise innerhalb eines Tages operativ behoben werden. Über einen Darmverschluss, so sagt man, darf die Sonne nicht untergehen.

Doch die Ärzte in Hannover wollten die Diagnose meines Darmverschlusses zunächst durch ein Röntgenbild bestätigt wissen, bevor ich mit Blaulicht hergefahren würde. Sie schlugen vor, ich sollte in ein lokales Krankenhaus gebracht werden, dort sollte die Verdachtsdiagnose meines Hausarztes bestätigt werden und erst dann würden sie weiterte Schritte planen.

Wieder einmal wurde ich von einem Krankenwagen abgeholte, diesmal direkt aus der Arztpraxis und in ein nahes Krankenhaus gefahren. In das Krankenhaus, in dem ich vor wenigen Monaten auch meinen Krampfanfall hatte. Als ich mit dem Krankenwagen im Krankenhaus ankam, war meine Mutter schon da und wartete auf mich. Mein Hausarzt hatte sie angerufen und wissen lassen, dass ich wieder einmal mit Blaulicht unterwegs war.

Als ich dann in die Notfallaufnahme geschoben wurde, stürzten sich gleich mehrere Ärzte auf mich. Alle hatten von meinem letzten Besuch und meinem Krampfanfall gehört und alle waren alarmiert, als ich nun schon wieder mit außergewöhnlichen Problemen angemeldet wurde.

An diesem Tag war auch ohne mein Zutun viel Betrieb in der Notfallaufnahme und alle drei Behandlungsräume waren belegt. Einer der Patienten, der sich nur den Arm oder die Hand verstaucht hatte, wurde kurzerhand wieder auf den Flur gesetzt und ich wurde an seiner Stelle in das Behandlungszimmer geschoben.

Es wundert mich noch heute, das keiner der anderen wartenden Patienten Einspruch erhob, weil sich plötzlich alle Doktoren nur noch um mich kümmerten. Doch offensichtlich machten die Ärzte um mich herum einen solch angespannten Eindruck, dass sich keiner der anderen Patienten traute, auch nur einen Pieps zu machen. Mir persönlich kam die Situation damals gar nicht so dramatisch vor. Ich sehnte eigentlich nur den Augenblick herbei, an dem endlich meine Diagnose feststehen würde und ich ein Schmerzmittel bekommen konnte. Zu meiner Erleichterung wurde so schnell wie möglich ein Röntgenbild von meinem Bauch gemacht, ein Radiologe und jeder weitere um mein Bett herumschwirrende Arzt warf einen Blick darauf und dann wurde wieder mit Hannover telefoniert.

Und dann waren auch die Ärzte in Hannover der Ansicht, dass ich einen Darmverschluss hatte und so schnell wie möglich operiert werden musste. Natürlich in Hannover. Kein Chirurg in dem kleinen Krankenhaus, in dem ich lag, hätte sich getraut, einen Darmverschluss bei einer Leber-Lungen-Transplantierten zu operieren. Die Wahrscheinlichkeit von bei der Operation auftretenden Komplikationen, die im Zusammenhang mit meiner Transplantation standen, war viel zu groß und viel zu riskant. Und da die Zeit bei einem Darmverschluss drängt, je länger es dauert bis zur Operation, umso größer wird die Gefahr, dass Teile des Darms absterben, deswegen sollte ich nicht mit dem Krankenwagen ins über 300 Kilometer entfernte Hannover gefahren, sondern mit dem Hubschrauber geflogen werden. Mit dem Hubschrauber! Bauchschmerzen hin oder her, ich fand es genial, dass ich auch noch mit dem Hubschrauber fliegen durfte. Schon immer wollte ich Hubschrauber fliegen. Gut, vielleicht nicht gerade nach Hannover zu meiner x-ten Operation.

Meine Mutter sah das Thema Hubschrauberfliegen mit etwas anderen Augen. Natürlich wollte sie versuchen, mit mir mitzufliegen. Sie wollte an meiner Seite sein, denn wir wussten ja nicht, wie schnell man mich in Hannover in den OP schieben würde. Und mit dem Auto konnte sie erst in ein paar Stunden in Hannover eintreffen. Doch auf der anderen Seite hatte sie auch irrsinnige Angst vor dem Hubschrauberfliegen. Unter normalen Umständen hätten sie keine zehn Pferde in einen Hubschrauber bekommen. Doch als der Hubschrauber vor dem Krankenhaus landete und meine Mutter den Piloten todesmutig fragte, ob sie mit nach Hannover fliegen könnte, erklärte dieser zu ihrer großen Erleichterung, dass in dem Hubschrauber kein Platz für einen weiteren Passagier sei. Es war nur Platz für die zwei Piloten, den Arzt und mich. Und selbst das war schon eng bemessen. Meine Mutter musste also mit dem Auto nachkommen. Eine Tatsache, die sie erleichtert aufatmen ließ.

Bevor es für mich losging, bekam ich endlich noch das so lang ersehnte Schmerzmittel, dann wurde ich in Begleitung von mehreren Schwestern und Ärzten nach draußen zum Hubschrauberlandeplatz begleitet. Keiner wollte sich das Spektakel entgehen lassen, wie der Rettungshubschrauber abhob. Genauso wenig wie die Patienten und Besucher des Krankenhauses. Eine richtige Menschentraube hatte sich schon vor dem Haupteingang versammelt und wartete darauf, dass der Hubschrauber, dessen Landeplatz direkt vor dem Haupteingang lag, wieder abhob. Und mit Sicherheit wunderten sich die meisten der Passanten, als ich, weder blutüberströmt noch intubiert oder bewusstlos, sondern viel mehr lachend und scherzend in den Hubschrauber geschoben wurde. Mit Rettungshubschraubern assoziierte man normalerweise schlimmer zugerichtete Patienten.

Wir starteten und es ging Richtung Hannover.

Der Flug nach Hannover war lang. Wenn ich mich recht erinnere waren wir zwei Stunden unterwegs. Die meiste Zeit sah ich aus dem kleinen Fenster zu meinen Füßen, schaute mir die Landschaft an und versuchte, von meinem Hubschrauberflug so viel wie möglich zu genießen. Irgendwann schlief ich vor Erschöpfung ein und als ich die Augen wieder öffnete, flogen wir gerade am Fernsehturm von Hannover vorbei, bereits im Anflug auf die MHH.

In der Notfallaufnahme wurde ich schon erwartet. Ich wechselte von der Trage in eines der Krankenhausbetten und ein Arzt fing mit meiner Untersuchung an.

Genauso wie mein Hausarzt hörte auch er meinen Bauch nach Darmgeräuschen ab. Doch anders als mein Hausarzt kam er zu der Ansicht, dass er noch Darmaktivität hören könne, und ging daher nicht von einem Darmverschluss aus. Dann wurde ich noch schnell rüber zum Röntgen geschoben. Erneut wurde ein Bild von meinem Darm gemacht und damit war die Untersuchung abgeschlossen. Ich wurde auf eine mir unbekannte Station geschoben. Erst am nächsten

Tag würde man entscheiden, wie es weiterging. Keine Notfall-OP, kein gar nichts.

Als meine Mutter endlich in Hannover ankam und mich ausfindig gemacht hatte, war auch sie erstaunt darüber, dass ich nicht schon in Vorbereitung für die OP lag. Doch als sie hörte, dass der Arzt in der Notfallaufnahme der Ansicht gewesen war, noch Darmaktivität bei mir gehört zu haben wollte auch sie gerne glauben, dass ich vielleicht doch noch einmal um einen Darmverschluss herumgekommen war. Gerne wollten wir glauben, dass man mich umsonst mit dem Hubschrauber eingeflogen hatte und mein Hausarzt und die Ärzte im Provinzkrankenhaus sich bei ihrer Diagnose versehen hatten. Wie naiv wir damals doch waren.

An die folgende Nacht kann ich mich nicht mehr wirklich erinnern. Ich kann mich nicht erinnern, ob meine Bauchschmerzen wieder einsetzten oder ob ich so erschöpft war von all den Dingen, die in den letzten Stunden geschehen waren, dass ich ganz einfach die Nacht über durchschlief. Aber ich kann mich noch sehr gut an den nächsten Morgen erinnern. Denn es ging mir beschissen. Schon vom ersten Sonnenstrahl an wand ich mich unter den wiedergekehrten Bauchschmerzen im Bett hin und her. Es war der absolute Horror und eigentlich ein idiotensicheres Zeichen dafür, dass ich allen Spekulationen zum Trotz doch einen Darmverschluss hatte. Aber der damalige Stationsarzt übersah, aus welchen Gründen auch immer, diese eindeutigen Zeichen. Er veranlasste Einläufe, ich musste Kontrastmittel schlucken und jede Stunde zum Röntgen gefahren werden, um zu sehen, ob sich das Kontrastmittel durch meinen Darm schob, oder ob es irgendwo hängen blieb.

Heute kann ich gar nicht mehr sagen, wie ich die folgenden Stunden überhaupt durchstand. Ich bekam nur hin und wieder einen Tropf gegen meine Schmerzen angehängt, konnte für die Zeit, die der Tropf durchlief, etwas schlafen, um mich unmittelbar danach erneut unter Schmerzen zu winden und wieder zum Röntgen geschoben zu werden.

Doch auch als sich auf meinen Röntgenbildern ganz klar und deutlich zeigte, dass das Kontrastmittel, dass ich vor Stunden eingenommen hatte, keinerlei Anstalten machte, durch meinen Darm zu rutschen, begriff der Stationsarzt nicht, dass er dabei war, einen großen Fehler zu machen. Er verordnete einfach nur einen weiteren Tropf gegen meine Schmerzen und in einer Stunde ein erneutes Röntgenbild. Und damit war er wieder aus dem Zimmer gerauscht.

Es war schon später Nachmittag, als mein zuletzt verordneter Schmerztropf durch war und ich von den zurückkehrenden Schmerzen wieder aufgeweckt wurde. Und da war dann der Punkt erreicht, an dem ich nicht mehr konnte. Ich weiß noch, wie ich meine Mutter ansah, die bei mir am Bett saß, und sie wissen ließ, dass es so nicht weiterging. Dass sie irgendetwas machen musste, irgendwas, ganz egal, aber es musste etwas geschehen. Das war der Moment, in dem dann auch meine Mutter plötzlich die Angst ansprang. Sie stand auf, ging raus auf den Flur, griff sich den Stationsarzt und …

Ja, eigentlich wissen wir bis heute nicht genau, was meine Mutter dem Stationsarzt auf dem Flur so alles an den Kopf geworfen hat. Zusammengefasst ließ sie ihn wissen, dass er hier etwas übersah und sie nun sofort den Chefarzt in meinem Zimmer sehen wolle. Aber sicherlich drückte sie sich etwas deutlicher aus, als ich es hier wiedergebe. Meine Mutter kann sich selbst nur noch daran erinnern, wie um sie herum alle Schwestern und Patienten auf dem Flur still wurden, sie anstarrten und sich dann plötzlich alles in Bewegung setzte. Die Panik war meiner Mutter wohl so sehr ins Gesicht geschrieben, dass in dem Moment auch dem Arzt und den Schwestern klar war, dass etwas Schreckliches geschah.

Keine zehn Minuten später kam der Chefarzt zu mir ins Zimmer. Das heißt, er öffnete die Tür, sah mein schmerzverzerrtes Gesicht und sagte: »So eine Scheiße.«

Mein Zimmer füllte sich innerhalb von Minuten mit weißen Kitteln. Eine Nierentransplantation wurde wegen mir verschoben und um 21:00 Uhr lag ich auf dem OP-Tisch. Diagnose: Darmverschluss. Wie es das kleine Provinzkrankenhaus und mein Hausarzt schon einen Tag zuvor erkannt hatten.

Während ich im Operationssaal lag, setzte meine Mutter sich wieder einmal in die Einkaufsstraße und rief meine Schwester an und bat sie, sie möge bitte sofort nach Hannover kommen. Meine Mutter hatte damals das Gefühl, dass ich diese OP nicht überleben würde. Dass diese OP, zusätzlich zu allem anderen, zu viel für mich und meinen Körper werden würde.

Nachdem sie mit meiner Schwester telefoniert hatte, rief sie meinen Vater an und bat ihn darum, zu mir nach Düsseldorf in die Wohnung zu fahren, dort nach meiner Patientenverfügung zu suchen und diese zu meiner Schwester zu bringen, damit sie sie mit nach Hannover bringen konnte.

In meiner damaligen Patientenverfügung war unter anderem festgehalten, dass ich keine Verlängerung meines Sterbens durch Intensivmedizin wünschte, wenn zwei Ärzte unabhängig voneinander bestätigten, dass keine Heilung mehr möglich war. Ich wollte keine lebenserhaltenden Maßnahmen wie Wiederbelebung oder Beatmung erhalten, wenn eine nachhaltige Verbesserung meines Zustandes nicht mehr möglich war und keine Hoffnung mehr bestand. Dieses notariell beglaubigte Schreiben wollte meine Mutter damals auf jeden Fall vor Ort haben.

Mein Vater fuhr sofort nach Düsseldorf in die Wohnung und suchte nach meiner Patientenverfügung. Es war damals nicht einfach für ihn, in die noch nicht ganz fertig eingeräumte Wohnung zu fahren, ohne zu wissen, ob ich die restlichen Kartons jemals selbst würde auspacken oder ob er in ein paar Wochen alles wieder einpacken musste, weil ich die Wohnung nicht mehr brauchte. Als er endlich meine Patientenverfügung gefunden hatte, fuhr er mit dieser im Gepäck zu meiner Schwester, brachte diese zum Bahnhof, von wo sie mit dem Zug nach Hannover fuhr. In Hannover holte sie eine Freundin vom Bahnhof ab und brachte sie in die MHH. Jedoch nicht ohne meiner Schwester noch ein Proviantpaket für sie und meine Mutter mitzugeben. Was für eine rührend aufmerksame Geste!

Und dann saßen meine Mutter und meine Schwester wieder einmal zusammen in der leeren Einkaufsstraße der MHH, aßen ihre Proviantpakete und warteten darauf, dass sie telefonisch Nachricht bekämen, wie meine Operation verlaufen war.

Es war schon 23:30 Uhr, als endlich das Handy meiner Mutter klingelte und der Arzt am anderen Ende der Leitung sie fragte, wo sie sich gerade befände. Er sagte nichts darüber, wie die Operation verlaufen war, oder ob es mir gut ging, er wollte nur wissen, wo meine Mutter sich gerade aufhielt.

Natürlich glaubte meine Mutter sofort an das Schlimmste.

»Es ist also schiefgegangen?«, fragte sie den Arzt, und erst da fiel diesem auf, wie ungeschickt er sich ausgedrückt hatte. Mit Erschrecken rief er in den Hörer, dass alles okay wäre, ich schon fast aus dem OP raus und die OP gut verlaufen sei. Alles Weitere wolle er ihr oben auf der Station erzählen.

Als meine Mutter und meine Schwester auf die Station kamen, musste meine Mutter sich erst mal hinsetzen. Mitten auf dem Flur ließ sie sich an der Wand nach unten rutschen, weil ihre Beine sie nicht mehr tragen wollten. Im Wartebereich saß noch die Familie, deren Nierentransplantation wegen mir verschoben worden war. Genauso, wie wir vor fast einem Jahr auf meine Transplantation gewartet hatten. Und da war er, der nächste Nagel zum Sarg meiner Mutter. Obwohl ich immer noch der Meinung bin, dass der ganze Stress sie auch jung gehalten hat.

Meine OP war, wie der Arzt schon am Telefon berichtet hatte, gut verlaufen. Obwohl mein Darmverschluss erst viel zu spät erkannt worden war, war mein Darm nicht perforiert, nicht beschädigt worden. Die Ärzte hatten nichts von meinem Darm entfernen müssen, hatten ihn ganz einfach nur ausgeschabt und wollten ihn zur Sicherheit am nächsten Tag noch einmal spülen. Daher wurde ich erst am nächsten Tag wieder richtig zugenäht und den Tag darauf extubiert und mein Schlafmittel langsam runtergefahren.

Und obwohl ich während meiner Aufwachphase schon neben meinem Bett stand und zu der Musik aus dem Schwesternzimmer mit dem nackten Hintern wackelte, woran ich mich selbst nicht erinnern kann, ging es mir nach der OP erst gar nicht gut. Noch über eine Woche lang klagte ich über Bauchschmerzen, was meinem damaligen Stationsarzt starkes Kopfzerbrechen bereitete. Und als dann nach einer Woche auch noch meine Leberwerte von einem Tag auf den nächsten astronomisch anstiegen, befürchteten die Ärzte, dass meine Leber durch den Darmverschluss oder die darauffolgende OP eventuell in Mitleidenschaft gezogen worden war.

Es folgte ein ewig langes Ultraschall, währenddessen ich vor Angst um meine Leber fast verrückt wurde, doch nach über einer Stunde stellte sich dann endlich heraus, dass mit meiner Leber alles okay war. Die Leberwerte normalisierten sich in den folgenden Tagen wieder und auch meine Bauchschmerzen verschwanden nach langen Tagen des Wartens endlich ganz. Am 7. November durfte ich wieder nach Hause.

Doch der Zwischenfall in der MHH, die Tatsache, dass man mich fast an einem Darmverschluss hätte sterben lassen, nachdem ich mit einem Rettungshubschrauber eingeflogen worden war, zog noch große Kreise. Nach Angaben eines anderen Arztes waren in den Tagen nach meiner OP ein paar sehr ernste Gespräche mit dem Arzt geführt worden, der meinen Darmverschluss einen ganzen Tag lang ignoriert hatte. Und als dann meine Mutter einen Mittag in der Krankenhausmensa an der Kasse stand und ihr Essen bezahlen wollte, fragte die Kassiererin sie doch tatsächlich, wie es denn ihrer Tochter nach dem Darmverschluss gehen würde. Ja, selbst die Kassiererin in der Mensa hatte von mir gehört und wie Hannover ihre seit Langem erste erfolgreiche Lungen-Leber-Transplantierte fast hätte sterben lassen.

Kapitel 9

Nach meinem Darmverschluss kam ich physisch wieder erstaunlich schnell auf die Beine. Meine Bauchnarbe verheilte gut, ich hatte keine Schmerzen und nach zwei Regenerationstagen bei meinen Eltern fühlte ich mich schon wieder fit genug, um endlich in meine Wohnung in Düsseldorf einzuziehen. Doch, auch wenn es von außen so aussah, in mir drinnen sah es doch ganz anders aus:

Lieber Ingo,

seit ein paar Tagen bin ich wieder zu Hause, in meinem Zuhause, in Düsseldorf. Mein Bauch sieht von der letzten OP noch immer so aus wie Hackfleisch, aufgeschnitten, vom Brustbein bis zum Schambein, dabei war gerade alles so schön verheilt. Aber was noch viel schlimmer ist, dass es in mir drinnen genauso aussieht. Zerhackt. Zerschnitten. Zugetackert.

Ich kann kaum beschreiben, wie verloren ich mich momentan fühle. Da habe ich die Transplantation gerade gut überstanden und dann der scheiß Darmverschluss. Ich meine, wie soll ich meinem Leben und meinem Körper denn je wieder vertrauen können, wenn ich ständig aufgeschnitten und wieder zugenäht werden muss? Wenn trotz neuer Organe nichts sicher ist in meinem Leben? Wenn ich trotz neuer Organe ständig den Tod im Nacken spüre?

Ich hatte so sehr gehofft, mit der Transplantation die Angst vor dem Tod abstreifen zu können. Endlich einiges aufholen zu können. Doch stattdessen musste ich nun schon wieder, von einem Tag auf den anderen, ohne Vorwarnung, um mein Leben kämpfen. Damit hatte ich nicht gerechnet. Alles Vertrauen, das ich in mich und meinen Körper aufgebaut hatte, ist weg. Stattdessen habe ich plötzlich wieder Angst, dass mein Leben mir jeden Moment durch die Finger gleiten könnte. Jedes noch so kleine Zwicken im Bauch lässt mich zweifeln, lässt mich fürchten, gleich wieder aufgeschnitten werden zu müssen. Gleich wieder die OP-Lampe über mir zu sehen.

Ich will nicht mehr aufgeschnitten werden! Ich will meinen Körper wieder für mich haben, heil. Ich will nicht mehr an mir runterschauen und mich wie ein Stück zugetackertes Fleisch sehen. SCHLUSS DAMIT! ICH HABE GENUG GELITTEN! LASST MICH ALLE ENDLICH ZUFRIEDEN!

Doch wie knüpfe ich nun wieder an mein Leben an? Wie finde ich wieder Vertrauen, wenn ich scheinbar doch nur ständig zwischen Leben und Tod hin und her pendle? Wie?

Vielleicht ist es blöd, gerade dir diese Frage zu stellen, doch ich weiß einfach nicht wem sonst. Noch nie habe ich mich so leblos gefühlt wie jetzt. Es ist, als ob Gott mich persönlich zurück ins Leben geschickt und dabei vergessen hätte, mir zu sagen, was ich hier nun eigentlich soll. Aller Sinn ist fort. Alles scheint leer um mich herum zu sein.

Manchmal denke ich, vielleicht hätte ich doch ganz einfach sterben und loslassen sollen. Manchmal weiß ich gar nicht mehr, warum ich so sehr um mein Leben gekämpft habe. Wofür eigentlich? Kannst du dich erinnern?

Deine, sich-leer-anfühlende, Nichte

Nur einen Tag, drei ausgepackte Umzugskartons und einen Erkundungstrip in die Düsseldorfer Altstadt später hatte Ingo mir schon zurückgeschrieben:

Liebe Inka,

ich kann dich gut verstehen, dass du deines Lebens ein wenig überdrüssig geworden bist. Dass du keine Lust mehr hast und ganz einfach nur deine Ruhe haben willst. Leben ist anstrengend, keine Frage. Es geht ständig auf und ab, man kann sich auf nichts verlassen, und dann stellt es dir auch noch ein Bein, nur um zu sehen, ob du auch dieses Mal wieder auf den Füßen landest. Davor schützt dich auch eine geglückte Transplantation nicht. So unfair es sich auch anfühlen mag.

Du hast dich für die Transplantation und eine zweite Chance im Leben entschieden, damit hast du auch »Ja« zu den Stolpersteinen gesagt, die nun im zweiten Leben auf dich warten. Wer sich fürs Leben entscheidet, entscheidet sich auch für Schmerzen, Enttäuschungen und Tränen. So ist das Leben. Es ist holprig. Doch weiß ich auch, wohin dich die vielen Stolpersteine, die nun in deinem neuen Leben auf dich warten, noch führen werden. Du wolltest dir einen zweiten Hund anschaffen, Schwedenurlaub mit der Familie machen, ans Meer ziehen, eventuell mal einen Marathon laufen und so vieles mehr. Und genau das ist es, wofür du gekämpft hast. Dafür, die Chance zu haben, all die Dinge zu erleben, die du bis jetzt noch nicht erlebt hast. Erinnerst du dich?

Weiter fragst du mich, wie du nach all dem, nach dem vielen Hin- und Herpendeln zwischen Leben und Tod, wieder Vertrauen in deine Gesundheit finden sollst. Ja, wie?

Ehrlich gesagt, ich weiß es nicht. Ich weiß nicht, wie man verlorenes Vertrauen wieder aufbaut. Mit Zeit? Mit Gottvertrauen? Mit sich einreden, dass schon alles irgendwie wieder in Ordnung kommen wird? Vielleicht. Eine konkrete Antwort habe ich nicht für dich.

Vielmehr möchte ich glauben, dass es nicht das Vertrauen ist, das du in dich, deinen Körper und das Leben verloren hast. Ich glaube, dass es ganz einfach Zeit braucht, bis du dich von deinem kranken Leben verabschieden und in deinem neuen und gesunden Leben ankommen kannst. Bis du ganz einfach verinnerlich hast, dass deine Krankheit, deine Unsicherheit und deine Angst vor dem Tod der Vergangenheit angehören. Es ist wohl dieses eine Jahr nach der Transplantation, in dem die Ärzte noch mit Komplikationen rechnen, das man braucht, um gesund zu werden. Um anzukommen. Gib dir Zeit und vertraue, wenn du dir selbst im Moment nicht vertrauen kannst, ganz einfach mir. Vertrau mir, wenn ich dir sage, dass du auf dem richtigen Weg bist, auch wenn er sich momentan wie ein einziger Scherbenhaufen unter den Fußsohlen anfühlt.

Ingo

Als ich damals Ingos Brief las, wusste ich sofort, dass er recht hatte. Ich musste mich von meinem alten Leben, von meinem Leben mit Mukoviszidose verabschieden und damit die Angst vor dem Tod, die Angst vor weiteren OPs und Komplikationen ganz einfach hinter mir lassen. Außerdem, was blieb mir schon anderes übrig? Ich konnte jetzt, nach geglückter Transplantation, sozusagen schon auf der Zielgerade, ja nicht das Handtuch werfen. Durch dieses Tal, in dem ich mich befand, musste ich jetzt durch. Wie Ingo geschrieben hatte, ich hatte mich für ein zweites Leben entschieden und damit auch für die Stolpersteine, die in diesem zweiten Leben auf mich warteten.

Doch ganz so einfach, wie ich es mir damals vorgestellt hatte, konnte ich mein altes, krankes Leben dann doch nicht hinter mir lassen. Immerhin hatte ich 24 Jahre lang mit der Diagnose Mukoviszidose gelebt. Hatte meine Erkrankung immer als einen wichtigen Teil meines Leben betrachtet, mich auch immer ein wenig über die Mukoviszidose definiert. Das ließ sich nun nicht von einem Tag auf den anderen abschütteln. Ich konnte nicht einfach so von Muko auf gesund umschalten. Mein neues Gesundheitsbewusstsein musste ich mir erst schwer erarbeiten.

Und das tat ich damals, indem ich zunächst wieder anfing, Tagebuch zu schreiben. Beinahe täglich schrieb ich auf, was ich den Tag über gedacht hatte. Ob ich mit meinem Krankheitsbewusstsein oder mit meinem Gesundheitsbewusstsein gedacht hatte. Gedanken wie: »Das schaff ich nicht, ich bin schließlich krank, ich muss mich schonen« versuchte ich von nun an vollkommen aus meinem Kopf zu verbannen. Stattdessen versuchte ich jeden Tag aufs Neue daran zu glauben, dass ich gesund war, belastbar und alles schaffen und machen konnte, was ich wollte. Ich versuchte meine Gedanken zu kontrollieren, positiv und gesund zu denken. Jeden Tag aufs Neue. Was allerdings zunächst, wie die Tagebucheinträge aus jener Zeit zeigen, nicht ganz so einfach war:

28. November 2003

Noch sind meine Gedanken zerrissen. Noch nicht eins mit meinen Gefühlen und Gedanken. Mein Unterbewusstsein hängt noch zu sehr an meinem alten Leben. Ich spüre es förmlich, wie es mich hin und her reißt. Zwischen »Ich bin gesund und belastbar« und »Ich bin krank und müde«. Deswegen bin ich wohl auch noch nicht bereit, wieder zur Uni zu gehen. Ich muss erst wieder zu mir selbst finden, damit ich mich auf etwas anderes konzentrieren kann. Und dabei hilft mir Schreiben ungemein. Es ist, als ob ich für einen Moment mein Ich wiedergefunden hätte, als ob für einen Moment alle Splitter von mir zusammengefügt wären. Und wenn ich dann den Stift zur Seite lege, fällt wieder einiges auseinander. Doch jedes Mal bleibt ein Splitter mehr an seinem Platz. Langsam setze ich mich wieder zusammen, finde wieder zu mir und fang wieder an, mir zu vertrauen.

30. November 2003

Es ist gar nicht so einfach, gesund zu sein. Es ist viel leichter, krank zu sein. Das merke ich immer wieder. Wenn man krank ist, hat man immer eine Entschuldigung. Immer eine Erklärung, falls man sich nicht ausreichend bemüht hat. Falls man einen Fehler gemacht hat.

Ganz besonders in meinen Träumen wird mir klar, dass ich noch lange nicht dazu bereit bin, gesund zu werden. Zwischendurch träume ich immer wieder von der MHH. Eigentlich möchte ich das gar nicht. Ich möchte nicht mehr krank sein. Ich war lange genug krank. Ich möchte die Krankheit zurückgeben. Aber es geht leider nicht so schnell. Selbst mein Kopf ist noch nicht bereit dazu. Zwar schreibe ich hier jetzt, dass ich gesund bin, aber mein Kopf ist davon noch nicht hundertprozentig überzeugt. Von meiner Seele will ich gar nicht erst reden. Obwohl ich mich, auch wenn mein Kopf sich nicht sicher ist, momentan gut fühle, gesund fühle. Vielleicht ist das schon der Grundstein zum Gesundwerden? Tief in mir ist der Samen Gesundheit gesät. Aber er hat sich noch nicht bis in alle Winkel meines Ichs ausgebreitet. Noch ist dieser Samen ganz klein und tief sitzend. Und ich muss immer wieder nachfühlen, wo er ist und ob er noch da ist. Aber solange ich ihn fühlen kann, bin ich auf dem rechten Weg.

Und so gehen meine Tagebucheinträge über Monate hinweg weiter. Und mit jedem Eintrag, mit jedem Tag, jedem Monat, der ohne Krankenhausaufenthalt verstrich, baute ich wieder mehr und mehr Vertrauen in mich und meine Gesundheit auf. Langsam ging es wieder bergauf. Und genauso langsam hatte ich auch wieder das Gefühl, ich selbst zu werden. Wieder zu der Inka zu werden, die ich früher einmal gewesen war. Lebensfroh und lebensbejahend. Egal, was kommen mochte. Mein neu gefundenes Lebensmotto war: Du sagst es, du denkst es, du bist es! Daran glaube ich noch heute.

Dennoch, zwei Einträge aus dieser Zeit möchte ich hier noch zitieren. Die Einträge von meinem Jahrestag, ein Jahr nach meiner Transplantation:

27. Dezember 2003

Heute Nacht, um 22:30 Uhr vor einem Jahr, kam der mein Leben verändernde Anruf. Ein Jahr ist es nun her, dass ich mit Uta zusammen nach Hannover geflogen bin. Ein Jahr ist es her, dass mein Spender in die andere Welt gegangen ist. Wer immer du auch sein magst, ich danke dir dafür, dass ich deine Organe benutzen darf, um mein Lebensziel zu erreichen. Denn ohne die unglaubliche Spende hätte ich das, was ich auf der Erden, noch schaffen möchte, nicht schaffen können.

28. Dezember 2003

Heute vor einem Jahr lag ich im OP. Normalerweise würde man jetzt sagen: Was, das ist schon ein Jahr her? Aber ich finde, dass das letzte Jahr auch wirklich so lang war, wie man sich ein Jahr vorstellt. Eigentlich wollte ich heute in der Kirche eine Kerze für meinen Spender anzünden. Aber erst war da noch Gottesdienst und dann war zu. Also habe ich eine Kerze bei mir zu Hause angezündet. In dem Engelskerzenhalter, den ich von Ann-Katrin zu Weihnachten bekommen habe. Ich glaube, das hat meinem Spender gefallen. So werde ich es jetzt jedes Jahr machen.

Das war das erste Jahr nach meiner Transplantation, mein Jahr 2003. Im Jahr 2004 fing ich im Sommersemester endlich wieder mit meinem Studium an. Wie geplant in Düsseldorf und wie geplant Psychologie. Nach langem Hin und Her hatte ich mich doch dazu entschieden, mein Studium abzuschließen.

In meinem ersten Semester besuchte ich nur eine Vorlesung und ein Seminar. Ich wollte es langsam angehen lassen. Mich erst langsam wieder daran gewöhnen, Studentin zu sein und ein ganz normales Leben zu führen. Denn auch wenn es sich damals gut anfühlte, nicht mehr auf der Stelle zu stehen, sondern wieder vorwärts zu kommen im Leben, war es für mich nicht ganz einfach, plötzlich wieder etwas leisten zu müssen. Plötzlich musste ich wieder lernen, Referate zu halten und Prüfungen zu bestehen. Und ich konnte mich nun nicht mehr damit rausreden, dass ich krank war und die eine oder andere Prüfung deswegen eventuell nicht bestehen könne. Der Zug war abgefahren. Mein neues Leben musste ich, ohne Mukoviszidose-Extrawürste gebraten zu bekommen, leben. Letztendlich ging das Jahr 2004 ohne Krankenhausaufenthalte zu Ende.

FEV1-Wert: 3,12 Liter

Leberwerte: Alle im Normbereich

Im Jahr 2005 übernahm ich dann zum ersten Mal wieder Eigenverantwortung in Bezug auf meine ärztliche Versorgung. Genauso wie ich es früher auch mit meiner Mukoviszidose gehandhabt hatte. Doch leider traf Eigenverantwortung auch bei Transplantations-Ärzten auf Widerstand:

Es passierte während einem meiner Ambulanztermine. Wie immer war ich mit meiner Mutter zusammen angereist. Im Jahr 2005 nahmen wir noch jeden meiner Ambulanztermine im Zweierpack wahr. Man hatte Blut bei mir abgenommen, ich hatte meinen Lungenfunktionstest gemacht und wir warteten, wie so oft, auf den Arzt.

Als dieser dann kam, um mit mir meine Untersuchungsergebnisse zu besprechen, fiel ihm auf, dass ihm kein aktuelles Röntgenbild von meiner Lunge vorlag. Er ließ mich daraufhin wissen, dass ich dies gleich nachholen müsste. Erst wenn das Röntgenbild vorlag, würde er das Arztgespräch mit mir fortsetzen.

Ich erklärte ihm daraufhin jedoch, dass ich nicht vergessen hätte, ein Röntgenbild von meiner Lunge machen zu lassen, sondern beschlossen hätte, nur noch einmal im Jahr ein Röntgenbild machen zu lassen und nicht, wie angeordnet, alle Vierteljahr.

Über das Risiko, das ich damit einging, war ich sehr wohl informiert. Ich wusste, dass ich, genauso wie alle anderen Patienten, die immunabwehrsenkende Medikamente einnahmen, ein erhöhtes Risiko hatte, an Krebs zu erkranken. Und dass durch die vierteljährlichen Röntgenbilder ausgeschlossen werden sollte, dass ein möglicher Lungentumor unerkannt blieb. Doch ich war damals bereit, das Risiko eines unerkannten Lungentumors einzugehen. Mein damaliger Arzt allerdings nicht.

Er ließ mich ohne Umschweife wissen, dass er unter diesen Umständen das Arztgespräch nicht weiterführen würde und ich nach Hause fahren könnte. Und damit stürmte er aus dem Zimmer.

Meine Mutter und ich folgten ihm daraufhin auf den Flur, wollten zumindest mit ihm über die Möglichkeit reden, die Anzahl meiner Röntgenbilder zu reduzieren, doch er war so sauer, dass es gar nicht erst zu einem Gespräch kam. Stattdessen drehte er sich einfach nur zu mir um und sagte, ich zitiere: »Wenn wir gewusst hätten, dass Sie so wenig mitarbeiten, hätten wir Sie gar nicht erst transplantiert.«

Ich war damals sprachlos und meine Mutter auch.

Doch bevor die Situation eskalieren konnte, kam zum Glück der Stationsarzt, den wir noch von meiner Zeit kurz nach der Transplantation her kannten, herbeigeeilt und trennte uns. Wir wurden wieder in den Untersuchungsraum gesetzt, mein Arzt einem anderen, kooperativeren Patienten zugewiesen und ich sprach an seiner Stelle mit dem Stationsarzt darüber, dass ich die Anzahl meiner Röntgenbilder reduzieren wollte. Er versprach mir, mein Anliegen mit den anderen Transplantationsärzten zu besprechen und dann bei meinem nächsten Ambulanztermin zu entscheiden, wie weiter verfahren werden sollte. Mehr wollte ich ja gar nicht.

Doch auch wenn wir damals letztendlich alles klären konnten, ich ab dem Jahr 2006 nur noch einmal im Jahr ein Röntgenbild von meiner Lunge machen ließ, bin ich heute immer noch extrem sauer über den Ausspruch des Arztes, dass Hannover mich nicht transplantiert hätte, wenn bekannt gewesen wäre, dass ich so wenig mitarbeite. Ich meine, mal ehrlich. Ich und wenig mitarbeiten? Gerne hätte ich den Arzt damals daran erinnert, dass ich über Jahre laufen gegangen war, nur um den Schleim in meiner Lunge loszuwerden, und das, obwohl ich zwischendurch aufgrund des schlimmen Hustens sogar kotzen musste. Ich bin selbst dann noch laufen gegangen, wenn ich Fieber hatte. Ich bin vor meiner Transplantation fast jeden Tag zur Fitness gefahren, obwohl ich kaum mehr Kraft zum Essen hatte. Ich habe 15 Monate lang mit der Angst leben müssen, eventuell zu sterben. Im Alter von gerade mal 23 Jahren. Ich habe mich zehntausendmal von ganz unten wieder hochkämpfen müssen, und da sagt mir ein Arzt, der in seinem Leben vielleicht mal eine schlimme Grippe hatte und, bei aller Liebe, absolut und überhaupt keine Ahnung davon hat, wie scheiß schwer es ist, mit Mukoviszidose zu leben, dass ich zu wenig mitarbeite?

Entschuldigung für diesen Ausdruck, aber nachträglich noch einmal: Fuck you!

Heute bin ich übrigens die fitteste Leber-Lungen-Transplantierte, die Hannover je gesehen hat. Doch nicht einmal hat ein Arzt mich danach gefragt, was ich anders mache als andere. Was ich gemacht habe, um wieder so gut auf die Beine zu kommen. Keiner wollte bisher zugeben, dass es vielleicht doch von Vorteil ist, nach seiner Transplantation nicht nur Angst vor Infektionen zu haben und sich dementsprechend zu verhalten, sondern ganz einfach nur zu leben und in seinen Körper zu vertrauen, anstatt ihn ständig anzuzweifeln.

Ein sehr viel schöneres Erlebnis im Jahr 2005 war dagegen meine Ich-bedanke-mich-Feier für all die lieben Menschen, die mir während meiner 15-monatigen Wartezeit zur Seite gestanden hatten. Und ich machte es damals genauso, wie ich es während meiner Wartezeit auf meine Wunschliste geschrieben hatte:

Es gab eine große Feier, bei meinen Eltern zu Hause, und alle waren eingeladen, die Uta, Wilhelm, Tina und mir über die schwere Zeit vor und nach der OP hinweggeholfen hatten. Und ich hielt eine kleine Rede, in der ich erklärte, warum jeder Einzelne eingeladen wurde, was jeder in jener schweren Zeit für mich so Wunderbares getan hatte. Endlich konnte ich »Danke« sagen und etwas von den vielen lieben Wünschen, Gedanken und Taten zurückgeben, die mir damals auch das Leben gerettet hatten. Und, ich konnte abschließen, mich ein letztes Mal zurückerinnern, bevor ich mein altes Leben ganz und gar hinter mir lassen konnte.

Und das tat ich mithilfe folgender, um ein paar Personen gekürzten Dankesrede:

»Damit jeder von Euch sich nochmals zurückerinnert und eine Ahnung bekommt, warum die anderen, und vielleicht auch er selbst, hier heute überhaupt eingeladen sind, möchte ich in dieser kleinen Rede alle Gäste namentlich erwähnen und kurz berichten, warum ich sie heute mit dabei haben möchte. Ich möchte erzählen, was jeder Einzelne von Euch für mich in der langen Wartezeit, neben den vielen guten Gedanken, bedeutet hat und welche vielleicht unbedeutenden Begebenheiten mir noch besonders in Erinnerung geblieben sind.

Und da gibt es zunächst einmal eine ganze Reihe von lieben Menschen, die an mich gedacht haben, die ich aber gar nicht persönlich kenne. Freunde von Freunden, von Bekannten, von Verwandten. Oder auch diejenigen, die an mich gedacht haben, die ich auch vom Ansehen her kenne, jedoch nicht mit Namen. Wie zum Beispiel die Belegschaften der Supermärkte Esch in Brüggen und Rewe in Arsbeck. Aber es gibt wiederum auch Menschen, die ich sehr wohl kenne, manche von denen schon ziemlich lange, die ebenfalls an mich gedacht haben. Und zu denen komme ich jetzt:

Zunächst zu der Person, die mir den allerschönsten Brief überhaupt geschrieben hat, während ich noch gewartet habe: Birte! Wahrscheinlich wird Birte jetzt denken, ich hätte mich vertippt, aber das ist ganz und gar nicht der Fall. Es war nämlich so, dass Birte mir auf eine meiner Rundmails eine Antwort schrieb, die ich wohl nicht sonderlich passend zu meiner derzeitigen Lage fand. Liebe Birte, ich weiß nicht mehr, was du geschrieben hast und zum Glück auch nicht mehr, was ich darauf geantwortet habe, aber im Nachhinein möchte ich mich für meine Antwort nochmals entschuldigen. Auch ich war in jener Zeit nicht immer ganz frisch in der Birne. Diese Aussage bedarf übrigens keiner weiteren unqualifizierten Bestätigung seitens Dritter! Damals wohl ziemlich vor den Kopf geschlagen, hat Birte sich dann auf jeden Fall nochmals zu Hause hingesetzt und einen sehr langen, sehr ehrlichen und sehr, sehr schönen Brief an mich geschrieben. Danke dafür!

So, und nun komme ich zu einer ganz anderen Gruppe von Menschen: Den Medizinern und Apothekern dieser Feier. Natürlich gibt es eine Unmenge an Ärzten, die ich heute gerne mit dabei gehabt hätte und bei denen ich mich gerne, auch noch mal ohne Mundschutz, bedankt hätte. Nicht zu vergessen die vielen Krankenschwestern, die mich nach der Transplantation so gut versorgt haben. Aber hier will ich jetzt von den Menschen reden, die den Weg bis dahin erst für mich möglich gemacht haben.

Ganz zu Beginn: Susanne. Susanne hat damals dafür gesorgt, dass mein Leistenbruch noch vor Ostern, im Jahr 2001, bei ihr im Krankenhaus operiert werden konnte und ich nicht noch Wochen auf einen OP-Termin warten musste. Und wo ich schon mal dabei bin, möchte ich mich auch gleichzeitig dafür entschuldigen, dass ich während der OP so viele Zwischenfragen gestellt habe. Das kommt davon, wenn man Patienten nicht in Vollnarkose legt. Und auch für meinen zweiten Krankenhausaufenthalt, den du aus der Entfernung gemanagt hast, als sich mein Port entzündet hatte, danke!

Aber nicht nur Krankenhausärzte waren an meiner Wartezeit aktiv beteiligt, auch Hausärzte. Und allen voran Dr. A. Als abzusehen war, dass ich, um überhaupt bei Kräften zu bleiben, Unterstützung brauchte, hat Uta von heute auf morgen bei Dr. A. gekündigt. Alles kein Problem. Dr. A. und seine Frau haben Uta versichert: »Mach, wie du meinst, wir kümmern uns um die Formalitäten.« Und so war es auch. Für diese Unkompliziertheit vielen, vielen Dank. Aber auch für die vielen sehr hilfreichen medizinischen Ratschläge.

Eins muss ich allerdings noch anmerken, lieber Dr. A.: Meine Leber ist nicht falsch herum eingebaut worden, wie du anhand von Ultraschallbildern behauptet hast. Ich habe das prüfen lassen. Nichts für ungut ...

So, und jetzt komme ich zu den Menschen, die, wohl abgesehen von mir, am meisten von meiner Transplantation profitiert haben: Meine Apotheker. Nein, Spaß beiseite, auch Euch danke ich dafür, dass Ihr oft so unkompliziert wart. Ich sage nur Zuzahlungen, Tropfständer und Tropftherapie. Und all die anderen unorthodoxen Medikamente, die nur über den Großhandel bestellt werden konnten oder weiß Gott wo. Alles war immer rechtzeitig da. Aber eine Frage habe ich doch noch an Euch: Wie fährt sich denn nun der neue Porsche? Sorry, aber das konnte ich mir nicht verkneifen ...

Bis jetzt wisst Ihr also, wer im Hintergrund wichtig für mich war, wer Karten geschrieben hat, wer ärztlich aktiv war oder mich mit Drogen versorgt hat. Aber wer hat sich um die Hunde gekümmert?

Die Königsfamilie unter den Hundesittern ist auf jeden Fall unangefochten Familie W. Bevor ich diese lieben Menschen überhaupt kennengelernt habe, hatte Fenja dort schon oft übernachtet. Der ein oder andere wird jetzt vielleicht denken: Ach, so einen kleinen, braven Hund wie Fenja hätte ich auch in Pflege genommen, easy. Aber Familie W. hat zuallererst einmal selbst einen kleinen und einen weiteren recht großen Hund. Das macht dann schon drei Hunde. Doch wenn Fenja bei Familie W. schlafen musste, die während der Wartezeit ja eigentlich bei Tina untergebracht war, musste natürlich auch noch Aimee, Tinas Hund, mit in Pflege genommen werden. Denn wenn Tina Fenja nicht dabei haben konnte, dann ihren Hund natürlich auch nicht. Das macht dann schon vier Hunde, wobei Aimee, aufgrund ihrer Größe gerechterweise wie zwei Hunde zählen müsste. Und jetzt stelle man sich vor, wie man mit einem postkartenhohen, einem kniehohen, einem pohohen und einem annähernd ponygroßen Hund Gassi geht. … Ja, dieses Bild ist schwer eingängig. Und um noch das i-Tüpfelchen oben drauf zu setzen: Familie W. hat die Hunde, wenn Not am Mann war, auch noch selbst abgeholt. Für das alles und noch so viel mehr: Danke!

Tja, und wo ich jetzt die Hundesitterfamilie schon so gelobt habe, klingt es natürlich lahm, wenn ich jetzt schreibe: Ach, und die Sabine hat übrigens auch mal Hunde gesittet. Aber das ist auch nicht das, was ich von Sabine schreiben wollte, obwohl es wahr ist. Vielmehr ist mir in Erinnerung oder besser gesagt aus Erzählungen in Erinnerung geblieben, dass Sabine Tina mitten in der Nacht in die MHH gefahren und gleichzeitig für Uta und Tina ein kleines Esspaket mitgegeben hat. Mit Trinkpäckchen, Süßigkeiten und ein paar Scheiben Brot. Während ich mit meinem Darmverschluss im OP lag. Ich kann es nicht beschreiben, ich war ja noch nicht mal mit dabei, aber das sind die so wichtigen Kleinigkeiten, die Freunde für einen tun. Danke!

Wo die Hunde geschlafen haben, wisst Ihr jetzt. Aber wo hat Uta geschlafen? Bei Renate und Peter. Ich könnte jetzt auch schreiben bei Tante Renate und Onkel Peter, das würde sogleich einiges erklären. Aber wenn ich Tante zu Renate sage, dann würgt sie mich, obwohl es nicht gelogen ist.

Wie auch immer, auf jeden Fall hat Uta dort die ganze lange Zeit in Hannover wohnen können. Ich kann es nicht beurteilen, aber ich denke, es war sehr schön für sie nach dem Tag in der Klinik, nicht in ein unpersönliches Hotelzimmer gehen zu müssen, sondern zu lieben Menschen, die mit gelitten und gehofft haben. Weiterhin hat Renate auch die letzten Etappen meiner Genesung auf Video festgehalten. Zwar wollte ich damals in der Klinik ja überhaupt keinen Besuch haben, wie doch einmal erwähnt werden muss, aber jetzt bin ich sehr froh über diese tolle Erinnerung. Dafür, und für alles andere, danke.

Und jetzt, bevor ich zur Familie im weitesten Sinne komme, möchte ich noch die Menschen aufführen, denen ein ganz besonderer Dank gebührt. Ganz zu Anfang, sozusagen noch für die Pre-Wartezeit, möchte ich mich bei meiner Mitbewohnerin bedanken. Meine Mitbewohnerin hat nicht nur die Wartezeit mit durchgestanden, sondern auch noch die Zeit vor der Wartezeit. Nicht immer habe ich erkannt, dass während der Phasen, in denen ich immer schwächer wurde, sehr oft auch das Zusammenleben mit mir sicher oft unerträglich war. Danke für die Nachsicht, die vielen tollen Gespräche, die Spaziergänge mit Fenja, das lange Wachbleiben mit mir wegen meiner Infusionen, das frühe Aufstehen, um meine Tröpfe für mich aus dem Kühlschrank zu nehmen, die nächtlichen Besuche im Krankenhaus zum Nadelwechsel, das Warten während meiner Speiseröhrenspiegelung, das Joggen mit mir, das viele Lachen in den beschissensten Situationen (O-Ton meiner Mitbewohnerin: »Also bei Emergency Room ist es immer viel spannender auf den Krankenhausfluren«) und für die unendlich vielen anderen guten Taten: Tausend Küsse von mir! Ohne dich wäre vieles nicht möglich gewesen.

Silke ist dagegen unangefochtene Spitzenreiterin im Briefeschreiben. Sie schaffte es, mir fast jede Woche einen zwei bis drei Seiten langen Brief zu schreiben. Ich erinnere mich, in einem ihrer Briefe ging es zum Beispiel darum, dass ich während der Wartezeit ein Testament angelegt habe und von meinen Freunden wissen wollte, was sie im Falle meines Todes von mir als Erinnerung erben wollten. Liebe Silke, damals hast du dir mit dieser Frage sehr schwergetan. Nach langem Hin und Her fiel dir natürlich (wie übrigens fast allen meinen sogenannten Freunden) der Golf ein. Vielleicht dein Auto? Aber letztendlich bist du in diesem Brief zu dem Entschluss gekommen, dass du nichts willst, außer, dass es gar nicht so weit kommt. Nun, dein Wunsch sei mir Befehl. Das wäre schon mal geklärt. Ansonsten danke ich dir noch für die oftmalige Begleitung beim Joggen, als die Transplantation noch in weiter Ferne lag, und dafür, dass du einfach da bist!

Nun trennt mich nur noch eine Person von meiner Familie: Martina. Es ist kein Zufall, dass du die Letzte auf der Liste vor meiner Familie bist. Du warst in der langen Wartezeit eine sehr wichtige Anlaufstelle für mich. Mit dir zusammen habe ich Weihnachten 2001 gefeiert, bei dir konnte ich anrufen, wenn es mit Uta und Wilhelm mal nicht so gut lief, oder einfach so alles scheiße war. Ich kann es schlecht beschreiben, aber wenn die Familie nicht helfen konnte oder sollte, warst du da. So was wie die Nachhut. Und wenn ich jetzt mal davon absehe, dass auch du mich ohne Erlaubnis besucht hast, hatte ich schon erwähnt, dass ich während der Wartezeit keinen Besuch haben wollte, dann kann ich einfach nur sagen: Danke, dass es dich gibt! Durch dich ist es leichter geworden, zu warten.

Nun komme ich zum schwierigsten Teil meines Schreibens: Meiner Familie. Schwierigster Teil, weil ich genau weiß, dass Worte nicht beschreiben können, was ich meiner Familie verdanke. Aber ich werde versuchen, eine Ahnung davon zu vermitteln, wofür ich mich bedanken will und warum meine Familie die wichtigsten Menschen in meinem Leben sind.

Ich beginne einfach mal mit Wilhelm, weil Wilhelm sozusagen die meiste »Schuld« daran trägt, dass ich überhaupt den Weg bis zur Transplantation geschafft habe, oder eigentlich muss ich sagen gejoggt bin? Ich weiß, dass es nicht immer leicht für dich war, mich zum Joggen zu zwingen. Vor allem dann nicht, wenn der Husten wieder so schlimm war. Aber dafür, dass du nie aufgegeben hast, mich festgehalten und mich hast weinen lassen, wenn es wieder einmal ganz besonders hart war, dafür möchte ich dir danken! Aber nicht nur dafür. Ich möchte auch Danke dafür sagen, dass du während der Wartezeit immer die Basis der Familie warst. Basis heißt in diesem Fall, dass einer zu Hause blieb und die Fahne hochhielt, während sich die anderen in der MHH »vergnügten«. Vor allem aber heißt die Basis bilden, alleine zu sein. Alleine zu Hause, alleine mit den vielen Gedanken, den Ängsten und vor allem alleine mit einem noch nicht ganz heilen Rücken. Dafür vor allem, für diese starke Basis, die nicht nur Uta, sondern auch mir viel Kraft gegeben hat: Danke!

Aber was mir aus dieser ganzen Zeit noch am stärksten in Erinnerung geblieben ist, ist etwas ganz anderes. Zum einen natürlich der Moment, in dem du vom Dach gefallen bist. Ich glaube, das war mit der schrecklichste Moment in meinem Leben. Die Tatsache an sich, und dann auch noch in dieser Situation – das war einfach zu viel. Noch mehr Leid hätte ich nicht tragen können. Aber es ist gut gegangen, es blieb bei »nur« vier bis sechs Wochen flach im Bett liegen. Kein Sitzen, kein Aufstehen, kein zum Klogehen, nur liegen. Ich dachte, das wird die Hölle. Uta musste sich jetzt um zwei kümmern: Um einen, der liegt und unzufrieden ist, und um eine, die röchelt und ebenfalls schlechte Laune verbreitet. Aber du hast die ganze Zeit ohne große Nörgelei abgelegen. Noch heute habe ich davor einen riesigen Respekt! Ich glaube, ich wäre unausstehlich geworden. Für diese wahnsinnige Geduld und Selbstbeherrschung möchte ich dir danken. In dieser Zeit hast du allein dazu beigetragen, dass wir nicht alle den Bach runtergegangen sind. Allen voran Uta, deren Nerven in dieser Zeit mit Sicherheit noch stärker angespannt waren als davor.

So, und jetzt zu Tina. Dir möchte ich natürlich vor allem dafür danken, dass du Fenja ein ganzes Jahr lang gesittet hast. Und vor allem, dass Fenja nicht nur Gast bei dir war, sondern dazugehörte. Es war sehr wichtig für mich, zu wissen, dass der Hund glücklich war. Aber eigentlich wollte ich schreiben, dass du für mich in den schlimmsten Zeiten immer die Rettung warst. Ich kann es nicht erklären, aber immer, wenn ich dachte, so, jetzt bist du ganz unten angelangt, bist du gekommen und alles schien auf einmal nicht mehr so schlimm zu sein. Auch wenn ich von dem angeblichen Gekraule, Füßemassieren und weiß der Himmel was du noch alles für mich getan hast, nichts mehr weiß, war immer alles gut, wenn du da warst. Ich musste mir um Uta keine Sorgen mehr machen und um mich auch nicht mehr. Du warst die Krisenmanagerin jener Zeit.

Ich könnte noch viele Kleinigkeiten aufzählen, die mir aus der Zeit in Erinnerung geblieben sind, aber zusammengefasst war es das Gefühl von »alles wird gut«, wenn du da warst. Für diese Kraft und diesen Glauben, vielen Dank!

Und nun, fast ganz zum Schluss, muss ich mich bei Uta bedanken. Eigentlich geht es ganz schnell, obwohl es so viel zu sagen gäbe. Doch ich kann schlicht sagen: Uta, wenn du nicht gewesen wärst, dann hätte ich es nicht geschafft. Wer wäre mit mir jeden Tag zur Krankengymnastik gefahren, wenn nicht du? Wer hätte für mich gekocht? Wer hätte mit mir die vielen langen Nachmittage in der MHH durchgestanden? Wer wäre mit mir heimlich zum Duschen zu meiner Tante gefahren, als ich in der MHH lag? Wer wäre mit mir auf Amrum zum Strand gefahren? Wer hätte mit mir auf ausschlaggebende Befunde gewartet? Wer hätte auf der Intensivstation meine krakeligen Briefe gelesen? Wer hätte mich im Treppenhaus die Treppen rauf- und runtergescheucht? Wer hätte mit mir Rommé gespielt und wer hätte mit mir über die vielen albernen Dinge gelacht, die man in der MHH so erleben kann?

Ich weiß nicht, wie die Patienten, die keine Uta haben, eine solche Zeit überleben. Aber ich weiß, dass ich es nie ohne meine Uta überstanden hätte. Danke!

Und jetzt, ganz zum Schluss, zu demjenigen, dem mein größter Dank gebührt: Meinem Spender! Ich danke dir für deine Entscheidung, einen Organspenderausweis bei dir gehabt zu haben, als du gestorben bist. Ohne dich wären die ganzen guten Taten der vielen Menschen, die ich eben aufgezählt habe, hinfällig geworden, denn dann hätte es gar keine Transplantation und nicht dieses Fest gegeben. Und ich denke, dass nicht nur ich, sondern auch alle anderen auf dieser Feier sich heute daran erinnern sollten, dass du gestorben bist und ich nur deswegen leben kann …

Danke!

Eine Person fehlte jedoch noch. Eine Person, der ich ganz im Stillen dankte:

Lieber Ingo,

gestern habe ich Danke gesagt all denen, die während meiner Wartezeit für mich da waren. Die mit mir zusammen gelitten und gehofft haben. Doch ein ganz großes Dankeschön fehlt noch, mein Dank an dich:

Ich möchte mich bei dir für die vielen Briefe bedanken, die du mir geschrieben hast. Dafür, dass ich mich immer bei dir ausheulen konnte und du stets meine Hand gehalten hast. In Träumen oder ganz einfach symbolisch, durch deine Briefe. Dein unerschütterlicher Glaube an mich war das wundervollste Geschenk, das du mir geben konntest. Danke!

Doch leider muss ich auch sagen, dass ich dich jetzt, wo unsere Zeit des Briefeschreibens vorbei ist, so sehr vermisse wie nie zuvor. Nie habe ich mir mehr gewünscht, ich hätte dich kennengelernt. Dich wenigstens einmal in den Arm genommen zu haben. Dich einmal gesehen zu haben. In Person, in echt.

Doch die Zeit unseres Briefeschreibens ist nun vorbei. Ich muss mich von dir verabschieden. Ich werde nicht mehr schreiben.

Aber eins möchte ich, bevor ich dich gehen lasse, noch klarstellen: Der freie Platz neben dir, auf deiner Wolke, ist für mich reserviert. Eines Tages werde ich neben dir Platz nehmen und dir von all den Geschichten erzählen, die jetzt noch auf mich warten.

Deine,

zu-Tränen-gerührte-und-dir-auf-ewig-dankbare,

Nichte

Und damit sollte mein Buch eigentlich zu Ende sein. Überlebt zu haben, gesund und glücklich zu sein, war schließlich mehr, als ich je erwartet hatte. Was sollte denn sonst noch kommen? Der zweite Hund, den ich damals auf meine Wunschliste für ein neues Leben gesetzt hatte? Das nachzuholende Weihnachten, das ich 2001 versäumt hatte, oder der Marathon, den ich mir damals vor meiner Transplantation noch einbildete, irgendwann einmal zu laufen? Selbst wenn, nichts davon wäre wirklich ein weiteres Kapitel wert gewesen.

Nein, das, was folgte, hatte es gar nie auf meine Wunschliste geschafft. Ja noch nicht einmal in meine wildesten Träume. Das, was nun folgte, ist sozusagen das Sahnehäubchen plus Kirsche obendrauf auf meiner ganzen Geschichte. Und wie es so oft im Leben ist, fing alles damit an, dass ich im November 2005 einen Mann kennenlernte.

Es war in einer Disco. Es war der 18. November 2005, ein Freitag, und ich war mit Freundinnen aus, um den Geburtstag einer Kommilitonin zu feiern. Wir tanzten, hatten Spaß und dann stand er plötzlich vor mir. Ich war damals in einer Phase meines Lebens, in der ich nichts von Männern wissen wollte. Ich hatte keine Lust mehr auf lahme Entschuldigungen, warum der Jeweilige nicht zum vereinbarten Treffen erschienen war, keine Lust auf »Kannst du heute das Kino bezahlen, ich hab mein Portemonnaie vergessen«, und allem voran hatte ich keine Lust auf Nummern austauschen und dusselige SMS hin und her zu schreiben.

Doch was dieser sagte, gefiel mir. Die Unterhaltung, die sich entwickelte, war klug und interessant und zuletzt fragte er nach meiner Telefonnummer. Auf den Zettel, den er mir hinhielt, schrieb ich allerdings nur meinen Namen anstatt meiner Handynummer. Wenn es ihm wichtig war, dann konnte er ja meine Festnetznummer im Telefonbuch heraussuchen und mich anrufen. Schon am nächsten Tag rief er an und wir telefonierten über zwei Stunden lang. So begann es.

Im September 2007 haben wir geheiratet, nachdem wir eine holprige Phase von circa einem halben Jahr hinter uns gebracht hatten. Holprig, weil uns beiden klar war, dass wir füreinander bestimmt waren, aber uns ebenso klar war, dass ich wiederum nicht dazu bestimmt war, jemals Kinder zu haben. Allein mein Diabetes hätte die Ärzte schon die Hände über dem Kopf zusammenschlagen lassen, und dann auch noch meine Leber-Lungen-Transplantation … keine Chance. Aber er wollte Kinder oder zumindest ein Kind haben. Und er wollte mich.

Als wir uns im September dann doch das Ja-Wort gaben, hatten wir das Thema Kind bereits vielfach durchgekaut und auch bereits wieder abgehakt. Ich, für mich, hielt es denkbar, dass wir eventuell ein Kind adoptieren könnten. Eventuell, irgendwann einmal. Im Grunde dachte ich, wie so oft, gar nicht so weit in die Zukunft und wollte das Thema Kind schlicht auf mich zukommen lassen, wenn es denn erneut aufkommen sollte. Jetzt waren wir erst Mal verheiratet. Eins nach dem anderen.

Mein Mann jedoch, heute weiß ich es besser, hängte das Thema Kind nie wirklich an den Nagel. Auch wenn wir es x-tausend Mal durchgekaut hatten, dass ich kein Kind bekommen konnte, dass eine Schwangerschaft mit meiner Krankengeschichte ganz einfach Wahnsinn sein würde, hielt er dennoch wie verbissen an dem Glauben fest, dass es doch möglich sein würde.

Hier eine kurze Erklärung, warum eine Schwangerschaft nach einer Leber-Lungen-Transplantation tatsächlich absoluter Wahnsinn ist: Das wohl größte oder am meisten von Ärzten angeführte Argument, das gegen eine Schwangerschaft sprach, war das der möglichen Abstoßung. Während einer Schwangerschaft gerät der komplette Hormonhaushalt einer Frau durcheinander. Alles verändert sich und es ist schlichtweg unmöglich, vorherzusagen, ob diese Veränderung eine Abstoßung der Organe herbeiführen könnte oder nicht.

Dann kommen die vielen Medikamente hinzu, die man als Transplantierte einnehmen muss, natürlich auch während der Schwangerschaft, und deren Einfluss auf den Fötus. Und selbst wenn das das Baby alles gut übersteht, steht ein weiteres Problem im Raum, das Baby wächst. Je größer das Baby wird, umso weiter schiebt es die inneren Organe nach oben, um Platz zu haben. Zum einen wird dabei die Lunge eingeengt. Die Lungenleistung fällt ab. Dann schiebt sich der Darm nach oben, was ein erhöhtes Risiko für einen, in meinem Fall, erneuten Darmverschluss mit sich bringt und die Frage von inneren Verwachsungen aufwirft. Innere Verwachsungen entstehen zwangsläufig, wenn man aufgeschnitten wird. Es entsteht ganz einfach inneres Narbengewebe und dieses führt eventuell dazu, dass Darmschlingen zusammenwachsen, sich an der Bauchwand verankern oder andere dumme Dinge veranstalten. Und wenn dann das Baby den ganzen Verdauungstrakt nach oben schiebt, kann es dazu kommen, dass dieser irgendwo festhängt und sich nicht nach oben schieben lässt. Wieder eine Komplikation, die auftreten konnte oder auch nicht. Innere Verwachsungen konnte man nicht auf dem Röntgenbild oder auf dem Ultraschall sichtbar machen, und damit war auch dieses wie alle Risiken einer Schwangerschaft nicht absolut. Jedes Risiko war mit einem »Es könnte passieren« versehen. Und mit einem »Wenn es passierte, würde es den Super-Gau bedeuten«. Und das waren nur die offensichtlichen Risiken. Die Liste der Dinge, die passieren konnten, war sehr lang. Den grausigen Horrorszenarien waren fast keine Grenzen gesetzt.

Natürlich kannte auch mein Mann die lange Liste der möglichen Komplikationen, und dennoch, er wollte und konnte das Thema einer möglichen Schwangerschaft einfach nicht loslassen. Immer wieder kam es in den folgenden Jahren auf. Ob wir uns nicht wenigstens einmal bei Ärzten erkundigen könnten und noch ein paar weitere Meinungen einholen könnten? Ob ich nicht wenigstens dazu bereit wäre, es in Betracht zu ziehen? Wenigstens darüber nachzudenken?

Ich glaube, ich war damals ein wenig genervt von seinem festen Glauben daran, dass ich mein Leben ruhig aufs Spiel setzen könnte, denn es würde sicher alles gut gehen. Was wusste er denn schon? Er hatte mich erst nach meiner Transplantation kennengelernt. Er wusste zwar aus Erzählungen, dass es knapp gewesen war, aber das war nicht das Gleiche, als es hautnah miterlebt zu haben. Ich selbst vergaß ja oft schon, wie schlecht es mir damals ging, wie sollte er verstehen, dass ich eben nicht immer die gesunde, lustige, fitte Inka gewesen war? Doch wahrscheinlich hatte er genau diesen Eindruck, auch diesen unumstößlich festen Glauben, und es nervte mich an! ICH würde schließlich diejenige sein die sterben würde, sollte es schiefgehen. ICH würde diejenige sein, die im Krankenhaus um ihr Leben ringen würde, sollten Komplikationen auftauchen. Und ICH würde diejenige sein, die damit sterben müsste, den dümmsten und tödlichsten Fehler ihres Lebens gemacht zu haben. Und dann meine Familie … Was würden meine Eltern, meine Schwester, meine Freunde von mir halten, sollte ich aufgrund der idiotischen Idee, schwanger zu werden, sterben? Nachdem sie alles dafür gegeben hatten, dass ich noch lebte?

Nein, meine Entscheidung stand fest und lautete: Nein! Doch da mein Mann nicht locker ließ, willigte ich zumindest ein, ärztliche Meinungen zu dem Thema Kind und Schwangerschaft nach einer Transplantation einzuholen. Wenn ich ihm nicht klarmachen konnte, dass eine Schwangerschaft schlicht Selbstmord war, dann vielleicht die Ärzte.

Wir wohnten damals in Wien und die Wiener Ärzte waren schnell mit unseren Fragen nach einer Schwangerschaft überfordert. Wenn ich mich recht erinnere, hatten sie in dem Krankenhaus, das mich damals behandelte, eine Lungentransplantierte betreut, die schwanger gewesen war und auch ein gesundes Kind zur Welt gebracht hatte. Doch die Meinung der Ärzte war dem Thema gegenüber nicht einhellig. Wir bekamen kein Ja, aber auch kein eindeutiges Nein, und das machte mich unsicher. Wenn Ärzte sich die Haare rauften und mich für verrückt erklärten, sobald ich mit dem Thema Schwangerschaft anfing, wusste ich, die hatten Ahnung. Doch wenn Ärzte eigentlich keine konkrete Meinung zu dem Thema hatten, hatte ich ein ungutes Gefühl und mein Mann ebenso. Schnell kamen wir beide, unabhängig voneinander, zu der Ansicht, dass Wien nicht der richtige Ort für uns war, um eine Schwangerschaft auch nur in Erwägung zu ziehen, und ließen das Thema wieder einmal fallen. Ich wieder mit dem Gedanken, dass es nun abgehakt war, und mein Mann erneut mit dem Gedanken, dass der richtige Zeitpunkt noch kommen würde.

Im März 2009 zogen wir in die USA um und es dauerte nicht lange und das Thema Nachwuchs stand wieder auf dem Programm. Uns war beiden klar, sollte ich tatsächlich jemals ein Kind bekommen, dann in den USA. Hier war die Medizin ein bisschen weiter fortgeschritten, hier standen meine Chancen am besten, falls ich so etwas Verrücktes jemals wagen würde.

Wieder einmal trafen wir ein paar Ärzte und wieder einmal fand ich nicht das Vertrauen, nach dem ich suchte. Oder vielleicht wollte ich auch nicht das Vertrauen finden, nach dem ich suchte. Ich weiß es nicht genau. Aber ich weiß, ich konnte mich damals nicht dazu durchringen, eine Entscheidung zu treffen. Mittlerweile wollte ich zwar auf der einen Seite auch ganz gerne ein eigenes Kind haben – ich weiß nicht mehr genau wann und wie sich meine Einstellung zu einem eigenen Kind änderte –, doch heute denke ich, dass es ein ganz natürlicher Wandel war, der damit kam, dass ich verheiratet war. Es war ein bisschen so, als ob ein Kind bekommen nun der nächste Schritt sein sollte. Wir waren seit 2,5 Jahren verheiratet, lebten zusammen, hatten unseren Alltag zusammen, wie sollte der nächste Schritt aussehen, wenn nicht der, ein Kind zu bekommen?

Aber bewusst den Schritt zu machen, zu sagen: »Ja, jetzt gehen wir es an und ich werde schwanger« war ein ganz anderes Thema. Die ganze Zeit hoffte ich irgendwie, dass es irgendwann einfach passieren würde. Dann wäre ich irgendwie »unschuldig« an dem Ganzen. Ich verhütete schon lange nicht mehr, doch aufgrund der Mukoviszidose standen die Chancen schlecht, dass ich einfach so schwanger werden würde. Der zähe Schleim, der bei allen Muko-Patienten in der Lunge sitzt und das Atmen schwer werden lässt, ließ sich auch in meinen Eileitern finden. Auf natürlichem Wege würde da wohl kaum je eine Spermie durchkommen.

Doch wenn es einfach so passieren würde, würde ich mich, wenn alles schiefginge, damit rechtfertigen können, dass es nicht meine Schuld war. Lahm, ich weiß, aber damals dachte ich so. Ich konnte mir einfach nicht vorstellen, die Verantwortung für eine eventuell missratene Schwangerschaft zu übernehmen. Die Verantwortung für meinen eigenen Tod und ein zu früh geborenes Baby. Das war schlicht zu viel.

Natürlich wurde ich nicht einfach so schwanger und jeder Arzt, den wir nach seiner Meinung zu Schwangerschaft fragten, sagte, dass es Wahnsinn sei, schwanger zu werden, und damit lag die Entscheidung erneut bei mir. Ich musste mich dazu durchringen und sagen »Ich will es dennoch versuchen« und erst dann würde es losgehen. Ich musste aktiv entscheiden und dann stark genug sein, mit den Konsequenzen zu leben oder zu sterben.

Ich schwankte ständig hin und her. Auf der einen Seite war es fast einfach, sich zu entscheiden, wenn man nur von dem Szenario ausging, dass alles gut gehen würde. Und ehrlich, auch mir fehlte die Vorstellung, dabei zu sterben. Aber natürlich konnte ich bei einer Schwangerschaft sterben, oder – ich konnte ein viel zu früh geborenes, behindertes Kind zur Welt bringen UND sterben. Es gab so viele unzählige Horrorszenarien, dass ich es, obwohl ich es mir nicht vorstellen konnte, nicht über mich brachte, zu sagen: »Wir versuchen es. Scheiß drauf.«

Die Entscheidung lag bei mir und ich entschied mich dagegen. Langsam fingen wir an, uns über eine mögliche Adoption zu erkundigen, aber mit vollem Elan war keiner von uns dabei. Natürlich, wir wollten ein Kind, ich mittlerweile auch, aber Adoption fühlte sich trotz allem nicht nach DER Lösung für uns an. Ich weiß nicht, auf was für eine Lösung wir warteten, nun, ich wahrscheinlich immer noch darauf, einfach schwanger zu werden, so trat das Thema erneut in den Hintergrund.

Irgendwann Ende 2010 hatte ich wieder einmal einen Kontrolltermin in meiner Transplantationsambulanz in St. Louis, Missouri, und fragte bei dieser Gelegenheit meinen behandelnden Arzt, ob sie Patienten kennen, die ein Kind adoptiert hätten, und ob ich mit einem von ihnen vielleicht Kontakt aufnehmen könnte, um mich zu erkundigen, wie so etwas abläuft. Irgendwo mussten wir schließlich mal anfangen. Die Monate gingen dahin, ich wollte es endlich angehen.

Mein Arzt sah mich damals etwas verhalten an und sagte dann: »Ja, sicher kann ich für Sie Kontakte herstellen, aber warum werden Sie nicht selbst schwanger?«

Ich hatte bereits mit unzähligen Transplantationsärzten gesprochen. Alle, ALLE hatten mich für verrückt erklärt, es auch nur in Erwägung zu ziehen, schwanger zu werden, und nun saß ich hier einem Arzt gegenüber, der fragte, warum ich nicht selbst schwanger werden wolle.

Ich antwortete: »Weil Sie mich nicht lassen?«

Doch er versicherte mir, dass seine Meinung zu Schwangerschaft nicht ganz so schwarz/weiß wäre, wie es in anderen Krankenhäusern üblich wäre, und er durchaus gewillt wäre, über eine Schwangerschaft nachzudenken. Natürlich müsste ich als Patientin gesund sein, ich müsste mir über die Risiken bewusst sein, aber ansonsten waren sie dem Ganzen gegenüber positiv eingestellt. Sie hatten eine Lungentransplantierte betreut, die ein Kind bekommen hatte, und waren nicht abgeneigt, es auch bei einer Lungen-Leber-Transplantierten zu versuchen.

Als ich nach dem Besuch aus dem Parkhaus fuhr, hielt ich auf dem Seitenstreifen an und rief sofort meinen Mann an. Die Karten waren neu verteilt.

Letztendlich kam es in St. Louis nicht mehr zu einer Schwangerschaft. Es war schließlich nicht so, dass ich gleich nach meinem Arztgespräch einen Fruchtbarkeitsarzt aufsuchte. Die Risiken bestanden schließlich immer noch. Aber wir wollten das Thema noch mal neu aufrollen, uns alles noch einmal aus diesem anderen Blickwinkel heraus betrachten.

Ende 2011 zogen wir nach Dallas, Texas, und lernten eine mittlerweile gute Freundin kennen, die uns damals an ihren alten Boss und einen der besten Fruchtbarkeitsärzte überhaupt verwies.

Ich weiß noch, dass ich sehr nervös war, als wir uns das erste Mal mit Dr. C. trafen. Ich hatte Angst, dass er es ablehnen würde, mich als Patientin anzunehmen. Doch er lehnte uns nicht ab. Vielmehr machte er ein paar Untersuchungen, um festzustellen, dass bei mir alles so funktionierte, wie es sollte, und damit war der Startschuss gegeben und die Entscheidung ganz unbemerkt gefallen. Ich würde tatsächlich versuchen, schwanger zu werden.

Ich weiß nicht mehr, wie ich mich damals fühlte. Ob ich Angst hatte, weil ich nun doch die Entscheidung getroffen hatte, die auch meine letzte sein konnte, oder ob ich aufgeregt war, gerade weil ich endlich eine Entscheidung getroffen hatte. Ich weiß nur eins, wir behielten das Thema Schwangerschaft für uns. Wenn ich eins nicht wollte, dann war es, meine Familie darüber in Kenntnis zu setzen, dass ich gerade drauf und dran war, mal wieder, und diesmal freiwillig, mein Leben aufs Spiel zu setzen. Ich wollte keine negativen Kommentare hören, ich wollte nicht hören, was alles passieren konnte, ich wollte nach Möglichkeit ganz einfach daran glauben und nicht zulassen, dass Zweifel in mir gesät wurden.

Aus dem gleichen Grund erzählte ich auch meinem Transplantationsarzt erst einmal nichts davon, dass ich nun doch aktiv versuchte schwanger zu werden. Denn ich wusste von vorherigen Gesprächen, dass er absolut gegen eine Schwangerschaft war. Sein erster Kommentar, als ich das Thema einmal bei ihm anschnitt, war: »Sie könnten sterben!« Und er sagte es mit dieser Unheil verkündenden Stimme und weit aufgerissenen Augen. Er war so sehr dagegen, dass er mich damals schon wissen ließ, dass er mich danach, sollte ich je schwanger werden und es überleben, nicht mehr behandeln würde. Ein anderer Arzt aus seinem Team würde sich dann um mich kümmern, aber er nicht mehr. Da er und ich eh nie wirklich auf einer Wellenlänge lagen, erschütterte mich seine Prophezeiung nicht so sehr, aber ich zog es danach vor, das Thema erst wieder anzuschneiden, wenn es zu spät und ich bereits schwanger war.

Leider klappte das nur in der Theorie. Da ich aufgrund der ärztlichen Hilfe, die ich zum Schwangerwerden brauchte, bald schon Hormone einnehmen musste, musste ich dann doch wohl oder übel meine Transplantationsärzte von meinem Vorhaben informieren. Ich machte einen Termin und schleifte meinen Mann gleich mit. Den nächsten Vortrag von »Sie könnten sterben …« wollte ich mir dieses Mal nicht alleine anhören müssen.

Zu unserem Glück war an dem Tag meiner Offenbarung mein eigentlicher Transplantationarzt nicht da und wir mussten mit seiner Kollegin sprechen. Und natürlich riet auch sie uns von unserem Vorhaben ab. Ich hatte auch nichts anderes erwartet, aber als Frau konnte sie wohl ein bisschen besser nachvollziehen, warum ich schwanger werden wollte. Sie hatte nur eine Bitte, als wir uns von unserem Vorhaben nicht abbringen ließen, dass ich den Fruchtbarkeitsarzt in der Klinik, in der auch meine Transplantationsärzte saßen, ausprobieren solle. Es würde die Kommunikation zwischen den involvierten Ärzten einfacher machen.

Ich mochte unseren momentanen Arzt sehr, aber ich war bereit, dem neuen Arzt wenigstens eine Chance zu geben. Ich wollte mich kooperativ zeigen, denn ich wollte und brauchte schließlich auch die beste ärztliche Betreuung, die ich bekommen konnte, sollte ich je schwanger werden.

Und was soll ich sagen, unser neuer Fruchtbarkeitsarzt war perfekt! Mein Mann und ich waren beide sofort begeistert. Endlich hatten wir DAS Team an Ärzten zusammen, das wir uns für meine Schwangerschaft wünschten. Es fühlte sich in der Tat nach dem richtigen Ort und dem richtigen Zeitpunkt an. Alles griff ineinander.

Als wir unseren Fruchtbarkeitsarzt das nächste Mal sahen, hatte er mir zwei Studien ausgedruckt. Die eine war über Frauen, die nach einer Lungentransplantation aufgrund von Mukoviszidose schwanger geworden waren, und die andere von lungentransplantierten Patienten generell, die schwanger geworden waren. Ich nahm mir damals beide Studien zu Herzen, denn mit der Kombination Leber-Lunge gab es keine Patienten, die je schwanger geworden waren, und daher auch keine Daten. In dem Bezug würde ich wohl die Erste sein.

Was mir an der Studie über die Muko-Patienten mit Lungentransplantation als Erstes auffiel, waren die wenigen Jahre, die seit der Transplantation vergangen waren, bevor sie schwanger wurden. Von zehn Patientinnen lag nur bei einer die Transplantation über vier Jahre zurück, bevor sie schwanger geworden war. Die Hälfte der Transplantierten hatte bereits eine oder mehrere akute Abstoßungen miterlebt und plante dennoch, schwanger zu werden. Zwei Patientinnen hatten Abstoßungen während der Schwangerschaft.

Ich muss sagen, die Daten gaben mir damals Hoffnung. Ich war bereits zehn Jahre transplantiert und hatte noch keine Abstoßung gehabt. Meine Chancen standen weit besser als bei allen zehn Frauen, die Teil dieser Studie gewesen waren.

Von allen zehn Frauen hatten drei ihr Baby in der siebenunddreißigsten Schwangerschaftswoche bekommen. Genau in der Woche, ab der das Baby nicht mehr als Frühchen angesehen wurde. Eine Frau hatte es sogar bis zur neununddreißigsten Woche geschafft. Fünf hatten ihr Baby zu früh bekommen (30 bis 32 Woche) und eine Frau hatte in der sechzehnten Woche aus therapeutischen Gründen abtreiben müssen. Alle geborenen

Babys waren gesund. Keines hatte Anomalitäten aufgrund der eingenommenen Medikamente während der Schwangerschaft.

Wenn man das so las, hörte es sich fast wie ein Spaziergang an. Doch wenn man die Zusammenfassung, die Diskussion durchlas, sah das Bild wieder ganz anders aus. Im Vergleich zu Nierentransplantierten, die ein Abstoßungsrisiko des transplantierten Organes von 4 % hatten, sahen die 40 % für Muko-Patienten mit Lungentransplantation schon recht hoch aus. Auch die Sterberate zwei Jahre nach der Geburt des Kindes lag im Vergleich zu 13 % bei Nierentransplantierten bei den lungentransplantierten Mukos um 30 %.

Die Zusammenfassung der Studie von allgemeinen Lungentransplantierten sah noch etwas gruseliger aus. Hier las ich, dass die durchschnittliche Schwangerschaftsdauer bei Lungentransplantierten bei 34 Wochen lag. 60 % der Babys kamen als Frühchen zur Welt, 60 % wogen unter 2500 g, 60 % der Neugeborenen hatten Komplikationen und 13 % von ihnen starben. Und ich war nicht nur lungentransplantiert, ich hatte auch noch eine transplantierte Leber!

Es war nicht ganz einfach, seinen positiven Glauben und den Glauben, dass man die richtige Entscheidung traf, aufrechtzuerhalten, wenn man Zahlen wie diese las. War es richtig, eine Schwangerschaft zu wagen und damit 60 % Risiko einzugehen, ein Frühchen zu bekommen? Ein Frühchen, das eventuell Behinderungen davontragen würde, weil es zu früh geboren worden war? Plötzlich war es nicht nur ich selbst, die sich in Gefahr brachte, ich würde auch unser Baby in Gefahr bringen, würde auch das Risiko des Babys erhöhen, niemals ein normales und gesundes Leben führen zu können. War unsere Entscheidung wirklich richtig? Verantwortungsbewusst? Tragbar?

Ich habe nie eine Antwort auf diese Fragen gefunden und vielleicht gibt es auch kein Richtig oder Falsch in diesem Fall. Anstatt Antworten zu finden, hielt ich mich vielmehr an der Tatsache fest, dass ich im Vergleich zu den Frauen in den Studien schon ewig transplantiert und herausragend gesund war. Darauf baute ich meine Hoffnung. Was blieb mir auch anderes übrig?

Es dauerte noch bis zum November 2012, bis wir endlich so weit waren, das Projekt Schwangerschaft in Angriff zu nehmen. Endlich! Es war anstrengend, ständig zu Untersuchungen zu rennen und immer wieder einen Zyklus abwarten zu müssen. Aber der Prozess ließ sich nicht beschleunigen und im November hatten wir es endlich geschafft. Alle meine Ärzte waren informiert, es konnte losgehen.

Doch dann, keine Woche bevor es losgehen sollte, bekam ich plötzlich Probleme mit meinem Cyclo-Wert. Egal, wie viele ich von meinen immunabwehrsenkenden Medikamenten einnahm, der Wert wollte nicht ansteigen. Ein zu niedriger Wert stellte ein erhöhtes Risiko einer Abstoßung dar. Doch ich konnte auch nicht die Dosis meines immunabwehrsenkenden Medikamentes bis ins Unendliche erhöhen, denn das würde wiederum ein Risiko für meine Nieren und letztendlich auch für das Baby darstellen.

Zuletzt brachte mein altes Krankenhaus, die MHH, Licht ins Dunkel. Es passierte offensichtlich schon mal bei Muko-Patienten, dass das Medikament plötzlich nicht mehr richtig anschlug. Und infolgedessen musste auf ein anderes Medikament gewechselt werden.

Ich war damals am Boden zerstört. Zum einen hatte ich Angst, dass ich mit dem neuen Medikament nicht schwanger werden durfte. Dass das neue Medikament gefährlich für das Baby sein könnte. Und dann hatte ich Angst, plötzlich eine Abstoßung zu bekommen und nicht mehr schwanger werden zu können, und noch viel mehr war ich frustriert, weil ich wieder einmal warten musste. Es war zum Verrücktwerden. Es war ein wenig wie vor meiner Transplantation, ich musste ständig kämpfen, ständig meinen Standpunkt und mein Vorhaben verteidigen. Es zehrte an meinen Kräften.

Letztendlich war der Wechsel der Medikamente dann total einfach. Nichts passierte, es dauerte ein paar Wochen, bis ich richtig eingestellt war, das war alles. Doch mittlerweile hatten wir schon Anfang Dezember und es war klar, dass es dieses Jahr nichts mehr werden würde. Erst Anfang 2013 konnte es losgehen. Da ging der nächste Monat hin.

Doch dieses Mal reagierte ich gelassener. Wir hatten mit Freunden zusammen einen Urlaub Ende des Jahres geplant, das Timing war also nicht vollkommen schlecht. Ich würde Weihnachten genießen, unseren Urlaub und danach würde es losgehen. Dann aber wirklich!

Sofort nachdem wir aus dem Urlaub zurück waren, erschien ich bei meinem Fruchtbarkeitsarzt und wollte loslegen. Alles war geplant, alle waren bereit. An einem Mittwoch sollte ich mit der ersten Dosis Hormonen anfangen. Ich war so aufgeregt!

Am Dienstag rief mich jedoch mein Fruchtbarkeitsarzt noch einmal an und bat mich darum, bei ihm im Krankenhaus vorbeizuschauen. Er müsse noch etwas mit mir besprechen.

Mein Mann war bei der Arbeit. Also machte ich mich alleine auf den Weg. Was sollte es schon noch groß zu besprechen geben? Schließlich war alles seit Langem geplant. Ich war nicht sonderlich beunruhigt.

Doch als ich bei ihm im Arztzimmer saß, lösten sich plötzlich alle Pläne vor meinen Augen auf. Mein Fruchtbarkeitsarzt hatte, denn er war ganz einfach ein toller und verantwortungsbewusster Arzt, doch tatsächlich meinen Transplantationsarzt angerufen und dieser hatte ihm so viel Angst gemacht, was alles passieren könne, wenn ich schwanger würde, dass mein Fruchtbarkeitsarzt nicht mehr dazu bereit war, mich als Patientin zu behandeln.

Ich konnte ihn auf der einen Seite gut verstehen. Er sagte, dass er damit würde leben müssen, sollte mir während der Schwangerschaft etwas passieren und dass er das, nachdem er alle Fakten aufgezählt bekommen hätte, nicht mehr mit seinem Gewissen vereinbaren könne.

Wie gesagt, ich konnte ihn verstehen, packte daraufhin meine Sachen, verabschiedete mich von ihm und fuhr nach Hause. Es war mir in diesem Moment einfach nicht mehr möglich, zu kämpfen. Immer wieder und wieder hatte ich die Idee einer Schwangerschaft verteidigen müssen. Mich immer wieder und wieder gegen die vielen Horrorszenarien wehren müssen und meinen positiven Glauben wieder neu aufbauen müssen. Und nun schon wieder? Nein, ich konnte nicht schon wieder für das Unmögliche kämpfen. Ich war leer gelaufen. Doch zum Glück kämpfte ich dieses Mal nicht alleine und mein Mann war des Kämpfens noch lange nicht leid. Ganz im Gegenteil.

Als ich ihn in Tränen aufgelöst von meinem Heimweg aus anrief, notierte er sich sofort die Nummer unseres Fruchtbarkeitsarztes und versprach mir, dass er sich darum kümmern würde.

Als er abends wieder nach Hause kam, erzählte er mir, dass unser Fruchtbarkeitsarzt sich mit den Ärzten in St. Louis, die einer Schwangerschaft gegenüber nicht abgeneigt waren, und meiner Transplantationsärztin in Dallas, die ebenfalls etwas positiver gestimmt war, kurzschließen wollte und noch heute Abend anrufen und uns wissen lassen würde, ob er es doch wagen würde oder nicht. Als er anrief und sein Okay gab, löste ich mich wieder einmal in Tränen auf. Schon am nächsten Tag ging es wirklich los. Die Hormontherapie begann.

Unseren ersten Versuch, schwanger zu werden, starteten wir am 26. Januar 2013. Ergebnis: Nicht schwanger. Das Gleiche passierte am 23. Februar 2013. Nicht schwanger.

Ich war enttäuscht. Ich hatte nicht geglaubt, dass es gleich beim ersten Mal klappen würde, aber dennoch hatte ich schnell das Gefühl, dass es nie klappen würde. Und noch viel schlimmer, jedes Mal, wenn der Test wieder negativ zurückkam, fühlte ich mich wie ein Versager. Es war Quatsch, das wusste ich auch damals, aber es war dennoch ein Gefühl von: »Was trägst du zum Familienleben bei? Du arbeitest nicht und nicht mal schwanger werden kannst du.«

Es war einfach nur ätzend. Einziger Lichtblick war mein Mann, der sich von zwei negativen Schwangerschaftstests nicht aus der Ruhe bringen ließ. Für ihn war alles klar – es würde klappen. Wenn nicht dieses Mal, dann halt beim nächsten Mal. So einfach war das für ihn.

Am 28. März 2013 versuchten wir es erneut und dieses Mal klappte es. Ergebnis: Schwanger!

Mein Mann flippte förmlich aus. Wenn er gekonnt hätte, hätte er Saltos geschlagen. Ich dagegen war eher in der Stimmung: »Erst mal schauen, für wie lange ich schwanger bin.« Ich wollte mich noch nicht freuen. Keiner wusste, ob mein Körper wirklich dazu in der Lage war, ein Kind zu backen. Ich wollte abwarten. Einen Tag nach dem anderen. Ganz mein altes Schema. Wir erzählten niemandem, dass ich schwanger war. Die ersten drei Monate wollten wir auf jeden Fall abwarten, bevor wir die frohe Nachricht verkünden würden.

Natürlich führte ich während meiner Schwangerschaft Tagebuch. Jede noch so kleine Regung des Babys, jedes Ziehen und Blubbern in meinem Bauch wurde aufgeschrieben. Doch auf den kommenden Seiten habe ich nur die Ereignisse aufgeschrieben, die speziell waren. Nur die Ereignisse dokumentiert, die meine Schwangerschaft von der anderer Frauen unterschied. Natürlich war auch mir immer mal übel in den ersten drei Monaten, ich hatte Angst, beim nächsten Arztbesuch nicht mehr schwanger zu sein, und habe an die tausend Schwangerschaftstest gemacht, nur um sicherzugehen, dass ich noch schwanger war. Ich hatte Rückenschmerzen, fing ohne ersichtlichen Grund zu heulen an, schnitt mir in der fünfundzwanzigsten Woche ein ordentliches Stück vom Daumen ab, so ungeschickt war ich während der Schwangerschaft, und machte es meinem Mann in den neun Monaten nicht immer ganz leicht, mich lieb zu haben. Zu 90 Prozent war meine Schwangerschaft also wie die meisten Schwangerschaften, mit ein paar kleinen Unterschieden …

Kapitel 10

Am 15. Mai 2013 fing meine elfte Schwangerschaftswoche an und ich wechselte von meinem Fruchtbarkeitsarzt, der mich bis hierhin betreut hatte, zu meiner Risikoschwangerschaftsärztin Dr. L. Wir hatten damals Frau Dr. L. als Ärztin ausgesucht, die uns durch die Schwangerschaft hindurch begleiten sollte, weil sie im gleichen Krankenhaus wie alle meine Ärzte praktizierte. Aber allem voran hatte ich sie als meine Schwangerschaftsärztin ausgesucht, weil sie einfach super war!

Als ich Frau Dr. L. kennenlernte, noch bevor ich schwanger war, las sie sich meine vielen Diagnosen durch, sah dann zu mir auf und meinte:

»Also so schlimm hört es sich ja nun auch nicht an.«

Sie war der Meinung, dass keines meiner Risiken so groß war, dass sie von einer Schwangerschaft abraten müsse. Dafür liebte ich sie natürlich schon über alle Maßen. Zu alldem machte sie auch noch einen äußerst kompetenten Eindruck. Sie war die Art von Ärztin, die, wenn es hart auf hart kam, nicht davor zurückschrecken würde, Entscheidungen zu treffen. Und genau so jemanden brauchte ich. Jemanden, der nicht in Panik geriet, sollte alles den Bach runtergehen.

Meinen Termin bei ihr in der elften Woche nahm ich damals leider ohne meinen Mann wahr. Mein Mann war beruflich unterwegs und konnte nicht dabei sein. Aber ich sah das alles ganz gelassen. Gut, er würde einen Ultraschall versäumen, aber was sollte es schon groß zu sehen geben? Mein letzter Ultraschall war drei Wochen her und alles, was man hatte sehen können, war eine Art Bohne gewesen. Also würde man jetzt eine etwas größere Bohne sehen können – so dachte ich zumindest. Doch in den letzten drei Wochen war aus unserer Bohne in der Tat ein richtiges Baby geworden. Alles war zu sehen. Beine, Arme, Gesicht, selbst die Nase. Es war bereits ein richtiges Menschenkind. Und bewegen tat es sich auch wie verrückt. Es bog den Rücken dermaßen durch, dass es in der Flüssigkeit, in der es schwamm, richtiggehend hin und her schwebte.

Ich war absolut sprachlos und ich glaube, das war der Moment, in dem mir dämmerte, dass ich tatsächlich schwanger war, ein kleiner Mensch in meinem Bauch heranwuchs. Es war wirklich und wahrhaftig passiert – unser Wunder. Noch heute tut es mir leid, dass mein Mann diesen Moment verpasst hat. So besonders war er.

Ansonsten war alles okay. Es wurde noch die Nackenfalte des Babys gemessen, um ein eventuelles Down-Syndrom auszuschließen, und dann war ich mit vielen, vielen Ultraschallbildern in der Handtasche wieder auf dem Heimweg.

Ende der gleichen Woche war auch der Punkt erreicht, an dem ich das erste Trimester hinter mich gebracht hatte und sich die Gefahr, dass wir das Baby verlieren könnten, deutlich verringerte. Und damit war auch der Moment gekommen, der Welt und vor allem den Familien mitzuteilen, dass ich schwanger war.

Ich wollte es damals meiner Familie am liebsten gar nicht erzählen. Ich hatte Angst vor Vorwürfen, dass ich tatsächlich dazu bereit war, mein Leben für ein Baby aufs Spiel zu setzen. Vor allem, wo ich meiner Mutter immer versichert hatte, dass wir das Thema Baby schon längst abgehakt hätten. Ich entschied, es meiner Familie lieber erst in ein paar Monaten zu erzählen, nach der Geburt oder noch besser zur Einschulung des Kindes. Doch mein Mann ließ mich mit derartigen Ausflüchten nicht durchkommen. Wir hatten es seiner überglücklichen Familie erzählt, wir würden es sofort im Anschluss auch meiner Familie erzählen. Und so riefen wir meine Eltern an.

Meine Mutter nahm den Telefonhörer ab und ich erklärte ihr, dass wir, weil mein Mann ausnahmsweise mal zu Hause und nicht im Büro wäre, Skypen wollten. Sie war etwas erstaunt, aber voller Vorfreude und schaltete den PC an. Als meine Eltern dann vor dem PC saßen, wir uns gegenseitig sehen konnten, schickten wir ihnen eines der Fotos vom letzten Ultraschall, sagten ihnen, dass sie sich das Foto anschauen müssten, und dann wartete ich mit meinem Mann zusammen am Bildschirm auf ihre Reaktion.

Im Nachhinein betrachtet, war es recht lustig, meinen Eltern dabei zuzusehen, wie sie versuchten zu verstehen, was sie da sahen. Beide saßen dicht vor ihrem Bildschirm, warteten darauf, dass sich das Foto runterlud, und dann herrschte einen Moment Stille.

Mein Vater verstand offensichtlich nicht so ganz, was er da sah, doch nach einer Schrecksekunde ergriff meine Mutter das Wort: »Hier, siehst du das? Das sind die Beine, hier die Arme und hier das Gesicht!«

Es war richtig süß, meine Mutter beobachten zu können, denn man konnte ihr da schon ansehen, dass sie dem Ganzen positiv gegenüber eingestellt war. Die Begeisterung leuchtete ihr förmlich aus den Augen. Natürlich musste ich mir während und auch nach der Schwangerschaft immer wieder die Worte »Ihr seid/wart wahnsinnig!« anhören, aber das damalige Skypen hatte sie schon verraten. Vor allem freute sie sich.

Mein Vater brauchte etwas länger, sich mit dem Gedanken anzufreunden, dass ich nun auch noch schwanger war. Aber nachdem wir ihm erklärt hatten, dass wir ein tolles Team von Ärzten hatten, alles unter Kontrolle war und so weiter und so weiter, gab auch er dem Ganzen seinen Segen. Mir fielen tausend, nein eine Millionen Steine vom Herzen. Ich hatte nicht damit gerechnet, dass meine Eltern sich so schnell mit uns freuen würden, und war dementsprechend dankbar, dass mein Mann mich praktisch gezwungen hatte, anzurufen. Es war ein unglaublich schönes Gefühl, nun endlich mit meiner Mutter über meine Schwangerschaft reden zu können. Von Tochter zu Mutter eben.

Meine Schwester rief mich später auch noch an, nachdem sie mit unserer Mutter gesprochen und die Neuigkeiten erfahren hatte, und freute sich ebenfalls. Was für ein Segen, so eine Familie zu haben.

Am Tag darauf rief meine Mutter nochmals an. Die Neuigkeit war sicher über Nacht verdaut worden, aber ich war dennoch auf der Hut, vielleicht kamen die Vorwürfe erst mit einem Tag Verspätung? Aber es ging um etwas ganz anderes.

Meine Mutter hatte für die drei Kinder meiner Schwester immer ein Abc-Stickbild gestickt, wärend diese mit dem jeweiligen Kind schwanger gewesen war. Selbst ich habe so ein Stickbild bei mir im Zimmer hängen, das meine Mutter gestickt hat, als sie mit mir schwanger war. Auf jeden Fall wollte meine Mutter nun auch ein Stickbild für unser Kind sticken, schließlich war es Tradition. Aber sie war sich jedoch erst nicht ganz sicher, ob sie, wie bei allen anderen Enkelkindern auch, gleich mit dem Sticken anfangen sollte oder lieber warten, bis das Kind gesund geboren war. Doch letztendlich hatte sie den Abend vorher mit meinem Vater zusammen entschieden, dass sie einfach drauflossticken würde. Alles würde gut werden. Genau wie bei den anderen drei Enkelkindern.

Das freute mich sehr. Dass meine Eltern nicht vor Angst vergingen, sondern genauso positiv waren wie wir, war wie ein Geschenk. Mehr hätte ich nicht erwarten können.

Während meiner Schwangerschaft musste ich außerdem jeden Monat zu meiner Diabetesärztin. Mein Blutzucker musste während der Schwangerschaft perfekt eingestellt sein, denn ein zu hoher Blutzucker erhöhte das Risiko von Geburtsfehlern beim Baby um 40 %. Das war Ansporn genug, um sich jede erdenkliche Mühe zu geben. Noch nie in meinem Leben hatte und würde ich meinen Blutzucker so oft und gewissenhaft kontrollieren wie während meiner Schwangerschaft. Es war das erste Mal seit meiner Zeit in Wien, dass ich neue Teststreifen für meinen Blutzucker bestellen musste. So selten kontrollierte ich vor der Schwangerschaft, und so oft kontrollierte ich während der Schwangerschaft meinen Blutzucker.

Normalerweise sah ich bei meinen Besuchen beim Diabetesarzt immer eine Krankenschwester, die sich auf Diabetes spezialisiert hatte. Doch irgendwann, noch ziemlich am Anfang meiner Schwangerschaft, sollte ich bei einem meiner Besuche den Chef der Praxis, Dr. L., kennenlernen.

Erst lief auch alles wie am Schnürchen. Ich war keine zehn Minuten da, da wurde ich auch schon in ein Behandlungszimmer gerufen und dachte freudig, dass ich dieses Mal wohl keine 30 Minuten würde warten müssen. Die Wartezeiten bei meinem Diabetesarzt waren immer lang.

Froh gestimmt nahm ich mein Buch aus der Handtasche und fing zu lesen an. Als ich das Buch zu Ende gelesen hatte, wartete ich bereits seit 45 Minuten. Ich war extrem wütend, stand auf und ließ eine der Schwestern wissen, dass ich immer noch wartete. Natürlich ließ sie mich wissen, dass Dr. L. gleich zu mir kommen würde. »Es kann nicht mehr lange dauern.« Ja, was sollte sie auch sonst sagen.

Als dann nach 70 Minuten Wartezeit noch immer kein Dr. L. bei mir vorstellig geworden war, packte ich meine Sachen und beschloss, wieder nach Hause zu fahren und einen neuen Diabetesarzt zu suchen. Doch als ich die Tür des Behandlungszimmers aufriss, kam mir besagter Dr. L. auf dem Flur entgegen.

»Sie sind Frau …«

»Frau Nisinbaum.«

»Oh ja, ich bin gleich bei Ihnen.«

»Das hoffe ich, denn ich warte schon seit 70 Minuten und wollte eigentlich gerade nach Hause fahren.«

Oh ich war so wütend.

Kurz darauf kam Dr. L. dann zu mir ins Zimmer und zu Beginn unserer Unterhaltung war ich noch recht einsilbig. Ich musste meinen Blutdruck erst mal wieder unter Kontrolle bringen. Er stellte in der Zwischenzeit ein paar Fragen, und nachdem er in seinen PC geschaut hatte, dämmerte es ihm plötzlich, dass ich die Muko-Patientin mit der Lungen-Leber-Transplantation und Schwangerschaft war. Und ab dem Augenblick war er vollauf begeistert. Die allgemeine Stimmung lockerte sich ein wenig und bald stellte sich heraus, dass er sogar meine Risikoschwangerschaftsärztin Frau Dr. L. kannte und natürlich, genau wie sie, sehr an meinem Fall interessiert war. Letztendlich meinte er, dass ich eventuell in die Zeitung kommen würde, wenn ich erst mal mein Baby hätte.

Ich war nicht so scharf auf einen Zeitungsartikel kurz nach der Geburt meines Kindes, aber ich erzählte ihm, dass die Ärzte im Krankenhaus schon diskutieren, wer denn nun den ärztlichen Artikel über mich schreiben würde und wer nicht. Daraufhin meinte mein Diabetesarzt, dass ich auch seinen Namen erwähnen sollte. Er war schließlich mein Diabetesarzt und damit auch Teil des Teams. Ich hatte nichts dagegen, aber nutzte die Gelegenheit und ließ ihn wissen, dass ich gerne seinen Namen erwähnen würde, aber nur, wenn er die Wartezeiten in der Praxis um 50 % verringern würde. Im ersten Moment war er etwas sprachlos, doch dann musste er herzhaft lachen. Ich habe danach nie wieder länger als 15 Minuten warten müssen.

Am 5. Juni fing meine vierzehnte Schwangerschaftswoche an und ich hatte meinen ersten Termin mit Baby im Bauch bei meinen Lungentransplantationsärzten. Der Termin verlief im Grunde so wie immer. Blutabnahme, Lungenfunktionstest und zum Abschluss mit dem Arzt sprechen. Und trotz Baby war alles so wie immer. Meine Lungenfunktion war sogar ein kleines bisschen besser als bei meinem letzten Besuch, und trotz Schwangerschaft sollte ich erst in drei Monaten wieder kommen. Ich sollte meine Lungenfunktion zu Hause messen und natürlich sofort anrufen, falls Probleme auftraten. Perfekt!

Meinen alten Transplantationsarzt sah ich bei meinem Besuch nicht und habe ihn seitdem auch nie wieder gesehen, auch nicht nach der Schwangerschaft. Er hatte seine Ankündigung wahr werden lassen, dass er nicht mehr mein Arzt sein würde, sollte ich je schwanger werden. Und, um ehrlich zu sein, bin ich ganz froh, dass er nicht mehr mein Arzt war. Wir lagen nie auf einer Wellenlänge, aber dass er selbst nach der Schwangerschaft nicht einmal Hallo zu sagen fertigbrachte, das hätte ich nie für möglich gehalten.

Es war etwa vier Monate nach der Geburt, da fand das jährliche Treffen aller Transplantierten in Dallas statt. Ich nahm mit meinem Mann und Baby teil, denn natürlich wollte ich mit unserem Nachwuchs auch ein wenig angeben. Und wie es das Schicksal so wollte, war auch mein alter Transplantationsarzt da und damit die Chance, ihm endlich unser kleines Wunder vorzustellen. Er stand zusammen mit anderen Patienten im Gespräch vertieft am anderen Ende des Raumes, als mein Mann und ich uns zu ihm auf den Weg machten.

Er redete noch immer mit den anderen Patienten, als wir auf ihn zutraten und in angemessenem Abstand warteten, bis wir an der Reihe wären. Doch als er mit seinem Gespräch fertig war, versuchte er doch tatsächlich, sich an uns vorbeizuquetschen, um nur ja nicht mit uns reden zu müssen. Mein Mann hätte ihn fast zu Boden ringen müssen, um ein paar Worte mit ihm wechseln zu können.

Letztendlich stellten wir ihm unseren Nachwuchs vor, er rieb sich noch einmal andeutungsweise den Angstschweiß von der Stirn und das war alles. Deswegen hätte er nicht vor uns weglaufen müssen. Was für ein trauriger Beweis dafür, dass Götter eben doch keine weißen Kittel tragen.

In der fünfzehnten Schwangerschaftswoche hatten wir wieder einen Termin bei Frau Dr. L. Ich freute mich richtig darauf. Endlich würden wir wieder das Baby zu sehen bekommen und endlich würde auch mein Mann das Baby, das nun schon ein Baby war und keine Bohne mehr, bestaunen können. Zunächst verlief auch alles so, wie ich es mir vorgestellt hatte. Blutdruck normal, schöne Ultraschallbilder und ein begeisterter Ehemann. Doch dann kam die Sprache auf den Down-Syndrom-Test und das Drama nahm seinen Lauf. Unser Test war zwar negativ, aber grenzwertig. Ich hatte laut Test ein Risiko von 3:397 ein Baby mit Down-Syndrom zu bekommen. Das hörte sich erst mal nicht so grenzwertig an, doch die meisten Frauen hatten ein Risiko von 1:10.000.

Natürlich waren wir besorgt. Das war für uns die erste Schwangerschaft, das erste Mal, dass wir ein Testergebnis zum Risiko von Down-Syndrom vorliegen hatten. Wir waren ein bisschen überfordert und nicht ganz sicher, was nun der nächste Schritt sein sollte.

Es ging ein bisschen hin und her und letztendlich entschieden wir uns, einen zusätzlichen Bluttest machen zu lassen, der das Risiko ein bisschen genauer festlegen würde. Er würde das Risiko entweder senken oder erhöhen und uns damit einen Hinweis geben, ob Sorgen wirklich angebracht waren. Und wie immer bei solchen Tests würde man das Ergebnis natürlich nicht am nächsten Tag, sondern erst in 7 bis 14 Tagen bekommen – SUUUUPER!

Ich bin damals mit Tränen in den Augen und Abtreibung im Kopf nach Hause gefahren. Und zum ersten Mal wurde mir klar, dass die Bindung zu einem Kind schon früher da ist, als man vor der Schwangerschaft meint. Wir hatten immer gesagt, dass, wenn mein Leben auf dem Spiel stehen würde, wir natürlich abtreiben würden. Doch nun erkannte ich, dass derartige Entscheidungen nicht mehr so einfach waren, wenn man tatsächlich schwanger war. Ich hatte sofort ein Gefühl von: Das ist mein Kind und ich beschütze es. Es ist gesund und ich werde für es kämpfen! Ich hätte auch mein Leben einem zusätzlichen Risiko ausgesetzt, nur um mein Baby zu schützen. So viel dazu, »einfach« abzutreiben, wenn das eigene Leben auf dem Spiel stehen sollte.

Nur drei Tage später waren die Testergebnisse bereits da, leider war die Odyssee noch nicht zu Ende. Das Risiko, ein Baby mit Down-Syndrom zu bekommen, hatte sich erhöht. Der neue Test zeigte ein Risiko von 1:271 an. Damit war der Test positiv und ich damit eine Patientin mit erhöhtem Risiko. Scheiße!

Wir mussten zur genetischen Beratung und dort gab man uns drei Optionen: Entweder Ultraschall und nachschauen, ob das Baby normal aussah, Fruchtwasseruntersuchung oder ein erneuter Bluttest. Der weitere Bluttest hieß auf Englisch »Cell Free Fetal DNA« und würde Zellmaterial vom Baby untersuchen, das in meinem Blutstrom herumschwamm. Wenn man in diesem Material nun besonders viele Anteile vom Chromosom 21 finden würde, lag der Verdacht nahe, dass das Baby tatsächlich anstatt 2, 3 Chromosomen, zusammen 21 hatte und damit unter dem Down-Syndrom litt. Die Erkennungsrate war 99,1 % und damit für uns gut genug. Wir entschieden uns für den Bluttest, auch wenn damit die scheiß Gedanken an Abtreibung wieder näher rückten. Doch unsere Entscheidung stand fest. Sollte der Test positiv zurückkommen, würden wir eine Fruchtwasseruntersuchung hinten dranhängen, um sicherzugehen. Und wenn dann tatsächlich ein Down-Syndrom festgestellt werden sollte … nun, dann würden wir sehen. Wir trafen damals noch keine Entscheidung, was wir tun würden, wenn. Abtreiben oder nicht abtreiben? Ich habe damals in mein Tagebuch geschrieben, dass es mir das Herz brechen würde, dieses kleine Leben, das in mir heranwuchs, abzutreiben. Ich wollte meinen süßen Babybauch nicht verlieren. Außerdem würde die Zeit knapp werden, sollte es tatsächlich zu einer Abtreibung kommen. In Texas konnte man bis zur zwanzigsten Woche abtreiben. Das Ergebnis der Fruchtwasseruntersuchung würde bis zu 14 Tage dauern und dann würde ich auch schon in der zwanzigsten Woche sein.

Von da an sehnte ich nur noch die zwanzigste Woche herbei. Oder besser gesagt die einundzwanzigste. Denn wäre ich erst mal in der einundzwanzigsten Woche, war es ganz egal, was die Ärzte fanden. Dann würde das Kind zur Welt kommen. Natürlich wollte ich kein behindertes Kind, wer will das schon, aber ich wollte mein Baby auch nicht verlieren.

Letztendlich bekamen wir unser Testergebnis schon in der achtzehnten Schwangerschaftswoche und natürlich war alles negativ, was für ein Wunder, nachdem ja schon der erste Test negativ gewesen war. Aber zumindest konnten wir endlich aufatmen. Das Baby war in Sicherheit, obwohl ich mich erst wirklich entspannte, als die einundzwanzigste Schwangerschaftswoche begann.

In der gleichen Woche hatten wir auch wieder einen Ultraschalltermin. Dieses Mal stand der sogenannte »System-Check« an. Es wurde kontrolliert, ob am Baby alles dran war, ob die Organe richtig funktionierten und angelegt waren und das Geschlecht sollte festgestellt werden.

Ich war super nervös und angespannt vor unserem Termin. Ich hatte Angst, dass die Ärzte wieder was finden würden. Dass das ganze Drama wieder von vorne anfangen würde. Ich wollte mir keine Sorgen mehr einpflanzen lassen. Ich wollte meine Schwangerschaft einfach nur noch genießen.

Als die Krankenschwester den Ultraschallkopf auf meinen Bauch auflegte bekamen wir trotz allem erst mal einen Schock. Das Baby war riesig! Es war mittlerweile schon so groß, dass es nicht mehr auf den Bildschirm passte. Wahnsinn. Und dann waren wir erneut erstaunt, was man im Ultraschall alles sehen konnte, nämlich alles! Das Herz, die Rippen, die Arm- und Beinknochen, die beiden Gehirnhälften und natürlich das Gesicht. Ein bisschen wie Schrumpfkopf, aber natürlich waren wir hingerissen! Und es war alles so, wie es sein sollte. Nichts Auffälliges, nichts Ungewöhnliches – ENDLICH! Ich war so erleichtert. Und zum Abschluss fanden wir dann auch noch heraus, dass wir einen Sohn haben würden. Jetzt konnte die Freude über die Schwangerschaft endlich richtig anfangen. Wieder hatten wir einen Meilenstein hinter uns gebracht.

Abends, ich lag zum Glück schon im Bett, hatte mein Mann dann seine erste Panikattacke, weil er erkannte, dass er drauf und dran war, Vater zu werden. Haha, nach dem Ultraschall war ihm offensichtlich klar geworden, dass wir tatsächlich auf dem besten Wege waren, Eltern zu werden.

Am nächsten Morgen rief er einen Freund an, dessen Frau fünf Wochen weiter war als ich, und dieser erzählte ihm, dass er ebenfalls schon Panikattacken gehabt hätte. Alles ganz normal. Männer halt …

Zum Ende der gleichen Woche spürte ich unseren kleinen Mann auch zum ersten Mal. Als ich es mir mittags auf dem Sofa bequem machte, mich entspannt nach hinten lehnte, blubberte es plötzlich direkt unter meinem Bauchnabel. Wie aufregend! Unser kleines Wunder wurde Stück für Stück immer mehr zur Realität. Manchmal war es schwer, es zu glauben. Trotz dicker werdendem Bauch.

In der neunzehnten Schwangerschaftswoche, Mitte Juli, rafften mein Mann und ich uns eines Nachmittags auf und fuhren zu Babies'r'us. Wir wollten einfach nur mal so durch die Gänge bummeln und eine Idee bekommen, was wir so alles brauchen würden für unseren Nachwuchs. Nichts weiter. Eine ganz harmlose Idee, dachten wir.

Wir hatten den Laden kaum betreten, da drückte uns eine freundliche Verkäuferin schon die obligatorische Starterliste für neue Eltern in die Hände, auf der geschrieben stand, was man alles für ein neugeborenes Baby kaufen musste. Mein Mann fiel da schon fast in Ohnmacht, doch ich hatte zum Glück von einer Freundin das Buch »Babybeschiss: Wie Eltern über den Wickeltisch gezogen werden« geschenkt bekommen, in dem von erfahrenen Eltern geschrieben stand, was man wirklich für so ein Baby brauchte und was totaler Schwachsinn war. Übrigens das einzige Schwangerschaftsbuch, das ich tatsächlich von vorne bis hinten gelesen habe. Mir war auf jeden Fall sofort klar, dass wir die Hälfte der Sachen auf der Starterliste nicht brauchen würden, aber trotz allem fühlten wir uns angesichts der Fülle an aufgelisteten Artikeln ein wenig erschlagen. Es gab nicht nur extrem viel Blödsinn für Babys zu kaufen, es gab alles, aber auch wirklich alles in tausend verschiedenen Ausführungen zu kaufen. Flaschen zum Beispiel. Es gab gebogene, gerade, runde, mit Griff, ohne Griff, gegen Luft im Bauch, extra für Muttermilch und so weiter und so weiter. Dann eine gefühlte Million an verschiedenen Schnullern, Babybettchen, Babyschaukeln und tausend andere Babydinge, von denen ich noch nicht mal wusste, für was man sie brauchte. Mein persönlicher Favorit war eine kleine Kappe, die man dem männlichen Baby auf den Penis legen konnte, damit man beim Wickeln nicht angepinkelt wurde.

Als wir nach unserem kleinen Einkaufsbummel wieder im Auto saßen, war uns beiden klar, was meine Eltern hätten tun müssen, um eine Schwangerschaft meinerseits zu vermeiden. Sie hätten uns einfach nur in einen Babyladen schicken müssen. Dafür war es nun allerdings zu spät.

Eine Woche drauf war ich wieder einmal bei meinem Diabetesarzt. Alles war so weit unter Kontrolle, doch dieses Mal wurde auch noch mein HbA1C-Wert gemessen.

Der HbA1C-Wert sagt aus, wie gut der Blutzucker in den letzten drei Monaten eingestellt gewesen ist. Ein Wert von fünf entspricht dem Normalwert von Nicht-Diabetikern. Während meiner Schwangerschaft sollte ich einen Wert von sechs anpeilen. Mein eigentlicher Wert lag letztendlich bei 4,2. Ein Wert, den man als Diabetiker eigentlich gar nicht erreichen kann. Es war also doch möglich, als Diabetiker normale Blutzuckerwerte zu haben. Man musste nur super diszipliniert sein.

Es war die einundzwanzigste Schwangerschaftswoche, als sich die gefürchteten Probleme, bei einer Schwangerschaft mit meiner Grunderkrankung, zum ersten Mal bemerkbar machten.

Am Samstag hatte ich bereits Bauchschmerzen und als ich Sonntagmorgen mit schmerzverzerrtem Gesicht auf der Bettkante saß, war mir klar, dass ich einen beginnenden Darmverschluss hatte. Ich wusste es ganz einfach, denn ich wusste, wie sich das anfühlte. Verdammt!

Ich rief sofort Frau Dr. L. an und natürlich beorderte sie uns sofort ins Krankenhaus. Dort angekommen, wurden wir gleich auf die Entbindungsstation geschickt, wo wir dann auf die Chirurgen warteten.

Es war nicht so, dass gleich jeder von einer OP ausging, ich ebenfalls nicht, aber da sie bei mir kein Röntgenbild machen wollten, sollte ich mit den Chirurgen, mit den Experten sprechen, um diese entscheiden zu lassen, was jetzt als Nächstes anstehen würde. Was der nächste Schritt war. Und natürlich fiel die Wahl der Chirurgen nicht auf eine sofortige OP, sondern auf die so heiß geliebten Einläufe.

Nachdem ich den Einlauf über mich ergehen lassen hatte und mein Darm in Bewegung gekommen war, konnten wir erst mal wieder nach Hause fahren. Wenn die Schmerzen erneut auftreten sollten, müsste ich natürlich sofort wiederkommen, aber zunächst ging man davon aus, meinen Darm wieder durchgängig gemacht zu haben. Wir würden in den nächsten Stunden wissen, ob dem wirklich so war. Zumindest hatte ich bei dieser ganzen Aktion schon mal gesehen, wo ich entbinden würde. Immerhin etwas. Immer das Positive sehen.

Als wir wieder zu Hause waren, aß ich sofort etwas. Es ging mir schon wieder viel besser und natürlich hatte ich Hunger. Ich hatte ja den ganzen Tag noch nichts gegessen. Doch eine Stunde nach dem Essen kehrten die Bauchschmerzen bereits zurück. Und dann entschied ich mich kurzerhand dazu, ins Fitnessstudio zu fahren und auf dem Laufband zu gehen. Wenn eins den Darm in Bewegung bringen würde, dann Bewegung. Als Muko-Patient ist man hart im Nehmen. Es war mir damals ganz egal wie, aber ich musste meinen schmerzenden Darm in den Griff bekommen. Unter keinen Umständen würde ich unseren kleinen Mann verlieren oder in der zwanzigsten Schwangerschaftswoche zur Welt bringen.

Eigentlich wollte ich damals eine halbe Stunde auf dem Laufband verbringen, schaffte letztendlich aber nur 20 Minuten. Die Bauchschmerzen wollten einfach nicht weichen. Als ich wieder zu Hause war, machte ich verzweifelt noch einen Einlauf und endlich kam mein Darm wieder in Gang und die Schmerzen waren wie weggeblasen. Das war knapp gewesen – Puh!

Die restlichen Wochen meiner Schwangerschaft ernährte ich mich vor Furcht vor einem erneuten Beinah-Darmverschluss nur noch von Gemüse, Obst und Vollkornprodukten. Wenn ich mich nach der Schwangerschaft nicht wieder ein bisschen schlechter ernährte und wieder weniger auf meinen Blutzucker achtete, würde ich Gefahr laufen, ewig zu leben.

Anfang August war es dann leider so weit und wir mussten Abschied von meinem Hund nehmen. Dem Hund, der auch schon meine Transplantation miterlebt hatte. Kurz vor ihrem sechzehnten Geburtstag bekam sie offensichtlich einen Schlaganfall und konnte danach nicht mehr ohne Hilfe laufen oder trinken.

Den nächsten Tag rief ich unseren Tierarzt an und bat ihn, um 20 Uhr bei uns vorbeizuschauen und dem Leiden ein Ende zu bereiten. Mein Mann grillte für sie noch ein Steak, welches sie mit Genuss verspeiste, und dann warteten wir, neben ihrem Körbchen sitzend, auf den Tierarzt.

Unser kleiner Mann bewegte sich an diesem Tag ungewöhnlich viel. Wahrscheinlich, weil ich mich anders verhielt als sonst, entweder auf dem Fußboden saß oder über Fenja gebeugt dahockte oder ganz einfach nur, weil ich so schrecklich traurig war. Fast 16 Jahre lang hatte mich dieser Hund begleitet und ich hatte gehofft, dass auch unser kleiner Mann sie kennenlernen würde. Doch leider würde ich dieses Kapitel meines Lebens ohne sie abschließen müssen.

In der gleichen Woche hatte ich auch einen Termin bei meinen Transplantationsärzten. Es ging nur darum, meine Lungenfunktion zu kontrollieren, das war alles. Ich sollte daher keinen Arzt sehen, sondern nur den Lungenfunktionstest machen lassen.

Als ich mit dem Lungenfunktionstest fertig war, ging ich mit dem Ausdruck nach hinten, dorthin, wo sich immer die Ärzte und Schwestern aufhielten, und wartete auf meine mir zugewiesene Krankenschwester, um ihr die Testergebnisse auszuhändigen. Ich stand nicht lange da und einer der Ärzte, einer, den ich noch nicht gesehen hatte, kam auf mich zu und fragte:

»Warten Sie auf mich?«

Ich verneinte das und erklärte, dass ich auf meine Krankenschwester warten würde. Doch so leicht ließ sich der Arzt nicht abwimmeln. Er nahm mir den Ausdruck meiner Lungenfunktion aus der Hand, marschierte damit in das kleine Ärztezimmer und setzte sich dort an den Computer, um meinen Namen und meine Daten aufzurufen. Während er das tat, fragte er mich:

»Und Sie sind lungentransplantiert?«

Als ich ihm dann erklärte, dass ich Lunge und Leber transplantiert bekommen hatte, hatte ich seine volle Aufmerksamkeit. Doch erst als er erfuhr, dass ich auch noch schwanger war, war sein verblüffter Gesichtsausdruck perfekt. Er ließ mich wissen, dass meine Lungenfunktion in dem Fall gut sei, es sei mit einem 10%igen Abfall der Lungenleistung während der Schwangerschaft zu rechnen. Er fragte mich nach meinen Medikamenten und dann, zum Abschluss, musste er natürlich noch hinzufügen, dass eine Schwangerschaft in meinem Fall nicht ganz ohne Risiko sei.

Oh Mann, am liebsten hätte ich gerufen: »Was? So hat man mir das aber nicht erzählt. Alle Ärzte haben mir versichert, dass überhaupt kein Risiko besteht«, aber ich hab mich beherrscht und nur höflich genickt und »Ich weiß« gesagt. Ärzte, aber echt. Mussten doch immer noch ihren Senf dazugeben.

In der sechsundzwanzigsten Schwangerschaftswoche stand wieder mal ein Ultraschall an, aber wie so oft war es auch dieses Mal kein Segen, so engmaschig kontrolliert zu werden. Erst war noch alles ganz entspannt, unser kleiner Mann hampelte viel herum und dann plötzlich verweilte die Krankenschwester immer länger und länger über seinem Herzen. Ich dachte sofort genervt: »Was ist denn jetzt schon wieder?« Und auf die nervöse Frage meines Mannes hin meinte sie, es sähe so aus, als ob die Herzanschlüsse falsch herum wären.

Mein Mann war sofort besorgt, ich dagegen angepisst. Es nervte mich, dass ständig etwas falsch zu sein schien mit unserem Baby. Erst Down-Syndrom und nun das. Außerdem waren wir in der sechsundzwanzigsten Woche. Falsche Anschlüsse hin oder her, es war jetzt eh zu spät.

Es ging noch ein paar Mal hin und her, bis eine Ultraschallspezialistin kam, einen Blick auf das Ultraschallbild warf und erklärte: Alles total normal.

Und dann kam die beste Nachricht überhaupt: Ab jetzt sollte bei jedem meiner Besuche ein Ultraschall gemacht werden. Ich war mir damals nicht ganz sicher, ob das ein Grund zur Freude war oder ein Grund, Amok zu laufen. Wir würden sehen.

Zwei Wochen darauf zogen wir um. Bis dahin hatten wir zur Miete gewohnt, nun endlich, nach laaaaanger Suche, ein eigenes Haus gekauft. Und ich muss sagen, es war der beste Umzug überhaupt. Ich stand die ganze Zeit nur dumm herum und sagte, wo was hin musste. Gelobt sei die Schwangerschaft.

Die dreißigste Schwangerschaftswoche brach an und mein Mann und ich saßen im Garten. In Texas war es Anfang Oktober noch angenehm warm draußen. Ganz entspannt ließen wir die Beine baumeln, nichts Besonderes. Und dann rechnete ich plötzlich aus:

»Wenn ich ganze 9 Monate austrage, dann haben wir noch genau 10 Wochen, bis das Baby da ist.«

Mein Mann und ich sahen uns erschrocken an und beschlossen, dass es tatsächlich an der Zeit war, ein paar Babysachen einzukaufen. Wir hatten noch gar nichts! Kein Bett, keinen Autositz, keinen einzigen Babystrampler und keinen Kinderwagen. Es wurde langsam, aber sicher Zeit.

Eine Woche später fingen dann die so gefürchteten Probleme mit inneren Verwachsungen an. Erst sah alles noch ganz harmlos aus. Den Donnerstag über hatte ich ständig ein seltsames Ziehen auf der linken Seite, wusste nicht so recht, wie ich es einzuordnen hatte, aber stempelte es als unnötiges Schwangerschaftszeug ab. Nichts Besonderes. Dinge, die alle Schwangeren hatten.

Doch in der Nacht wurde es dann dramatisch. Ich hatte solche Schmerzen, dass ich mich schlicht nicht umdrehen konnte. Die halbe Nacht schlief ich gar nicht, wusste nicht, wohin mit mir, wie ich mich aufrichten sollte, ohne vor Schmerzen verrückt zu werden und überhaupt. Es war der Horror.

Am nächsten Morgen kam ich fast nicht aus dem Bett. Ich konnte nur vorgebeugt laufen, sehr, sehr langsam und alles tat enorm weh. Jeder Schritt, jede Bewegung. Es ist im Nachhinein schwer zu beschreiben, wie sehr ich litt. Ich glaube, es waren die schlimmsten Schmerzen, die ich je in meinem Leben gehabt habe, den Darmverschluss eingeschlossen. Beim Darmverschluss hatte man zumindest immer wieder einen kleinen Moment der Schmerzfreiheit, doch die inneren Verwachsungen taten nur weh, sonst machten sie nichts.

Vormittags rief ich natürlich gleich Frau Dr. L. an und sie nannte mir ein Schmerzmittel, das ich mir von der Apotheke holen sollte. Da ich aber nicht in der Lage war, Auto zu fahren, musste ich eine Freundin anrufen, mein Mann war bei der Arbeit, weil ich mir morgens noch sicher gewesen war, dass ich es auch allein zu Hause schaffen würde. Meine Freundin brachte mir sofort das Schmerzmittel vorbei, nachdem ich ihr am Telefon die Ohren vollgeheult hatte, und was soll ich sagen? Das Schmerzmittel war für milden Schmerz und half daher so gut wie gar nicht.

Als mein Mann abends endlich nach Hause kam, saß ich heulend im Garten und wusste nicht, wie ich die kommende Nacht überstehen sollte. Also riefen wir erneut Frau Dr. L. an und sie schlug vor, dass wir im Krankenhaus vorbeischauen sollten, damit ich einen Tropf gegen die Schmerzen bekommen und wenigsten ein bisschen schlafen konnte.

Im Krankenhaus angekommen, besorgte mein Mann erst mal einen Rollstuhl für mich, weil ich nicht bis zur Entbindungsstation laufen konnte. Und nachdem man mir die Venen zerstochen hatte und der Venenzugang dann doch endlich lag, bekam ich den ersten Morphiumtropf.

Ich konnte das Morphium sofort spüren. Mein Kopf und meine Arme fühlten sich sofort ganz seltsam an und mein Blick wurde etwas undeutlich. Ich hatte ständig das Gefühl, dass das Bild nur mit Verzögerung folgte, wenn ich den Kopf bewegte.

Dennoch half der erste Tropf so gut wie gar nicht. Erst nach dem zweiten war ich so weit schmerzfrei, dass ich schlafen konnte. Ich hatte noch immer enorme Schmerzen, wenn ich mich umdrehte, aber schlafen konnte ich endlich.

Ich schlief bis fünf Uhr morgens im Krankenhaus auf der Entbindungsstation. Mein Mann verbrachte die Nacht neben mir auf dem Sofa. Der Arme. Um fünf ging es mir dann so weit gut, dass ich nach Hause wollte. Außerdem, was blieb mir auch anderes übrig. Ich konnte ja nicht im Krankenhaus bleiben und mich mit Morphium volldröhnen lassen bis zur Entbindung. Auch wenn ich es mir damals sehnlichst wünschte.

Die Fahrt nach Hause war ein Horrortrip. Jede Bodenwelle in der Straße bereitete mir unglaubliche Schmerzen, dass ich Angst hatte, doch zu früh nach Hause gefahren zu sein. Doch als wir wieder daheim waren, bewegte ich mich zwar immer noch wie eine Neunzigjährige, aber ich konnte dennoch weitere drei Stunden schlafen. So weit, so gut.

Am nächsten Tag ging es mir dann gaaaanz langsam wieder etwas besser. Am dritten Tag konnte ich schon wieder einigermaßen schlafen und auch sonst fühlte es sich so an, als ob sich die Verwachsungen langsam lösen würden.

Am vierten Tag hatte ich allerdings einen Rückschlag. Mein Mann war noch beruflich am Telefon und ich hatte mich aufs Sofa gelegt, als es plötzlich wieder schrecklich wehtat. So sehr, dass ich meinen Mann rufen musste, weil ich nicht mehr vom Sofa hochkam. Wieder einmal Tränen und für zwei Tage Schmerztabletten. Aber das war dann zum Glück das Ende der Geschichte. Verwachsungen gelöst, Kind noch drin, alles gut.

Eine Woche darauf hatte ich dann wieder einmal einen Ultraschall, und was soll ich sagen, nun hatte das Kind plötzlich zu kurze Arme und Beine. Ich weiß, es hört sich nach einem blöden Scherz an, aber so war es. Angeblich waren nun die Oberarm- und Oberschenkelknochen des kleinen Mannes in der Entwicklung zwei Wochen zurück.

Gott, ich war so genervt! Es war schließlich so sinnlos, sich die vielen kleinen möglichen Anomalitäten aufzählen zu lassen. Zum einen war alles nur angenommen, nicht bewiesen. Auf dem Ultraschall kann man zwar viel sehen, aber die Wirklichkeit eben doch erst, wenn das Kind geboren war. Und dann war es eh so müßig, denn es gab nichts, was wir hätten tun können, selbst wenn er drei Köpfe und nur einen Arm gehabt hätte. Ich war damals drauf und dran, alle weiteren Ultraschalls zu verweigern. Ich wollte den Rest meiner Schwangerschaft einfach nur genießen und nicht ständig neue Sorgen präsentiert bekommen. In zwei Wochen stand der nächste Ultraschall an. Ich hätte vor Freude platzen können …

Doch zwei Wochen später fand man, zu meiner großen Verwunderung, keine neuen Anomalitäten beim Ultraschall. Dafür hatte sich der kleine Mann schon mit dem Kopf nach unten gedreht und wog bereits 2,4 Kilo. Damit lag er mit seinem Gewicht zwar im unteren Normbereich, aber wir waren sehr zufrieden.

Im gleichen Zusammenhang sprach ich dann auch mit meiner Ärztin über die Geburt. Der Plan war, so lange zu warten, bis die Geburt auf natürlichem Wege einsetzen würde. Es ging mir super, warum also das Kind früher holen. Des Weiteren sollte es nach Möglichkeit eine natürliche Geburt werden und der Grund dafür lag auf der Hand: Keiner wollte mich aufschneiden, auch Frau Dr. L. nicht. Die vielen Operationen, die ich bereits durchgemacht hatte, hatten inneres Narbengewebe hervorgerufen und durch diese inneren Verwachsungen konnte keiner sagen, was sich wo befand. Es konnte bei einem Kaiserschnitt durchaus aus Versehen eine Darmschlinge angeschnitten werden oder weiß der Himmel was. Eine natürliche Geburt war also das Ziel, damit war ich mehr als einverstanden.

Am 13. November 2013 und damit zum Ende der sechsunddreißigsten Schwangerschaftswoche kam dann auch endlich meine Mutter nach Dallas geflogen. Ich hatte so viele wichtige Meilensteine mit ihr zusammen hinter mich gebracht, natürlich wollte ich sie nun auch bei der Geburt meines Sohnes dabei haben.

Ich war damals sehr erleichtert, als ich sie vom Flughafen abholte und noch schwanger war. Alle Ärzte hatten damit gerechnet, dass das Baby lange vor der sechsunddreißigsten Woche geboren sein würde. Doch wir hatten, überzeugt davon, dass ich es auf jeden Fall bis zur siebenunddreißigsten Woche schaffen würde, den Flug meiner Mutter auf diesen Tag gelegt. Und es hatte alles hingehauen. Ich nahm sie mit dicker Wampe in Empfang. Und es war in der Tat ein besonderer Moment, meine Mutter, schwanger wie ich war, in den Arm zu nehmen. Wer hätte nach allem, was wir zusammen durchgestanden hatten, jemals geglaubt, dass es zu diesem Augenblick in unserem Leben kommen würde? Außer meinem Mann ganz sicher keiner.

In der gleichen Woche, in der meine Mutter anreiste, fand auch meine Babyshower statt.

Babyshower ist eine amerikanische Tradition. Kurz vor der Geburt organisieren Freunde eine Art Party, bei der es vor allem darum geht, Geschenke für das fast geborene Baby mitzubringen. Es wird dekoriert, in unserem Fall in Blau, und die nahende Geburt gefeiert.

Vor allem mein Mann hatte ein wenig Probleme damit zu feiern, obwohl das Baby noch gar nicht geboren war. Für ihn war es wie ein schlechtes Omen zu feiern, obwohl man noch gar nicht wusste, ob auch alles glattgehen würde. Ob das Baby gesund sein und alle zehn Finger und Zehen haben würde. Doch ich ließ mich nicht beirren. Wenn es amerikanische Tradition war, dann wollte ich es bitteschön mitmachen. Außerdem wollte ich stolz meinen Babybauch herumzeigen und einfach die Tatsache genießen und feiern, schwanger zu sein. Ich hatte es so weit geschafft, ich wollte Sorgen nun endlich Sorgen sein lassen.

Letztendlich feierten wir mit 19 Freunden zusammen die baldige Ankunft unseres kleinen Mannes und es war ein wunderschönes Fest. So schön, dass ich schon Monate vor dem ersten Geburtstag unseres Sohnes Anfragen und Drohungen bekam, wann denn seine erste Geburtstagsfeier stattfinden würde und dass alle kommen würden, eingeladen oder nicht.

Kaum eine Woche später, am 20. November 2013, steht Folgendes in meinem Tagebuch:

»37. Woche! Es wird kein Frühchen! YAY! Und ich habe

auch gleich die 60-Kilo-Marke geknackt. Bin jetzt bei 60,8 Kilo. Fast 9 Kilo zugenommen. Sehr gut.«

Ja, ich hatte es tatsächlich geschafft. Ich war unglaublich erleichtert, dass unser Sohn nicht zu früh das Licht der Welt erblicken würde. Mit der Entscheidung, schwanger zu werden, hatte ich schließlich auch sein Leben in Gefahr gebracht. Wenn ich nicht in der Lage gewesen wäre, volle 40 Wochen auszutragen, er also als Frühchen zur Welt gekommen wäre, hätte er die Konsequenzen dafür tragen müssen. Eventuell sein Leben lang. Doch dieser Kelch war an uns vorübergegangen. Gott sei Dank!

Zwei Wochen vor dem errechneten Geburtstermin hatte ich mal wieder einen meiner heiß geliebten Ultraschalls und was soll ich sagen: Die Arme und Beine unseres kleinen Mannes waren im Gegensatz zum letzten Ultraschall sogar noch um jeweils fünf Millimeter geschrumpft. Ich sah damals unsere Ärztin nur mit fragend hochgezogenen Augenbrauen an im Sinne von: Ich hab ja gesagt, dass das alles totaler Schwachsinn ist. Aber gut, dass man heutzutage alles so genau untersuchen kann …

In der gleichen Woche schafften wir es dann doch auch tatsächlich und kauften endlich all die Sachen für das Baby ein, die man zu Beginn so braucht. Maxi Cosi, Bett, Flaschen, Bettwäsche usw. Wir waren bereit! Der kleine Mann konnte kommen.

5. Dezember 2013, Donnerstag, 39 Wochen und ein Tag.

Am Morgen des 5. Dezember hatte ich wieder einmal einen Termin bei Frau Dr. L. In den letzten Wochen der Schwangerschaft musste ich jede Woche bei ihr vorbeischauen und so auch am 5. Dezember. Diesmal natürlich zusammen mit meiner Mutter.

Es stand an diesem Tag kein Ultraschall an, sondern nur ein kurzes Treffen mit Frau Dr. L. Wie immer kontrollierte sie meinen Muttermund, der aber nur um einen Zentimeter erweitert war, und erklärte daraufhin, dass wir gerne noch bis zum errechneten Geburtstermin, dem 11.12.2013, warten könnten. Ich wollte schon aufspringen und unverrichteter Dinge wieder nach Hause fahren, als meine Mutter mich daran erinnerte, was meine Diabetesärztin den Tag zuvor gesagt hatte. Dass sich mein Insulinbedarf verringert hatte und das ein Zeichen dafür sein konnte, dass die Plazenta langsam, aber sicher ihre Arbeit einstellte. Frau Dr. L. war erst ganz entspannt. Meinte, dass das stimmte, aber nur, wenn sich der Insulinbedarf um ca. 25 % verringerte. Wir rechneten kurz nach und kamen dann alle zu dem Schluss, dass genau das bei mir der Fall war.

»Okay«, sagte Frau Dr. L., »dann leiten wir jetzt ein.«

»Wie jetzt?«, fragte ich wie vor den Kopf geschlagen. Ich wollte vorher noch nach Hause fahren, meine Tasche packen, das hatte ich natürlich noch nicht gemacht, doch das lehnte meine Ärztin ab. Ich würde jetzt gleich sofort in den Kreißsaal gebracht werden, denn bei diabeteskranken Müttern bestehe auch in letzter Minute noch die Gefahr, dass es zu einer Totgeburt kam.

So genau wollte ich es damals gar nicht wissen, aber ihre Argumente wirkten Wunder. Ich rief sofort meinen Mann an, erklärte ihm die Sachlage und dass er mich anrufen sollte, sobald er zu Hause war, damit ich ihm erklären konnte, was in meine Tasche gepackt werden musste, bevor er damit ins Krankenhaus gefahren kam. Der Countdown hatte begonnen.

Während meine Mutter und ich auf meinen Mann warteten, machte ich es mir schon mal auf meinem Zimmer bequem, bestellte mir noch etwas zu essen und bekam, kurz bevor mein Mann endlich eintrudelte, meine erste den Muttermund erweiternde Pille. Es ging los. Es ging tatsächlich los!

Doch es dauerte nicht lange und eine der Schwestern kam in mein Zimmer und bat mich darum, mich auf die Seite zu legen, denn die Herzrate des Kindes würde ein bisschen verrückt spielen. Ich dachte mir damals noch nichts dabei, doch meiner Mutter und meinem Mann war damals schon klar, dass es mit 99-prozentiger Sicherheit ein Kaiserschnitt werden würde. Und sie sollten leider recht behalten.

Um 18:30 Uhr kam Frau Dr. L. zu mir ins Zimmer und erklärte nun auch mir, dass sie einen Kaiserschnitt machen würde. Das Baby hatte Stress, die Plazenta machte ihr Sorgen und wenn sie eins nicht wollte, dann einen Not-Kaiserschnitt bei mir machen zu müssen. Ich versuchte noch zu argumentieren, hatte aber keine Chance. Die Sicherheit des Babys ging vor, aber ein bisschen enttäuscht war ich trotzdem. Nicht eine Wehe hatte ich gehabt, aber nun gut, Wehe hin oder her, bald würde ich ein Kind haben und das war viel mehr, als ich mir je hätte erträumen können. Dann also doch Kaiserschnitt.

Circa um 20 Uhr ging es bereits los. Ich bekam eine PDA (Periduralanästhesie) gelegt, die mich vom Hals abwärts betäubte, und dann ging es auch schon los. Mein Mann war natürlich mit dabei. Meine Mutter wartete auf uns drei in meinem Zimmer.

Es war damals ein seltsames Gefühl auf dem OP-Tisch zu liegen und zu wissen, jetzt gleich kommt mein Kind zur Welt. Ich war trotz den fast 40 Wochen Schwangerschaft damals nicht wirklich darauf vorbereitet. Im Nachhinein glaube ich, dass mir der Geburtsvorgang fehlte. Mein Kopf wusste, dass es gleich so weit ist, aber mein Körper hatte absolut keine Ahnung, dass er gleich nicht mehr schwanger sein würde.

Der Kaiserschnitt an sich dauerte nicht lange. Frau Dr. L. ließ mich wissen, dass ich ein wenig Narbengewebe am Bauchnabel hatte, und dann hörte ich auch schon, wie das Fruchtwasser abgesaugt wurde.

Ich lauschte damals wie blöd auf den ersten Schrei, aber alles ging so schnell, dass unser kleiner Mann vor Überraschung erst einmal gar nichts sagte. Frau Dr. L. hielt ihn, keine zwei Sekunden nachdem er draußen war, über das OP-Tuch, damit wir ihn sehen konnten. Es war 21:01 Uhr. Ein seltsamer Moment. Er war noch voll mit Käseschmiere, aber ansonsten perfekt. Klein und perfekt.

Das ist alles, woran ich mich erinnere, wenn ich an diesen Augenblick denke. Und, dass ich mir nur sein Gesicht angesehen habe. Den Rest nicht. Ob er wirklich alle zehn Finger und Zehen hatte, wusste ich nicht, aber es war in dem Moment auch völlig egal. Unser Sohn war auf der Welt. Ein komplettes Menschenkind, trotz all der Hindernisse, die sich uns in den Weg gestellt hatten.

Noch heute wundere ich mich darüber, dass mein Körper es hinbekommen hat, ein Kind zu backen. Ich bin mit dem Wissen groß geworden, dass mein Körper nicht so funktionieren würde, wie er sollte. Dass er fehlerhaft ist. Und dennoch, mein Körper hat das Anstrengendste und Unglaublichste geschafft, was ein menschlicher Körper bewerkstelligen kann. Er hat ein Kind zur Welt gebracht. Es hört sich seltsam an, auch in meinen Ohren, aber ich bin in der Tat stolz auf meinen Körper. So stolz!

Nachdem wir unseren Sohn kurz gesehen hatten, nahm ihn ein Pfleger zur Seite. Und dann hat er endlich geschrien, laut und deutlich. Während unser Sohn neben uns liegend durchgecheckt wurde, wurde ich wieder zugenäht und wartete darauf, dass ich ihn endlich kurz auf die Brust gelegt bekommen würde. Leider konnte ich ihn nur kurz halten, denn danach musste unser kleiner Mann zunächst auf die Intensivstation. Alles war okay mit ihm, aber da ich Diabetes hatte, bestand das Risiko, dass sein Zuckerwert in den ersten vier Stunden nach der Geburt lebensbedrohlich absacken könnte, und daher musste er die ersten vier Stunden engmaschig kontrolliert werden.

Und während ich dalag und unserem Sohn beim Schreien zuhörte, hätte ich am liebsten ein Nickerchen gemacht. Ich war plötzlich so müde. Ich hab mich fast schlecht gefühlt, dass ich so müde war und nicht super aufgeregt, weil unser Sohn endlich auf der Welt war. Aber damals forderte auch der Kaiserschnitt seinen Tribut. Mehr als ich erwartet hatte. Ich hatte gedacht, den Kaiserschnitt wie eine Warzen-OP wegzustecken. Schließlich war es »nur« ein popeliger Kaiserschnitt.

Als ich unseren Sohn dann endlich für circa zwei Minuten auf der Brust liegen hatte, habe ich nur eins gespürt: Ungläubiges Erstaunen. Innerhalb von einer halben Stunde war ich zur Mutter geworden und lief dem Ganzen noch ein bisschen hinterher. Vielleicht war ich deswegen erstaunlich wenig aufgebracht darüber, dass ich meinen Sohn sofort wieder für vier Stunden abgeben musste. Um ehrlich zu sein, war ich fast ein bisschen froh, dass ich noch ein paar Stunden Zeit bekam, mich von dem Kaiserschnitt zu erholen und auf das Muttersein zu besinnen.

Unser kleiner Mann wurde vom Pfleger wieder in Empfang genommen und ich auf mein Zimmer geschoben, wo meine Mutter schon sehnsüchtig auf uns wartete. Mein Mann zeigte ihr sofort die ersten Fotos, ließ sie wissen, dass der kleine Mann pumperlgsund war, wir erzählten ein wenig, während meine Gliedmaßen langsam wieder aufwachten, aber vor allem warteten wir ungeduldig auf unseren Kleinen. Und schon nach drei Stunden konnten wir ihn endlich richtig willkommen heißen. Sein Blutzucker war die ganze Zeit über stabil gewesen. Jetzt war er endlich bei uns angekommen.

Als ich ihn dann endlich im Arm hielt, fühlte ich mich schon etwas mehr als Mutter. Der Kleine kam mir noch ein wenig fremd vor, ich mir in meiner neuen Rolle ebenfalls, aber ich liebte das kleine Wesen sofort mit allem, was ich war.

An die erste Nacht kann ich mich im Detail nicht mehr richtig erinnern. Mein Mann schlief auf dem Sessel im Zimmer und meine Mutter saß die meiste Zeit bei mir mit am Bett, um sicherzugehen, dass mir schlafend nicht das Baby aus dem Arm fiel, das ich in dieser Nacht fast nicht aus den Armen gab.

Das war unsere erste Nacht als Eltern. Und damit hat mein Spender letztendlich nicht nur mich, sondern auch eine nächste Generation gerettet … Danke!

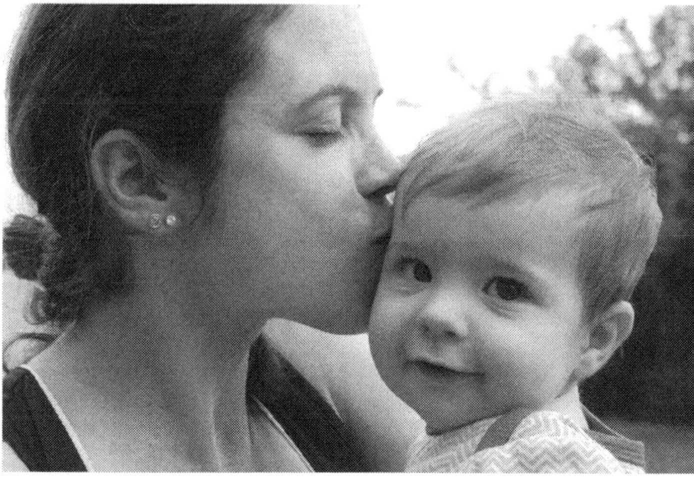

Natürlich hat sich seit dem 5. Dezember 2013 mein Leben vollkommen verändert. Zum größten Teil ist es ein ganz normales Leben geworden. Natürlich gehe ich zu meinen Kontrollterminen und nehme weiterhin meine Tabletten ein, aber dennoch ist das Kapitel Krankheit fast ganz aus meinem Leben verschwunden. Ich bin schlicht und ergreifend nicht mehr krank. Ich bin genauso gesund und ständig übermüdet wie jede andere Mutter auch. Und ich lasse mir von keinem meiner Ärzte mehr etwas anderes einreden. Denn mein Glaube, da bin ich mir sicher, hat mich genau dorthin gebracht, wo ich immer hin wollte: Zur Gesundheit.

Dennoch, eine Anmerkung muss ich noch machen, vor allem angesichts dessen, dass sich nun vielleicht die ein oder andere Transplantierte denkt: Hey, ich will auch schwanger werden. Ich muss etwas anmerken, auf das mich mein alter Transplantationsarzt, der Arzt ansprach, der zu 100 Prozent gegen meine Schwangerschaft war und mich seit meiner Schwangerschaft nicht mehr behandelte. Etwas, was ich damals nicht berücksichtigen wollte, nun aber allen ans Herz legen möchte, die ähnlich leichtsinnige und lebensgefährliche Ideen hegen wie ich:

Ich bin seit 12 Jahren transplantiert und unweigerlich stellt sich mir die Frage: Wie viele Jahre habe ich noch? Die Wahrscheinlichkeit, dass ich es nicht mehr miterleben werde, wie mein Sohn sein eigenes Kind in den Armen hält, ist groß und dieser Gedanke schmerzt. Sehr sogar. Schaffe ich noch weitere 20 Jahre mit meinen Organen? Schaffe ich es bis zu dem Zeitpunkt, an dem unser Sohn erwachsen ist? Oder muss ich mich schon von ihm verabschieden, wenn er noch ein Teenager oder gar ein Kind ist?

Natürlich keiner, gesund, krank oder transplantiert, kann diese Frage beantworten, aber eins weiß ich mit Sicherheit: Der Grund, um mein Leben zu kämpfen, ist um viele Abermillionen Male größer geworden. Sagte ich nach meiner Transplantation 2003 noch, dass ich mich niemals ein zweites Mal transplantieren lassen würde, es niemals wieder über mich ergehen lassen würde, würde ich mich nun auch nur für einen weiteren Tag, eine weitere Stunde mit meinem Sohn auf die Liste setzen lassen. Denn jetzt kämpfe ich nicht mehr nur für mich und mein Leben, jetzt kämpfe ich auch für unseren kleinen Mann, für unseren Noam.

Schlusswort

Mein Schlusswort ist leider ein nicht ganz so erfreuliches. Denn Fakt ist, dass die Organspendebereitschaft in Deutschland drastisch zurückgeht. Es sind noch nie so wenig Organe transplantiert worden wie im Jahr 2013. Die Krankenhäuser sind überfüllt mit Patienten, die auf der Dringlichkeitsliste stehen und auf eine zweite Chance hoffen. Denn heutzutage hat man im Grunde nur noch dann die Chance, transplantiert zu werden, wenn man auf der Dringlichkeitsliste steht. Meine Entscheidung von damals, auf der normalen Liste weiter zu warten und nicht im Krankenhaus, würde mich heute das Leben kosten.

Aber was kann man tun, um die Organspendebereitschaft in Deutschland zu verbessern? Ein System einführen wie in Österreich? In Österreich gilt die Widerspruchserklärung. Wer in Österreich kein Organspender sein möchte, muss dies schriftlich dokumentieren. Wer nicht aktiv Widerspruch einlegt, ist automatisch Organspender. Und ja, das System funktioniert. Die Diskrepanz zwischen benötigten und vorhandenen Spenderorganen ist erheblich geringer im Nachbarland Österreich. Dennoch muss ich für mich persönlich feststellen, dass ich mit dieser Lösung so meine Probleme habe. Ist es richtig, dass zunächst einmal der Staat darüber entscheidet, was nach meinem Tod mit meinem Körper geschieht? Gerade ich habe immer die Einstellung vertreten, dass mein Körper mir gehört. Und ich mit meinem Körper machen kann, was ich will. Oder segnet der Erfolg die Mittel?

In Amerika wird dagegen ein System angewandt, wie es jetzt auch in Deutschland eingeführt wurde. Jeder Bürger wird mindestens einmal in seinem Leben mit der Frage konfrontiert, ob er Organspender sein möchte oder nicht. In Amerika wird einem diese Frage bei der Führerscheinausstellung gestellt und die entsprechende Antwort gleich auf demselbigen vermerkt. Ein System, das mir persönlich sehr gut gefällt. Denn das ist genau das, was ich erreichen möchte. Dass jeder eine Entscheidung für sich trifft. Denn es ist okay, wenn ich mich gegen einen Organspenderausweis entscheide. Eine meiner besten Freundinnen stimmt im Falle ihres Todes keiner Organentnahme zu, doch zumindest hat sie sich entschieden. Sie hat sich mit dem Thema beschäftigt und eine Entscheidung getroffen. Und das ist es, was wir brauchen: Entscheidungen. Denn leider gibt es noch immer so viele Menschen, die einer Organentnahme nach ihrem Tod zwar zustimmen würden, aber nie einen Spenderausweis ausgefüllt haben. Und dann müssen die Hinterbliebenen entscheiden. Und diese Qual kann ich meiner Familie ersparen, wenn ich mich ganz einfach nur entscheide. Nur einen Moment darüber nachdenke, was wäre wenn.

Doch es gibt meiner Meinung nach noch einen weiteren Grund dafür, warum die Spendebereitschaft in den USA besser ist als in Deutschland (in den USA sind 47,5 % der Bevölkerung registrierte Spender. In Deutschland schafft es die Gesamtheit registrierter Organspender nicht mal über die 15 %-Marke). Und zwar können sich Spenderfamilie und Transplantierter in den USA kennenlernen, vorausgesetzt, beide Parteien stimmen dem zu. Etwas Derartiges ist in Deutschland nicht erlaubt. Leider, denn ich muss sagen, es ist etwas ganz Besonderes zu sehen, wie sich Hinterbliebene und Transplantierter das erste Mal in den Arm nehmen. Zu sehen, wie eine Spendermutter den Dreijährigen in die Arme schließt, der nun mit dem Herzen ihres verstorbenen Kindes weiterlebt, ist – nun – schlicht unbeschreiblich. Ein Kreis schließt sich und plötzlich kann man beide Seiten der Organspende kennenlernen. Man bekommt zum einen einen Eindruck davon, wie unglaublich es ist, eine zweite Chance im Leben zu bekommen. Einen Eindruck, den wir alle schon viele Male in Interviews, Dokumentationen, Büchern usw. vermittelt bekommen haben. Aber vor allem bekommt man einen Eindruck davon, wie heilsam es sein kann, eine zweite Chance zu GEBEN. Spenderfamilien berichten in den USA immer und immer wieder, wie hilfreich es für sie war und ist, zu sehen, dass zumindest das Leben eines anderen Menschen weitergeht. Eine Sichtweise, die meiner Meinung nach notwendig ist, will man Spenderzahlen steigern.

Denn mit wem identifiziere ich mich leichter als gesunder, potenzieller Spender? Mit wem identifiziere ich mich als jemand, der noch nie in seinem Leben im Krankenhaus und noch nie in seinem Leben ernstlich krank war? Mit einem Transplantierten oder den Hinterbliebenen eines Organspenders?